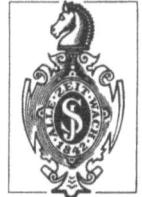

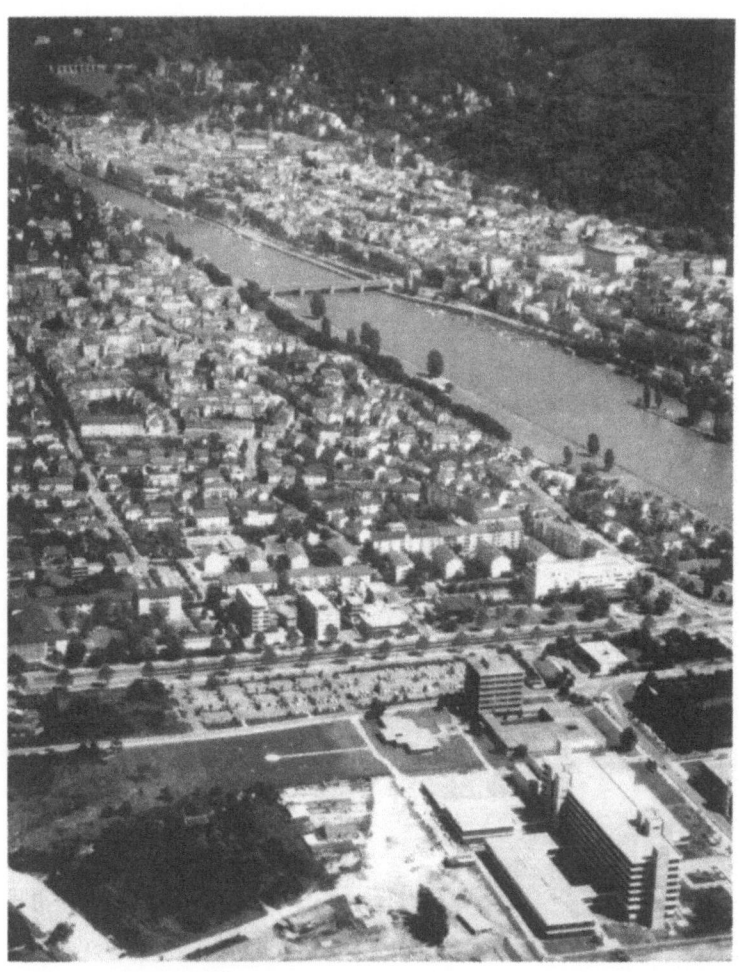

Luftbild der Stadt Heidelberg mit Betriebsendstufe des DKFZ im Vordergrund (freigegeben durch Reg. Präs. Nordbaden Nr. 10/3547)

Gustav Wagner   Andrea Mauerberger

Krebsforschung in Deutschland

Vorgeschichte und Geschichte
des Deutschen Krebsforschungszentrums

Mit einem Geleitwort von Harald zur Hausen
und Reinhard Grunwald

Mit 44 Abbildungen

Springer-Verlag Berlin Heidelberg New York
London Paris Tokyo Hong Kong

Professor Dr. med. Gustav Wagner
ehem. Direktor des Instituts für
Dokumentation, Information und Statistik
am Deutschen Krebsforschungszentrum
Im Neuenheimer Feld 280
D-6900 Heidelberg

Andrea Mauerberger, M.A.
Institut für Neuere Geschichte
Ludwig-Maximilians-Universität München
Trautenwolfstraße 3
D-8000 München 40

ISBN-13: 978-3-642-75021-2   e-ISBN-13: 978-3-642-75020-5
DOI: 10.1007/978-3-642-75020-5

CIP-Titelaufnahme der Deutschen Bibliothek
Wagner, Gustav: Krebsforschung in Deutschland : Vorgeschichte und Geschichte des Deutschen Krebsforschungszentrums / Gustav Wagner ; Andrea Mauerberger. – Berlin ; Heidelberg ; New York ; London ; Paris ; Tokyo ; Hong Kong : Springer, 1989

NE: Mauerberger, Andrea:
Dieses Werk ist urheberrechtlich geschützt. Die dadurch begründeten Rechte, insbesondere die der Übersetzung, des Nachdrucks, des Vortrags, der Entnahme von Abbildungen und Tabellen, der Funksendung, der Mikroverfilmung oder der Vervielfältigung auf anderen Wegen und der Speicherung in Datenverarbeitungsanlagen, bleiben, auch bei nur auszugsweiser Verwendung, vorbehalten. Eine Vervielfältigung dieses Werks oder von Teilen dieses Werkes ist auch im Einzelfall nur in den Grenzen der gesetzlichen Bestimmungen des Urheberrechtsgesetzes der Bundesrepublik Deutschland vom 9. September 1965 in der Fassung vom 24. Juni 1985 zulässig. Sie ist grundsätzlich vergütungspflichtig. Zuwiderhandlungen unterliegen den Strafbestimmungen des Urheberrechtsgesetzes.

© Springer-Verlag Berlin Heidelberg 1989

Softcover reprint of the hardcover 1st edition 1989

2121 / 3145-543210 – Gedruckt auf säurefreiem Papier

Geleitwort

Die Geschichte der Krebsforschung in Deutschland seit Beginn dieses Jahrhunderts ist sicherlich nicht durch Gradlinigkeit charakterisiert. Sie dokumentiert den Einfluß von Zeitströmungen, in besonderer Weise die Gestaltung der stattgefundenen Entwicklung durch Einzelpersönlichkeiten. Sie spiegelt aber auch die wechselvolle Geschichte Deutschlands in diesem Jahrhundert, die scharfen Zäsuren, die durch zwei Weltkriege gesetzt wurden. Es ist ohne Zweifel eine reizvolle, wenn auch schwierige Aufgabe, die Entwicklung einer Forschungseinrichtung nachzuzeichnen, die ihre Wurzeln in sehr unterschiedlichen Bereichen der Medizin hat und die sich auch gegenwärtig durch fachübergreifende Breite der Ansätze auszeichnet. Der Versuch, auch die jüngere Vergangenheit in eine solche Betrachtung mit einzubeziehen, ist darüber hinaus ein Wagnis, das sicherlich nicht immer die ungeteilte Zustimmung der Zeitgenossen finden wird.

Prof. Dr. Gustav Wagner und Frau Andrea Mauerberger haben sich einer solchen Herausforderung gestellt. Sie sind für diese Aufgabe gut gerüstet: Prof. Wagner als ehemaliger Leiter des Instituts für Dokumentation, Information und Statistik und früherer Vorsitzender des Direktoriums des Deutschen Krebsforschungszentrums ist aus persönlicher Anschauung über viele Jahre mit der deutschen Krebsforschung vertraut. Frau Mauerberger aus der renommierten Schule von Prof. G. A. Ritter (München) und Mitarbeiterin im Projekt "Geschichte der Großforschungseinrichtungen" bringt als Historikerin die kritische Distanz der Externen mit. So entstand ein Buch, das die Sicht des Handelnden mit dem Blickwinkel der Außenstehenden verbindet.

Wir wünschen der Schrift viel Erfolg. Möge dieses Buch dazu beitragen, über das Verständnis des wechselvollen Weges der Krebsforschung in Deutschland und weitsichtiger, aber auch hemmender individueller Einflußnahmen die Erkenntnis zu fördern, daß es großer gemeinsamer Anstrengungen bedarf, um wirkungsvoll dem Krebs in seinen unterschiedlichen Erscheinungsformen zu begegnen.

Heidelberg
im Juli 1989

Harald zur Hausen
Reinhard Grunwald

Vorwort

Das vorliegende Buch wurde aus Anlaß des 25jährigen Bestehens des Deutschen Krebsforschungszentrums (DKFZ) geschrieben. Den historischen Rahmen für die Schilderung der Planung, Realisierung und Entwicklung des DKFZ bildet die Geschichte der Organisationsformen der Krebsforschung und Krebsbekämpfung in Deutschland seit Beginn dieses Jahrhunderts. Bereits damals forderten Ärzte und Wissenschaftler gezielte Aktivitäten im Kampf gegen den Krebs. Diese Initiativen führten im Jahre 1900 zur Gründung des "Comité für Krebsforschung", der Vorläuferorganisation der heutigen Deutschen Krebsgesellschaft e. V.

In den Folgejahren wurden spezielle Abteilungen bzw. Institute für Krebsforschung an vier Stellen in Deutschland errichtet. Sie alle hatten nicht nur mit finanziellen Schwierigkeiten zu kämpfen, sondern auch mit Widerständen von seiten der Fachkollegen, da sie vielfach als Konkurrenz zu traditionellen Einrichtungen innerhalb der Fakultäten angesehen wurden. Erst in den vierziger Jahren kristallisierte sich allmählich die Notwendigkeit zur interdisziplinären Kooperation der verschiedensten biomedizinischen Fachgebiete im Rahmen der Krebsforschung heraus.

Mit dem Wiederaufbau der Forschungsorganisationen nach 1949 wurde auch die Schaffung eines neuen entsprechenden Organisationstyps, des multidisziplinären Krebsforschungszentrums, gefordert, in dem nach internationalem Vorbild Grundlagen- und angewandte Forschung zentralisiert werden sollten.

Als Ergebnis langwieriger Verhandlungen konnte endlich im Jahre 1964 das Deutsche Krebsforschungszentrum in Heidelberg gegründet werden. Die Entwicklung der Forschungsförderung in der Bundesrepublik in den 60er und 70er Jahren ermöglichte seine großzügige Finanzierung durch den Bund und das Land Baden-Württemberg und im Jahre 1975 die Anerkennung des Zentrums als Großforschungseinrichtung.

Obwohl auch in Heidelberg Differenzen mit den traditionellen Organisationsformen der medizinischen Forschung nicht ausblieben, konnte im Verband des Tumorzentrums Heidelberg/Mannheim schließlich doch eine gute Kooperation zwischen universitären und extrauniversitären Einrichtungen und dem DKFZ erreicht werden.

Es wurde bewußt davon Abstand genommen, auf die wissenschaftlichen Leistungen der Forscher am DKFZ einzugehen. Das hätte den Rahmen der historischen Darstellung gesprengt.

Wir danken den vielen Freunden und Kollegen, die uns bei den Vorbereitungen zu diesem Buch unterstützt haben. Das Manuskript wurde mit dem Textsystem Waterloo Script auf dem Zentralrechner des DKFZ druckfertig erstellt. Für die Anfertigung des Manuskriptes danken wir Frau Leni Blumenthal, Frau Angela Celso und Frau Dorothee Schmitt; für die Arbeiten am Layout sind wir Frau Monika Gai verbunden.

Nicht zuletzt gilt unser Dank dem Springer-Verlag für die verlegerische Betreuung des Buches.

Heidelberg und München	Gustav Wagner
im Juli 1989	Andrea Mauerberger

Inhaltsverzeichnis

Erste Ansätze einer organisierten Krebsforschung (1900–1945)

Die Vorläuferorganisationen der Deutschen Krebsgesellschaft . . 3

Die Krebsinstitute in der Zeit von 1900–1945 18
Die Abteilung für Krebsforschung am Königlichen Institut für
experimentelle Therapie in Frankfurt/Main 18
Krebsinstitute in Berlin 20
   Das Institut für Krebsforschung an der Charité 20
   Das Allgemeine Institut gegen die Geschwulstkrankheiten
   im Rudolf-Virchow-Krankenhaus 25
Das Institut für experimentelle Krebsforschung in Heidelberg . 26
   Das Samariterhaus 31
   Die wissenschaftlichen Abteilungen des Instituts 34
Das Institut für Krebsforschung in Hamburg 41
Das Zentrale Krebsforschungsinstitut e.V. in Posen 44

Wiederaufbau der Krebsforschung in der Bundesrepublik Deutschland nach 1945

Die Situation nach Kriegsende 49

*Erste Initiativen zur Errichtung eines zentralen
Krebsforschungsinstituts* 51
Rivalitäten zwischen DFG und DZA 51
Bemühungen um ein Max-Planck-Institut für Krebsforschung . 57

Die Vorgeschichte des Deutschen Krebsforschungszentrums . . . 63
Die Entscheidung der DFG für Heidelberg 63
Verlagerung der Aktivitäten nach Heidelberg 72
Finanzplanung und Rechtsform des Zentrums 88
Berufungsverhandlungen 95
Planung und Bau der Betriebsstufe I 101

Das Deutsche Krebsforschungszentrum in Heidelberg

Die Stiftung DKFZ 111
Aufgaben der Stiftung 111
Organe der Stiftung 113
Infrastruktur der Stiftung 115

Die Betriebsstufe I 118
Aufbaujahre (1964–1967) 118
Entwicklungsjahre (1968–1972) 129
Planung und Errichtung der Betriebsendstufe 140

Das DKFZ auf dem Weg zur Großforschungseinrichtung 150

Die Betriebsendstufe 167
Die Jahre 1973–1979 167
Krisenjahre (1980–1981) 184
Die Konsolidierungsphase (1982–1983) 193
Die jüngste Vergangenheit (1984–1989) 201

Die Entwicklung des Tumorzentrums Heidelberg/Mannheim . . 210

Anmerkungen 225

Quellen 238

Literaturverzeichnis 239

Anhang: Mitglieder der Gremien des DKFZ 255

Namensverzeichnis 265

Erste Ansätze einer organisierten Krebsforschung (1900–1945)

Die Vorläuferorganisationen der Deutschen Krebsgesellschaft

Die ersten Ansätze einer organisierten bzw. institutionalisierten Krebsforschung in Deutschland gehen auf den Anfang unseres Jahrhunderts zurück. Man hatte um die Jahrhundertwende in vielen Ländern den Eindruck einer deutlichen Zunahme der Anzahl der Krebserkrankungen und Krebssterbefälle, konnte diesen aber mangels hinreichender statistischer Unterlagen nicht exakt belegen. Eine Morbiditätsstatistik gab es noch nicht, die Mortalitätsstatistiken waren allzu lückenhaft und ungenau. So wurden – insbesondere in England und in Deutschland – zahlreiche Stimmen laut, die verbesserte Statistiken für dringend notwendig erachteten.

In Hamburg forderte Dr. Alexander Katz 1899 eine "Sammelstatistik über Krebserkrankungen" und legte auch einen Plan für die Durchführung einer solchen Aktion vor [85]. In Berlin konstituierte sich auf Vorschlag von Dr. George Meyer und unter dem Vorsitz von Prof. Ernst von Leyden (Abb. 1) am Sonntag, den 18. Februar 1900, im Sitzungssaal des Preußischen Kultusministeriums, Behrensstr. 72, das "Comité für Krebsforschung". Die zehn anwesenden Herren wählten Prof. v. Leyden, Direktor der I. Medizinischen Klinik der Charité, zum Vorsitzenden, Prof. Martin Kirchner, Ministerialdirektor im Ministerium der geistlichen, Unterrichts- und Medizinalangelegenheiten, zum stellvertretenden Vorsitzenden und Dr. George Meyer zum Schriftführer.

Die Protokolle der ersten vier Sitzungen des "Comités" sind in einer Sonderbeilage der Deutschen Medizinischen Wochenschrift vom 9. Mai 1901 zusammengefaßt publiziert worden. Bis zur 4. Sitzung waren dem "Comité" 44 Mitglieder beigetreten, darunter als erste auswärtige Mitglieder Dr. Roswell Park aus Buffalo/USA und Prof. Veit (Leiden).

Für den Beginn der Arbeit des "Comités" stellten die Landesversicherungsanstalt Berlin sowie der "Congress für Innere Medizin" je 500 Mark, das Ministerium des Innern 3.000 Mark aus

Reichsmitteln zur Verfügung. Bis Oktober 1900 waren bereits 5.000 Mark eingegangen. Auf Veranlassung von Ministerialdirektor Prof. Friedrich Althoff wurde die kontinuierliche Arbeit des "Comités" durch die Einstellung von jährlich 10.000 Mark in den Staatshaushalt abgesichert. Daneben erhielt das "Comité" zur Förderung seiner Arbeiten zahlreiche private Spenden.

Der Anlaß zur Gründung des "Comités" war – wie Martin Kirchner in seinem Vortrag anläßlich des zehnjährigen Bestehens des Zentralkomitees für Krebsforschung bemerkte – die offensichtliche Tatsache einer fortwährenden Zunahme der Krebssterblichkeit.

"... Ich selbst konnte damals an der Hand der preussischen Statistik nachweisen, daß in der Zeit von 1888–1897, also in nicht ganz 10 Jahren, die Todesfälle an Krebs in Preußen zugenommen hatten beim männlichen Geschlecht von 3,7 auf 5,29 von je 10.000 Lebenden, und beim weiblichen Geschlecht von 4,45 auf 6,05 von 10.000 Lebenden, eine Zunahme, die eine geradezu ungeheure ist und bis dahin noch nicht recht gewürdigt worden war..." [86].

Folgerichtig wurde daher als erste wissenschaftliche Aktivität des "Comités" die Durchführung einer "Sammelforschung über Krebs und krebsartige Erkrankungen" beschlossen. Nach dem Vorschlag von Med. Rat Dr. L. Pfeiffer (Weimar) sollte eine Fragebogenaktion zur Ermittlung der Anzahl der Krebskranken im Reichsgebiet in zwei Etappen durchgeführt werden. Der erste Fragebogen – "gerichtet an alle Physici, Krankenanstalten und interessierte Ärzte" – sollte sich auf Angaben zur Person der Erkrankten (Geschlecht, Alter, Heredität, Ernährungsweise), zum Sitz der Krankheit und auf die pathologisch-anatomische Diagnose beschränken; der zweite, von San.Rat Dr. R. Behla (Luckau) konzipierte Fragebogen sollte "die Umgebung des Kranken" erfassen. In weiser Voraussicht plädierte Dr. Pfeiffer für Beschränkung auf wenige präzise Fragen, da nur so brauchbare Antworten zu erwarten seien. "Ein allgemeiner Fragebogen mit nahezu erschöpfender Auskunft ...wird nur ausnahmsweise in genügendem Sinne beantwortet werden".

Die erste Fragebogenaktion – gerichtet an alle praktizierenden Ärzte in Deutschland – wurde am 15. Oktober 1900 als Stichtagserhebung durchgeführt. Von 25.376 angeschriebenen Ärzten antworteten 5.957 (= 23,5%), die insgesamt 12.179 in Behandlung stehende Patienten meldeten. Trotz (aus heutiger Sicht) zahlreicher methodischer Mängel und nur geringer Rücklaufquote wurde die Aktion damals als gelungener Versuch gewertet, erstmals eine Übersicht über die Prävalenz an Krebskranken im Deutschen Reich zu gewinnen. Ein ausführlicher Bericht über die von Dr. Ernst Hirschberg, Statistisches Amt der Stadt Berlin, zusammengestellten Ergebnisse der Umfrage wurde 1902 von E. v. Leyden, M. Kirchner, E. Wutzdorff, D. v. Hansemann und G. Meyer publiziert [103]. Das deutsche Vorgehen fand überall in Europa großes Interesse. Identische oder ähnliche Aktionen nach dem Muster des deutschen Fragebogens fanden am gleichen Tage (15. Oktober 1900) in Holland, 1902 in Spanien [104], 1904 in Portugal [117] und Ungarn, 1905 in Schweden [94], 1908 in Dänemark und Island [74] statt.

In 165 Verwaltungsbezirken mit besonders hoch liegenden Meldeziffern wurde im November 1902 die zweite Erhebung mit Fragen zur Umwelt des Erkrankten (Lebensbedingungen, Wohnung, Ernährung, Familie etc.) durchgeführt. Das Ergebnis dieser Umfrage war recht unbefriedigend; es gingen nur 131 Antworten ein. Dr. Hans Leyden, ein Neffe E. v. Leydens, der über diese Aktion berichtet hat, bemerkt: "Von dem eingegangenen Material ist im allgemeinen zu sagen,... daß sich darüber keine zusammenhängenden und zusammenfassenden Aufstellungen nach Art der ersten, einheitlich gestalteten Krebssammelforschung ermöglichen lassen ..." [105].

Bereits im Juni 1900 nahm das "Comité für Krebsforschung" die Schreibweise "Komitee für Krebsforschung" an; im Juni 1906 benannte es sich "Zentralkomitee für Krebsforschung", im März 1907 "Deutsches Zentralkomitee für Krebsforschung". Im Juli 1911 erfolgte die Eintragung ins Vereinsregister mit nochmaliger Änderung des Namens in "Deutsches Zentralkomitee zur Erforschung und Bekämpfung der Krebskrankheit e.V." (Z.K.). Diese Bezeichnung hatte bis zum 2. Dezember 1933 Bestand.

Das Komitee für Krebsforschung, die Wurzel der heutigen "Deutschen Krebsgesellschaft e.V.", hat in den ersten Jahrzehnten unseres Jahrhunderts entscheidende Anstöße für die Krebsforschung und Krebsbekämpfung gegeben. Es sorgte für die Errichtung des ersten deutschen Krebsforschungsinstitutes in Berlin, gewährte Beihilfen für wissenschaftliche Arbeiten auf dem Krebsgebiet, veranstaltete regelmäßige Vortragssitzungen mit Einladung prominenter Redner, eröffnete 1905 die ersten Fürsorgestellen für Krebskranke in Berlin, druckte und verteilte Informationsschriften für Ärzte und Hebammen und Aufklärungsbroschüren für Laien, richtete eine Bibliothek für Krebsliteratur ein und bemühte sich um die Gründung einer Internationalen Vereinigung für Krebsforschung.

Auf Antrag von Ernst v. Leyden beauftragte das Komitee den Verwaltungsdirektor der Charité, Geheimrat Ernst Pütter, eine

Fürsorgestelle für Krebskranke und Krebsverdächtige einzurichten. Direktor der am 1. Januar 1906 eröffneten, im Haus Schumannstr. 21 der Charité untergebrachten Fürsorgestelle wurde Geheimrat Ernst Pütter, Leitender Arzt wurde Prof. Ferdinand Blumenthal (Abb. 2).

Alle Berliner Ärzte wurden mit einem persönlichen Anschreiben über die Eröffnung der Fürsorgestelle informiert und auf die Möglichkeit hingewiesen, "unbemittelte oder weniger bemittelte Patienten von Spezialärzten, die über große Laboratorien und kostspielige Apparaturen verfügen", kostenlos untersuchen zu lassen. "Grundsätzlich wird den Herren Aerzten die Verfügung über ihre Patienten unverkürzt überlassen bleiben"(!) Der Appell an die Ärzte erwies sich jedoch als Mißerfolg. Die Zahl der von ihnen geschickten Patienten ging von 64 im Gründungsjahr 1906 auf 19 im Jahre 1908 und 17 in den ersten neun Monaten des Jahres 1909 zurück. Zwischenzeitlich – vom 1. April 1907 bis 1. April 1908 – mußte die Fürsorgestelle wegen "geringer Frequenz und Mangel an Mitteln" sogar geschlossen werden. Aufgrund der gemachten Erfahrungen entschloß sich das Zentralkomitee, durch eine Notiz in allen Berliner Tageszeitungen die Öffentlichkeit auf die Existenz der Fürsorgestelle aufmerksam zu machen. Der Erfolg trat schlagartig ein. Vom 1. Oktober bis 31. Dezember 1909 notierte man 110 Zugänge; im Hause Pallisadenstr. 25 wurde eine Zweigstelle eingerichtet. 1910 konnte die Stelle in der Charité 255, die in der Pallisadenstraße 132 Zugänge vermerken. 1911 wurden zwei weitere Krebsfürsorgestellen, eine am Waterlooufer 7, die andere in der Zionskirchstrasse 9, eröffnet; beide mußten aber mit Beginn des Krieges Ende Juli 1914 wieder geschlossen werden.

Ein ausführlicher Tätigkeitsbericht von Blumenthal über die beiden ersten Fürsorgestellen für die Jahre 1906–1910 erschien 1912 in der Zeitschrift für Krebsforschung [27]. Aus dem Bericht geht hervor, daß sich unter 154 Patienten mit bestätigten malignen Tumoren 50 Fälle von Mammakarzinom, 22 Fälle von weiblichen Genitalkarzinomen und 18 Patienten mit Magenkrebs befanden. Der einzige Fall von Lungenkrebs (bei einer 47jährigen Frau) erwies sich als Metastase eines operierten Mammakarzinoms.

Aus einem weiteren Tätigkeitsbericht Blumenthals über die Jahre 1912–1915 [28] wird ersichtlich, daß unter 237 Patienten mit malignen Tumoren 89 Mammakarzinome, 62 Unterleibskrebse der Frau und 29 Magenkrebse waren, aber kein einziger Fall von Lungenkrebs festgestellt wurde. Der Vorstand des Komitees für

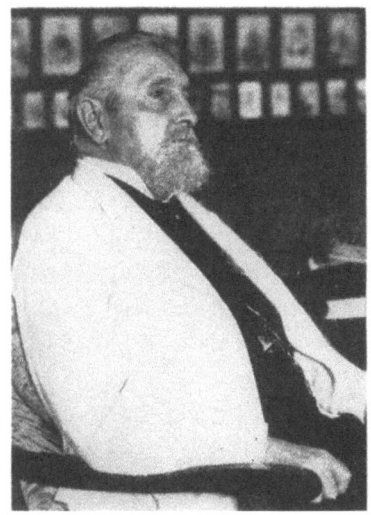
Abb. 1. Ernst von Leyden (1910)

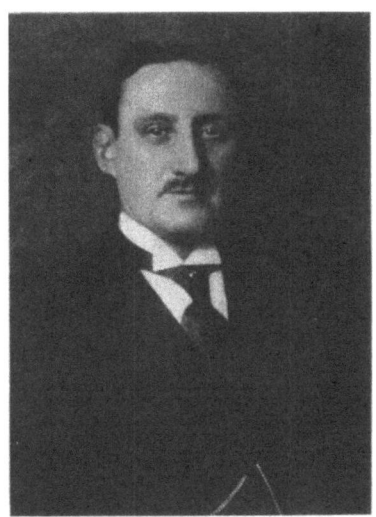
Abb. 2. Ferdinand Blumenthal

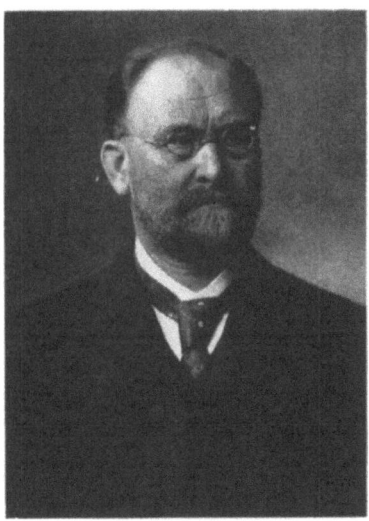
Abb. 3. Johannes Orth

Krebsforschung erkannte schon bald, daß die praktische Arbeit vor Ort nicht allein von der Zentrale in Berlin geleistet werden konnte. Er bemühte sich daher, diese Aktivitäten auf sog. "Landeskomitees" zu verlagern, deren Errichtung von Berlin aus gefördert wurde. Als erster Landesverband konstituierte sich am 10. Dezember 1903 das "Württembergische Landeskomitee für Krebsforschung"; ihm folgten am 21. Januar 1905 das "Badische Landeskomitee für Krebsforschung e.V." und am 22. März 1905 das "Bayerische Landeskomitee für Krebsforschung". Bis Mitte 1914 waren in allen deutschen Bundesstaaten (mit Ausnahme von Braunschweig, Bremen und Mecklenburg) Landeskomitees gegründet worden, und zwar in chronologischer Folge nach dem Gründungsdatum:

1. Württemberg (10. Dezember 1903)
2. Baden (21. Januar 1905)
3. Bayern (22. März 1905)
4. Hamburg (1. Januar 1908)
5. Elsaß–Lothringen (21. April 1909)
6. Lübeck (Juni 1909)
7. Oldenburg (20. August 1912)
8. Thüringen (11. Januar 1913)
9. Hessen (19. Juni 1913)
10. Sachsen (Januar 1914)

Die Vorsitzenden der Landeskomitees gehörten satzungsgemäß dem Wissenschaftlichen Ausschuß des Zentralkomitees (ZK) an.

In Erkenntnis der Notwendigkeit, die eigenen Ideen und Aktivitäten sowie die Ergebnisse der weltweiten Forschungen über den Krebs in der Ärzteschaft zu verbreiten, schuf der Vorstand des Komitees sein eigenes Publikationsorgan. 1904 erschien im Verlag Gustav Fischer, Jena, der erste Band der "Zeitschrift für Krebsforschung". Herausgeber waren E. v. Leyden, P. Ehrlich, M. Kirchner und E. Wutzdorff, die Redaktion besorgten D. v. Hansemann und G. Meyer. In den Einführungsworten der Herausgeber hieß es schon damals: "...Es ist für den einzelnen Forscher nicht mehr möglich, diese gewaltige Literatur zu übersehen...".

Von Band 3 ab erschien die Zeitschrift in Berlin bei August Hirschwald; 1922 ging sie mit der gesamten Hirschwaldschen Buchhandlung in den Verlag von Julius Springer über, wo sie noch heute (seit 1979 als "Journal of Cancer Research and Clinical Oncology") erscheint.[1]

Auf Anregung amerikanischer Kollegen und auf Vorschlag von Prof. Czerny setzte sich das Zentralkomitee dafür ein, die Eröffnung des Heidelberger Instituts für Krebsforschung mit einem internationalen Kongreß zu verknüpfen. So fand am 25. September 1906 in Heidelberg und am 26./27. September in Frankfurt/Main im Institut von Paul Ehrlich die I. Internationale Konferenz für Krebsforschung statt, zu der Ernst v. Leyden (als Vorsitzender des Zentralkomitees), Vinzenz Czerny, Paul Ehrlich und George Meyer (als Generalsekretär des Zentralkomitees) gemeinsam eingeladen hatten. Die Tagung wurde ein voller Erfolg. Nach dem ausführlichen Tagungsbericht von G. Meyer [112] wurden die wissenschaftlichen Sitzungen (abgesehen von den zahlreichen fachfremden Ehrengästen in Heidelberg) von 412 Teilnehmern (darunter 69 Ausländer aus 14 Ländern) besucht und insgesamt 28 Vorträge (davon 4 von ausländischen Rednern) gehalten. Die Teilnehmer der Nachmittagssitzung vom 26. September beschlossen einstimmig die Gründung einer internationalen Vereinigung für Krebsforschung und beauftragten mit den Vorbereitungsarbeiten hierfür die Herren v. Leyden, Czerny, Ehrlich, Kirchner und G. Meyer.

Dank der erfolgreichen Vorbereitungsarbeit des deutschen Komitees konnte am 23. Mai 1908 in Berlin die "Internationale Vereinigung für Krebsforschung" gegründet werden. Vorsitzender wurde Vinzenz Czerny (Heidelberg), stellvertretende Vorsitzende wurden Pierre Marie (Paris), Johannes Fibiger (Kopenhagen) und Roswell Park (Buffalo), Generalsekretär George Meyer (Berlin) und Schatzmeister David v. Hansemann (Berlin). Die Vereinigung hielt die 2. Internationale Konferenz vom 1.–5. Oktober 1910 in Paris ab [52]. Czernys Eröffnungsrede ist in der Münchener Medizinischen Wochenschrift abgedruckt worden [48].

In den ersten zehn Jahren seines Bestehens führte das Deutsche Zentralkomitee für Krebsforschung 23 öffentliche Sitzungen mit wissenschaftlichen Vorträgen bedeutender Krebsforscher – zunächst im Sitzungssaal der Medizinalabteilung des Kultusministeriums, seit 1904 im Hörsaal des Pathologischen Instituts der Universität – durch. Im gleichen Zeitraum fanden 44 Vorstandssitzungen im Kultusministerium statt. Die Zahl der Mitglieder stieg von 44 (Ende 1900) auf 129 (Anfang 1910), die der ausländischen Mitglieder von 2 auf 18 an. Insgesamt wurden bis 1910 folgende Ehrenmitglieder ernannt:

1. Rudolf Virchow (1901)
2. Robert Koch (1901)
3. Friedrich Althoff (1901)
4. Kultusminister Dr. v. Studt (1902)
5. Generalstabsarzt Dr. v. Leuthold (1902)
6. Dr. Köhler (Präsident des Kaiserl. Gesundheitsamtes – 1902)
7. Wilhelm Waldeyer (1902)
8. Johannes Orth (1903)
9. Lord Joseph Lister (1903)
10. Dr. Bumm (Präsident des Kaiserl. Gesundheitsamtes – 1906)
11. Generalstabsarzt Prof. Dr. Otto v. Schjerning (1907)
12. Graf v. Hutten-Czapski (Mitglied des Herrenhauses – 1908)

Einige Monate vor der 10-Jahres-Feier mußte Ernst v. Leyden, der bis zu seinem 75. Lebensjahr (1907) die I. Medizinische Klinik der Charité geleitet hatte, den Vorsitz des Zentralkomitees krankheitshalber niederlegen. Er starb am 5. Oktober 1910 an den Folgen eines Unfalls. Sein Nachfolger wurde Johannes Orth (Abb. 3), seit 1902 Amtsnachfolger Rudolf Virchows am Pathologischen Institut der Charité und seit 1904 im Vorstand des Z.K.

Auf Vorschlag von Orth erhielt das Z.K. 1911 seine endgültige Bezeichnung "Deutsches Zentralkomitee zur Erforschung und Bekämpfung der Krebskrankheit e.V.", um auch bereits im Namen neben den wissenschaftlichen auch die praktischen Aspekte der Tätigkeit des Z.K. zum Ausdruck zu bringen.

Der Aufklärung breiter Bevölkerungsschichten dienten die Verbreitung von Aufklärungsschriften, die Beteiligung an der Internationalen Hygiene-Ausstellung in Dresden (1911) sowie ein mit 1.800 Mark dotiertes Preisausschreiben zur Förderung der Krebsfrühdiagnose. Den ersten Preis in Höhe von 1.000 Mark erhielt Dr. Werner Fischer-Defoy (Quedlinburg, später Stadtarzt in Frankfurt/Main) für seine Arbeit "Die klinische Frühdiagnose des Krebses" [75], die 1912 in der Zeitschrift für Krebsforschung publiziert worden ist. Das Zentralkomitee beschloß, die "gekrönte Preisschrift" in 35.000 Exemplaren herzustellen und gemeinsam mit dem Vortrag von Prof. Winter (Königsberg) "Die Bekämpfung des Krebses im Königreich Preußen" allen deutschen Ärzten kostenlos zu übersenden.

Ein von Prof. Alfred Pinkuss (später Schatzmeister des Z.K.) verfaßtes und von den Ausschußmitgliedern des Z.K. überarbeitetes Merkblatt "Aufklärung des Volkes über die Krebskrankheit" wurde in über 127.000 Exemplaren verteilt.

Die 3. Internationale Krebskonferenz, an deren Vorbereitung das Z.K. wiederum maßgeblich beteiligt war, fand vom 1.–5. August 1913 in Brüssel statt [171]. Danach zerschlug der 1. Weltkrieg auf Jahre hinaus die hoffnungsvollen Ansätze einer weltweiten Kooperation auf dem Krebsgebiet. Zwar fanden noch weitere internationale Treffen in Amsterdam (1922), Lake Mohonk/USA (1925) und London (1928) statt; alle drei Tagungen beschränkten sich jedoch auf einen nur kleinen Kreis von den Veranstaltern persönlich eingeladener prominenter Krebsforscher [8]. Eine echte Zusammenarbeit auf breiterer internationaler Basis kam erst 1933 mit der Gründung der Unio Internationalis Contra Cancrum (UICC) in Madrid wieder in Gang. In der Zählung der UICC wird der Kongreß in Madrid als 1. Internationaler Krebskongreß bezeichnet; die davor liegenden Kongresse werden nicht mitgezählt [53, 150].

Die Folgen des Krieges wirkten sich auch auf die Arbeit des Z.K. aus. Der preußische Staat reduzierte die jährliche Förderung von 10.000 auf 6.000 Mark; die privaten Zuwendungen flossen sehr viel spärlicher als vor 1914, so daß dem Komitee weniger als 7.000 Mark zur Verfügung standen. Man versuchte jedoch, die bisherigen Aktivitäten – wenn auch in beschränkterem Rahmen – fortzusetzen.

Orth hatte das Amt des 1. Vorsitzenden des Z.K. bis 1921 inne, mußte sich allerdings wegen seines schweren Gallenleidens ab April 1915 vom 2. Vorsitzenden, Geheimrat Martin Kirchner, vertreten lassen. Orth verstarb am 13. Januar 1923. Sein Nachfolger als 1. Vorsitzender wurde 1921 Prof. Friedrich Kraus (Abb. 4), der Direktor der II. Medizinischen Klinik der Charité. Auch George Meyer, der fast 20 Jahre lang als Generalsekretär der unermüdliche Promotor des Z.K. gewesen war, mußte sein Amt 1919 krankheitshalber niederlegen. Sein Nachfolger wurde Ferdinand Blumenthal.

Am 18. Februar 1925 konnte das Deutsche Zentralkomitee in Anwesenheit des Reichspräsidenten Friedrich Ebert und unter dem Vorsitz von Friedrich Kraus sein 25jähriges Bestehen feiern. Auf der Festsitzung sprachen Otto Warburg "Über den Stoffwechsel der Krebszellen", Otto Lubarsch über "25 Jahre Krebsforschung" und Ferdinand Blumenthal über "25 Jahre Krebsbehandlung".

Zu Ehrenmitgliedern des Zentralkomitees wurden ernannt:

Frau Marie v. Leyden, Berlin,
Ministerialdirektor i.R. Prof. Dr. Martin Kirchner, Berlin,
von 1900–1925 2. Vorsitzender des Z.K.,

Prof. Dr. Georg Winter, Königsberg, der verdienstvolle Vorkämpfer einer gynäkologischen Krebsfrüherkennung.

Im Interesse einer engeren Kooperation wurde der Präsident der Notgemeinschaft der Deutschen Wissenschaft, Staatsminister Dr. Friedrich Schmidt-Ott, in den Ausschuß gewählt. Das Komitee hatte 1925 insgesamt 153 Mitglieder, darunter 25 Ausschußmitglieder (erweiterter Vorstand), 5 Ehrenmitglieder, 37 auswärtige Mitglieder (davon 10 in den USA) und 86 deutsche Mitglieder [172]. 1929 war die Mitgliederzahl auf 211 angestiegen, darunter 55 Ausländer.

Der erweiterte Vorstand des Z.K. bestand aus bis zu 35 Ausschußmitgliedern (1929), darunter waren alle Vorsitzenden der Landeskomitees. Der engere Vorstand bestand aus dem Vorsitzenden, bis zu drei stellvertretenden Vorsitzenden, dem Schatzmeister und dem Generalsekretär.

Personell setzte sich der engere Vorstand bis zu seiner Auflösung im Jahre 1933 folgendermaßen zusammen:

Vorsitzender:
1900–1910 Ernst v. Leyden
1910–1921 Johannes Orth
1921–1933 Friedrich Kraus

Stellvertretende Vorsitzende:
1900–1925 Martin Kirchner (Leiter der Medizinalabteilung im Preußischen Kultusministerium)
1900–1917 Edgar Wutzdorff (Direktor des Kaiserl. Ges. Amtes)
1902–1915 Paul Ehrlich
1917–1933 Otto Lentz (Wohlfahrtsministerium)
1917–1933 Otto Lubarsch (Amtsnachfolger Orths im Path. Institut der Charité)

Schatzmeister:
1902–1921 David v. Hansemann (Prosektor am Rudolf–Virchow–Krankenhaus)
1921–1933 Alfred Pinkuss

Generalsekretär:
1900–1919 George Meyer
1919–1933 Ferdinand Blumenthal
1933   Hans Auler

1926 beteiligte sich das Z.K. mit einem Ausstellungsstand auf der "Gesolei" in Düsseldorf. Es wurden Ratten und Pflanzen mit krebsartigen Geschwülsten demonstriert, Poster zeigten die Entwicklung von malignen Tumoren im Bild, und Plakate wiesen auf die Heilbarkeit des frühzeitig erkannten Krebses hin. Anläßlich der Internationalen Hygiene-Ausstellung im neu gegründeten Deutschen Hygiene-Museum in Dresden veranstaltete das Z.K. vom 11.–13. Juni 1930 eine Krebskonferenz, die vom 2. Vorsitzenden, Geh. Obermedizinalrat Prof. Dr. Lentz, Ministerialrat im Preußischen Volkswohlfahrtsministerium, geleitet und von 185 Teilnehmern besucht wurde. Hauptanliegen der Konferenz war der Appell an die Öffentlichkeit, den Frühstadien des Krebses mehr Aufmerksamkeit zuzuwenden, und der an die Ärzteschaft, die Überzeugung von der Heilbarkeit des Krebses zu stärken. Neben Vorträgen über Krebsfürsorge wurden die Themenkreise Krebs und Ernährung, Berufskrebs, Unfall und Krebs besonders angesprochen. "Man kann sagen, daß die mit sozialen Fragen verbundene Krebsforschung auf diesem Kongreß in erster Linie zum Worte gelangte" [31].

Die brennende Frage der medikamentösen Behandlung des Krebses sprach F. Blumenthal auf einer Ausschußsitzung des Z.K. am 27. September 1930 an, wobei er im Detail auf die Farbstoffbehandlung (angeregt durch Warburg's Vorstellungen von der Glykolysehemmung), die Therapie mit Metallen, artfremdem Eiweiß, Sauerstoff (im Überdruckverfahren und in Kombination mit CO_2 nach Fischer-Wasels), die Säuretherapie und die Behandlung mit Organ- und Pflanzenextrakten einging [32].

Das Ende des Zentralkomitees kam kurz nach der Machtergreifung der Nationalsozialisten. Am 25. Februar 1931 war auf Anregung des Z.K. der "Reichsausschuß für Krebsbekämpfung" gegründet worden, dessen satzungsgemäße Aufgabe es war, "organisatorische Maßnahmen für die Bekämpfung des Krebses als Volkskrankheit im Deutschen Reich anzuregen und zu fördern". Der Reichsausschuß sollte das Organ für die gesetzgeberische und verwaltungsmäßige Koordinierung der Krebsbekämpfung im Deutschen Reich sein, während das Z.K. weiterhin für die wissenschaftliche Krebsforschung zuständig sein sollte. Präsident des Reichsausschusses wurde Ministerialdirektor Dr. Bruno Dammann, Leiter der Gesundheitsabteilung im Reichsministerium des Inneren, Generalsekretär wurde Regierungsrat a.D. F. Grüneisen.[2]

Der jüdische Generalsekretär des Zentralkomitees, Ferdinand Blumenthal, wurde am 24. September 1933 (mit 63 Jahren) amtsenthoben; sein Nachfolger wurde sein Mitarbeiter Hans Auler. Dammann verstarb am 28. November 1933. Eine eiligst einberufene Mitgliederversammlung wählte am 1. Dezember 1933 den Münchener Pathologen Prof. Max Borst (Abb. 5) zum neuen 1. Vorsitzenden und Hans Auler zu seinem Stellvertreter.

Auf einer Sondersitzung am 2. Dezember 1933 morgens um 9.30 Uhr im Kaiserin-Friedrich-Haus verkündete Borst, daß das Zentralkomitee sich aufgelöst habe und an seine Stelle der Wissenschaftliche Ausschuß beim Deutschen Reichsausschuß für Krebsbekämpfung getreten sei.

Der Wissenschaftliche Ausschuß wählte Max Borst, Wolfgang Heubner (Berlin) und Fritz König (Würzburg) zum Vorstand, insgesamt 45 prominente Vertreter aus den verschiedenen Bereichen der klinischen und theoretischen Medizin, der Naturwissenschaften und der Statistik zu Mitgliedern.

In damaliger Sicht mußte die Zusammenfassung aller Aktivitäten der Krebsbekämpfung sinnvoll erscheinen. Im Tätigkeitsbericht des Reichsausschusses für den Zeitraum vom 1. April 1933 – 31. März 1934 [54] heißt es wörtlich:

"Das Jahr 1933 hat für die Krebsbekämpfung eine einschneidende Änderung gebracht: Die nationalsozialistische Umwälzung schuf vollkommen neue Voraussetzungen für gründliche und durchgreifende Maßnahmen auf einem Gebiet, das bisher wesentlich darauf beschränkt war, durch Anregungen die freundliche Bereitwilligkeit der für die Krebsbekämpfung wichtigen Stellen hervorzurufen. Ganz besonders hat der energische Einsatz der Ärzteschaft in voller Geschlossenheit an vielen Stellen bereits jetzt den Nachweis erbracht, daß der Krebsbekämpfung im neuen Deutschland neue Wege eröffnet sind".

In der Folgezeit befaßte sich der Reichsausschuß mit dem Entwurf eines Reichskrebsgesetzes, bei dem auch die Frage der freiwilligen Verpflichtung der Ärzteschaft zur Meldung von Krebskranken eine wichtige Rolle spielte. (Das Gesetz ist nie verabschiedet worden.) Daneben bemühte man sich unter Verwendung einer vom Statistischen Amt der Stadt Nürnberg entworfenen Meldekarte für Krebskranke und Krebstote um die Gewinnung brauchbarer Unterlagen über die Krebsmorbidität unter Berücksichtigung von Lebensalter und Sitz der Erkrankung. Dem Ziel einer verbesserten Krebserkrankungsstatistik dienten zahlreiche, teils gleichzeitig, teils nacheinander durchgeführte Enquêten. Beispielsweise wurde vom 1. Oktober 1933 bis zum 30. September 1938 in den Städten Göttingen, Halle/Saale, Kiel und Nürnberg sowie den Landkreisen Göttingen, Neustadt, Burgdorf/Hann., Hohenzollern und im

Donaukreis (Württ.) bei freiwilliger Mitarbeit aller niedergelassenen und Krankenhausärzte jeder in Behandlung kommende Krebsfall gemeldet.

Eine von dem Radiologen Dr. C.H. Lasch (Rostock) [95] geplante fortlaufende Statistik mit namentlicher Meldung der Erkrankten begann 1937 in Mecklenburg und 1939 in Sachsen-Anhalt, im Saarland und in Wien. Alle diese Bemühungen endeten mit dem 2. Weltkrieg (Lit. bei [156]).

Eine Sektionsstatistik von 44 pathologischen Instituten und Prosekturen über alle Fälle von Ösophaguskarzinom wurde vom Pathologischen Institut der Universität München koordiniert. Ein Prüfungsausschuß des Reichsausschusses befaßte sich mit Maßnahmen gegen unwirksame und schädliche Krebsbehandlungsmittel und kurpfuscherische Bestrahlungsapparaturen, und ausgewählte Krankenhäuser wurden mit Radium und Mesothorium ausgestattet. Mit der Kassenärztlichen Vereinigung Deutschlands (KVD) wurde eine Vereinbarung getroffen, wonach die histologische Diagnostik bösartiger Geschwülste nur noch den Fachpathologen erlaubt war.

Max Borst wurde 1935 auf der Gründungsversammlung der UICC in Paris zum Vizepräsidenten der Internationalen Vereinigung für Krebsbekämpfung gewählt und Robert Rössle, Nachfolger von Otto Lubarsch als Direktor des Pathologischen Instituts der Charité, wurde Mitglied der internationalen Kommission für die anatomisch-klinische Klassifikation der Geschwülste.

Auf dem 2. Internationalen Krebskongreß der UICC vom 20.-26. September 1936 in Brüssel war Deutschland mit sieben Hauptreferenten vertreten (Auler/Berlin, Borst/München, Dormanns/München, Fischer-Wasels/Frankfurt a.M., Holthusen/Hamburg, Spemann/Freiburg und Teutschländer/Heidelberg). Großen Erfolg erzielte auf diesem Kongreß der mit Mitteln des Reichsausschusses für Krebsbekämpfung geschaffene Laien-Aufklärungsfilm "Kampf dem Krebs", der anschließend von zahlreichen Organisationen des Auslandes gezeigt wurde.

Die zunehmende Einflußnahme der Partei führte dazu, daß 1936 vom Reichs- und preußischen Minister des Inneren, Hermann Göring, beschlossen wurde, die praktische Seite der Krebsbekämpfung der 1933 gegründeten und seither von Ministerialdirektor Dr. Gottfried Frey geleiteten "Reichsarbeitsgemeinschaft für Krebsbekämpfung" zu übertragen, während dem von Borst geleiteten "Reichsausschuß für Krebsbekämpfung" die Aufgabe zufiel, die von der Reichsarbeitsgemeinschaft durchzuführenden Maßnahmen "sachlich und wissenschaftlich vorzubereiten". Praktisch wurde der Reichsausschuß damit der Reichsarbeitsgemeinschaft unterstellt. Fritz König wählte in seinem Tätigkeitsbericht für das Jahr 1936 die Formulierung: "Der Reichsausschuß für Krebsbekämpfung gehört der Arbeitsgemeinschaft für Krebsbekämpfung an" [91].

Im Dezember 1937 fanden in Karlsruhe, im Mai 1939 in München die gemeinsamen Jahresversammlungen beider Organisationen statt, wobei jeweils am ersten Tage die Reichsarbeitsgemeinschaft, am zweiten Tag der Reichsausschuß tagte.

Hans Auler teilte in seinem Geschäftsbericht in München [6] mit, daß in der Nachfolge der früheren Landesverbände inzwischen 14 Bezirksarbeitsgemeinschaften für Krebsbekämpfung gegründet worden seien.[3] Das Schwergewicht der Arbeit lag auf den Gebieten der systematischen Laienaufklärung, der Fortbildung und der Statistik. 1940 wurde San.Rat Dr. Rudolf Ramm vom Reichsminister des Inneren zum Nachfolger von Dr. Frey als Leiter der Reichsarbeitsgemeinschaft für Krebsbekämpfung berufen.

Auf Veranlassung von Reichsgesundheitsführer Dr. Leonardo Conti wurde 1942 wieder umorganisiert. Die Reichsarbeitsgemeinschaft für Krebsbekämpfung wurde in den Reichsausschuß für Krebsforschung eingegliedert.[4] Der bisherige Leiter der Reichsarbeitsgemeinschaft, Dr. Ramm, wurde Stellvertreter von Geheimrat Borst. In der Mitgliederversammlung erklärte Ramm, daß Deutschland inzwischen über genügend große Radiummengen verfüge, um an verschiedenen Stellen des Reiches "Radium-Kanonen" einsetzen zu können. Der Aufklärung der Bevölkerung müsse aber weiterhin besondere Bedeutung zugemessen werden, da Früherfassung und Frühbehandlung entscheidend für die Heilerfolge beim Krebs blieben [120].

Viele hoffnungsvolle Ansätze und Aktivitäten mußten leider in den nächsten Kriegsjahren eingestellt werden. Das Ende des Krieges brachte auch den Zusammenbruch auf dem Gebiet der Krebsforschung und Krebsbekämpfung und das Ende des Reichsausschusses für Krebsbekämpfung.

Die Neugründung der Nachfolgeorganisation erfolgte erst 1951 unter dem Namen "Deutscher Zentralausschuß für Krebsbekämpfung und Krebsforschung" (DZA).

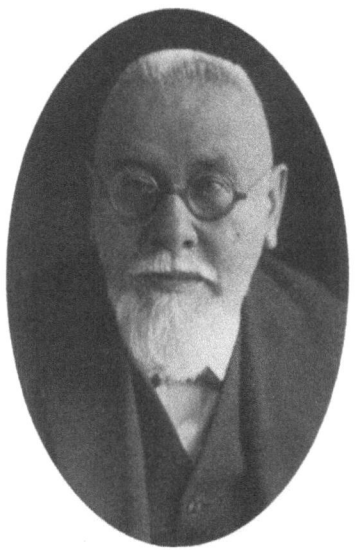

Abb. 4. Friedrich Kraus

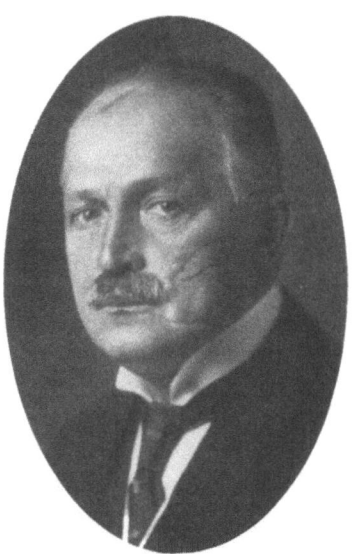

Abb. 5. Max Borst

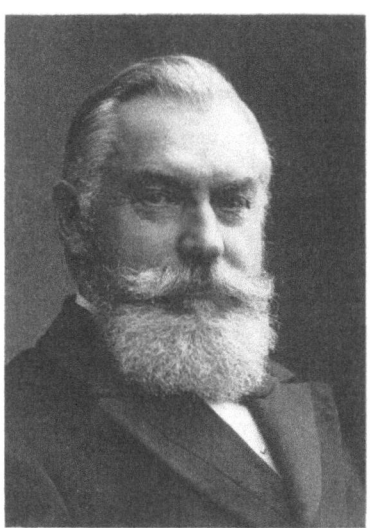

Abb. 6. Vinzenz Czerny

Die Krebsinstitute in der Zeit von 1900–1945

Erste Ansätze einer institutionalisierten Krebsforschung und Krebsbehandlung sind kurz nach der Jahrhundertwende an vier Stellen in Deutschland festzustellen: in Frankfurt (1901), Berlin (1903), Heidelberg (1906) und Hamburg (1912).

Die Abteilung für Krebsforschung am Königlichen Institut für experimentelle Therapie in Frankfurt/Main

In Frankfurt stellten nach dem Krebstod der Kaiserin Friedrich auf Initiative von Ministerialdirektor Althoff und des Frankfurter Oberbürgermeister Dr. Adickes eine Reihe wohlhabender Bürger erhebliche Mittel zur planmäßigen Erforschung des Wesens und der Bekämpfung des Krebses für das von Paul Ehrlich (1854–1915) geleitete Königliche Institut für experimentelle Therapie zur Verfügung. Paul Ehrlich, dessen Interessen bis dahin dem Krebsproblem nicht zugewandt gewesen waren, glaubte, dieses großzügige Angebot nicht ausschlagen zu dürfen, umso mehr, als das Interesse von Fach- und Laienkreisen am Krebsproblem stark zunahm. Entscheidend für den Entschluß Ehrlichs, den Krebs mit in sein Forschungsprogramm einzubeziehen, waren die positiven Übertragungsversuche mit Mäusetumoren des dänischen Forschers C.O. Jensen, die den Weg für experimentelles Arbeiten mit malignen Transplantationstumoren eröffneten.

So gliederte Ehrlich im Herbst 1901 dem Königlichen Institut für experimentelle Therapie eine Abteilung für Krebsforschung an und begann, auf dem ihm bis dahin fremden Gebiet der Krebsforschung zu arbeiten. Die 1904 in das Georg-Speyer-Haus eingegliederte Abteilung besaß keine Betten, sondern befaßte sich ausschließlich mit tierexperimentellen Studien. Erste Mitarbeiter von Ehrlich waren u.a. Stanislaus v. Prowazek, Hugo Apolant, Gustav Embden, Anton Sticker und Gustav Spieß.

Da der Abteilung zunächst kein experimentell verwertbares Material zur Verfügung stand, wurde der Veterinärarzt Dr. Sticker angewiesen, in ausgedehnten Versuchsreihen die Verimpfbarkeit einer großen Zahl von Geschwülsten von Mensch und Tier systematisch zu untersuchen (z.B. [134]). Diese Versuchsreihen ergaben als erstes wissenschaftliches Resultat der Abteilung die absolute Unmöglichkeit der Tumorübertragung auf eine fremde Tierart [135].

Ehrlich selbst befaßte sich insbesondere mit Immunitätsstudien an Mäusetumoren [70]. Es gelang ihm, durch Verimpfung der Versuchstiere mit weitgehend avirulenten hämorrhagischen Spontangeschwülsten die Resistenz gegen virulente Tumorstämme erheblich zu steigern. Sein Name bleibt mit dem Mäuse-Ascites-Tumor verbunden. Dagegen hat sich seine Vorstellung von der sog. "Athreptischen Immunität" (Hemmung des Wachstums bösartiger Tumoren durch Mangel an Nährstoffen) [71] später nicht bestätigen lassen. Gemeinsam mit Hugo Apolant, den Ehrlich 1902 von Berlin, wo er als niedergelassener Dermatologe praktizierte, als Leiter der Abteilung für Krebsforschung nach Frankfurt holte, berichtete er über den Einfluß des Radiums auf Mäusetumoren [72].

Apolant untersuchte das biologische Verhalten epithelialer Geschwülste bei der Maus, ihren histologischen Bau, ihre Transplantierbarkeit und ihre Metastasierungspotenz [2]. In Fortführung der von v. Prowazek und Weidenreich begonnenen histologischen Studien konnte er die damals viel diskutierten Plimmerschen Körperchen, v. Leydenschen Vogelaugen und Feinbergschen Parasiten (die von zahlreichen Klinikern und Bakteriologen als vermutliche Krebserreger angesehen wurden) als Degenerationsformen von Krebszellen identifizieren [3]. Gustav Embden beschrieb als erster die Stufen des Glykogenabbaus im Muskel.[5] Anton Sticker gab von 1905–1911 das Referateblatt "Carcinomliteratur" heraus.

Ein erster Höhepunkt in den Anfangsjahren der Abteilung war die I. Internationale Krebskonferenz 1906, deren 2. und 3. Tag im Ehrlich'schen Institut stattfand; einen weiteren bildete der 60. Geburtstag von Paul Ehrlich am 14. März 1914.

Wie Vinzenz Czerny in der Festschrift zu diesem Anlaß schrieb, hat Ehrlich mit einem Stab von ausgezeichneten Mitarbeitern den Großbetrieb der experimentellen Geschwulstforschung organisiert und die Erfahrungen der Bakteriologie für die Krebsforschung nutzbar gemacht.

"So bedeutet seine Tätigkeit auch auf dem Gebiet der Krebsforschung nicht nur eine Bereicherung unseres positiven Wissens, sondern in fast noch höherem Grade eine grundlegende methodische Förderung, die auf die ganze Entwicklung der experimentellen Geschwulstlehre entscheidend eingewirkt hat" [50].

Einen schweren Schlag für die Abteilung bedeutete der Tod von Paul Ehrlich und Hugo Apolant im gleichen Jahr 1915. (Apolant verstarb am 6. März, Ehrlich am 20. August.) Sie hat sich davon nicht erholt und später nie mehr die Bedeutung erlangt, die sie bis 1915 hatte, umso mehr, als Ehrlichs Nachfolger, Wilhelm Kolle, an der Krebsforschung nicht sonderlich interessiert war.

Nachfolger Apolants wurde der Physiologe Wilhelm Caspari, der u.a. über die Wirkung von Schwermetallen auf Tumoren, über Krebsdiät, Nekrohormone und Immunvorgänge bei malignen Tumoren gearbeitet hat [42,43]. Leitender Gesichtspunkt seiner Arbeiten war die Vorstellung, daß die Immunitätsvorgänge beim Krebs durch den Zellzerfall beherrscht werden. Die dabei wirksam werdenden Abbauprodukte nannte er Nekrohormone. Wegweisend war sein Buch "Die biologischen Grundlagen der Strahlentherapie der bösartigen Geschwülste" [41] sowie seine gemeinsam mit Friedrich Dessauer publizierte Arbeit "Probleme der biologischen Strahlenwirkung" [44].[6]

Nach dem Tode von Caspari im Jahre 1935 wurde die Abteilung offenbar geschlossen. Genauere Unterlagen dazu ließen sich nicht auffinden.

Krebsinstitute in Berlin

Das Institut für Krebsforschung an der Charité

Den Beginn des Berliner Krebsinstitutes bildete die auf Initiative von Ernst v. Leyden (1832–1910) errichtete und am 8. Juni 1903 in Anwesenheit von Ministerialdirektor Friedrich Althoff feierlich eröffnete Abteilung für Krebsforschung an der I. Medizinischen Klinik der Kgl. Charité, die zunächst aus zwei Krankenbaracken mit jeweils 10 Betten für männliche bzw. weibliche Krebskranke und einer Laboratoriumsbaracke bestand.

Für den Bau der Abteilung waren vom Abgeordnetenhaus

47.000 Mark, für die innere Einrichtung 4. 000 Mark, für Instrumente und Apparate 13.800 Mark bewilligt worden. Als Betriebskosten für die Krankenbehandlung standen 8.000 Mark, als Remuneration für die Assistenten 2.700 Mark und für wissenschaftliche Arbeiten 3.300 Mark zur Verfügung.

Das Personal bestand aus Prof. Ernst v. Leyden als Direktor, Dr. Ferdinand Blumenthal als Stellvertreter, Dr. Fritz Meyer für die Krankenbehandlung, Dr. Leonor Michaelis für die mikroskopischen Untersuchungen, Dr. Hans Wolf für die chemischen Untersuchungen sowie 2 Volontärassistenten (Dr. Waldemar Löwenthal und Dr. A. Braunstein). In seiner Begrüßungsansprache anläßlich der Einweihungsfeier bekannte v. Leyden, daß er in der Frage der Ätiologie des Krebses stets "die Fahne des Parasitismus hoch gehalten" habe [101, 102].

1907 legte v. Leyden[7] sein Amt als Direktor der I. Medizinischen Klinik nieder, blieb aber weiter Direktor der jetzt unter dem Namen "Institut für Krebsforschung an der Charité" verselbständigten Abteilung. Nach seinem krankheitsbedingten Ausscheiden und Tod wurde 1910 daraus nach Angliederung einer experimentellen Forschungsabteilung im Hause Luisenstr. 9 das "Königliche Institut für Krebsforschung". Zu seinem Direktor wurde auf Empfehlung des berühmten Nobelpreisträgers für Chemie, Emil Fischer, Leydens Schüler Prof. Dr. Georg Klemperer bestellt, der im wesentlichen eine psychosomatisch orientierte Medizin praktizierte und die Zeitschrift "Therapie der Gegenwart" gegründet hat [119].

Nach einem Bericht von Klemperer [90] bestand das Institut aus vier Abteilungen. Die unter seiner Leitung stehende Abteilung für Chemotherapie versuchte – in Analogie zu der spezifischen Heilwirkung von Arsen und Quecksilber bei bestimmten Infektionskrankheiten – Stoffe zu finden, welche "die spezifischen Elemente der Krebsgeschwulst zu schädigen" imstande wären. Bereits im Juli 1910 hatten Klemperer und M. Jacoby in Zusammenarbeit mit Emil Fischer im Krankenhaus Moabit festgestellt, daß einige Verbindungen von Selen und Vanadium "unverkennbare, wenn auch nicht konstante" Heilwirkung bei bestimmten Mäusetransplantationstumoren zeigten. Sie gaben diese Versuchsergebnisse aber erst bekannt, nachdem August von Wassermann in einem Vortrag vor der Berliner Medizinischen Gesellschaft über die Heilung von Mäusekarzinomen mittels Selen-Eosin berichtet hatte.

Die Abteilung für Immunitätsforschung unter der Leitung von Prof. Carl Lewin versuchte "die spezifischen Krebselemente auf biologischem Wege in Analogie zu den Erfahrungen der Immunitätsforschung zu beeinflussen". Die von Dr. Hans Hirschfeld geleitete Abteilung für Histologie und Serologie suchte in histologischem Geschwulstmaterial nach belebten Erregern[8] und bemühte sich um den Nachweis spezifischer Krebsreaktionen im Blut. In der vierten (klinischen) Abteilung mit 20 Betten wurden inoperable Krebskranke von Dr. Siegfried Meidner mit Radium und Röntgenstrahlen behandelt. Ein erster Arbeitsbericht mit 10 Kurzmitteilungen wurde 1911 in der Zeitschrift für Krebsforschung veröffentlicht.

Die im Mittelpunkt der Arbeit des Instituts stehenden Versuche mit Selenpräparaten wurden Anfang 1914 erfolglos abgebrochen. Klemperer legte sein Amt nieder und zog sich auf den Posten des Ärztlichen Direktors des Krankenhauses Moabit zurück, den er nebenbei beibehalten hatte.[9] Lewin und Meidner wurden zu Beginn des Krieges eingezogen, die Männerbaracke wurde Lazarett. So verblieben nur die 10 Frauenbetten mit Dr. Hirschfeld als behandelndem Arzt.

Anfang 1915 wurde Ferdinand Blumenthal vom Unterrichtsminister mit der Reorganisation des Instituts und seiner vertretungsweisen Leitung beauftragt. Obwohl mit dem am 31. März 1915 zu Ende gehenden Etatsjahr keine staatlichen Mittel mehr zur Verfügung gestellt werden konnten, gelang Blumenthal mit in den Vorjahren ersparten 13.000 Mark eine Neuorganisation in bescheidenem Rahmen.

Die Krankenabteilung sowie die histologischen und hämatologischen Forschungsarbeiten übernahm Hans Hirschfeld. Jacob Tugendreich richtete eine Strahlenabteilung ein, die er bis 1919 leitete. Sein Nachfolger wurde Ludwig Halberstädter. In der chemischen Abteilung standen Blumenthal Benno Brahn, A. Lasnitzki und Otto Rosenthal zur Seite. Carl Lewin nahm nach Kriegsende seine immunologischen Arbeiten wieder auf. Die Leitung der 1920 eröffneten neuen Poliklinik übernahm Oberstabsarzt Dr. Zerner. 1919 kehrte Rhoda Erdmann, eine der ersten bedeutenden Forscherinnen auf dem Gebiet der Gewebezüchtung, aus den USA nach Berlin zurück. Sie erhielt Arbeitsmöglichkeiten im Institut und wurde 1922 zum außerordentlichen Professor und Leiter der Abteilung für experimentelle Zellforschung ernannt. 1924 trat Hans Auler in das Institut ein. Er wurde ein besonders enger Mitarbeiter von Blumenthal und leitete die Krankenabteilung in der Charité sowie die experimentellen Arbeiten. 1926 übernahm Privatdozent Dr. Ernst Fränkel die neugeschaffene Abteilung für Virusforschung [30].

Während der folgenden Jahre bestand ständig die Gefahr des finanziellen Zusammenbruchs.[10] Ministerialdirektor Naumann teilte Blumenthal Ende 1916 mit, daß es ihm nicht mehr gelungen sei, vom Finanzministerium Mittel für das Krebsinstitut zu bekommen. Zudem sprachen sich einige der örtlichen Kapazitäten wieder einmal gegen die Existenz eines besonderen Krebsinstituts aus.[11] Die drohende Gefahr der Schließung des Instituts konnte Blumenthal durch einen geschickten Schachzug abwehren: er konnte Geheimrat Orth dazu bewegen, nach seinem Rücktritt als Direktor des Pathologischen Instituts die Leitung des Krebsinstituts zu übernehmen, ein Vorschlag, der auch von ministerieller Seite begrüßt wurde. Orth stimmte diesem Vorschlag unter der Bedingung zu, daß Blumenthal die Leitung der Krankenabteilung übernahm.

Blumenthal bemerkt dazu:

"Als Orth merkte, daß der Widerstand gegen die Wiederbelebung des Instituts sich verstärkte, ließ er sich bestimmen, obwohl er schon sein Amt als Direktor des Pathologischen Instituts niedergelegt hatte, an die Spitze des Instituts zu treten, um durch das Ansehen seiner Persönlichkeit die von ihm für nötig gehaltene Organisation des Instituts zu ermöglichen" [29].

So wurden im Jahre 1917 Johannes Orth zum Direktor und Ferdinand Blumenthal zum Leiter des Instituts ernannt; ersterem unterstand die wissenschaftliche Tätigkeit des Instituts, letzterem die klinischen Aktivitäten und die Verwaltung. 1921 trat Orth zurück, Blumenthal wurde wieder alleiniger Leiter des Instituts.

Ein weiteres Krisenjahr war 1924. Das Finanzministerium verfügte die Schließung des Instituts zum 1. April, da keine Mittel für das nächste Etatsjahr vorhanden seien. Blumenthal ließ durch einen befreundeten Bankier eine Sammlung an der Berliner Börse veranstalten, die 10.000 RM einbrachte und das Institut rettete. Dank der Initiative von Geheimrat Prof. Dr. Fassbender setzte der Landtag im Haushalt 1925 wieder 40.000 RM an, wodurch das Weiterbestehen des Instituts gesichert wurde. 1926 wurde der Etat auf 60.000 RM festgesetzt, 1927 auf 80.000 RM und 1928 auf 100.000 RM erhöht.

1926 wurde die Bestrahlungsabteilung aus den unzureichenden Räumen in der Luisenstrasse 9 in den 1. Stock des Gebäudes Luisenplatz 6 verlegt. Die Neueinrichtung kostete mit Umbauarbeiten 45.000 RM, die vom Ministerium gesondert bewilligt wurden. 1928 bestand das Institut für Krebsforschung aus der Krankenabteilung (2 Baracken in der Charité), aus der Bestrahlungsabteilung (Luisenplatz 6, 1. Stock), der Poliklinik (Luisenplatz 6, Erdgeschoß), der

Abteilung für Hühnersarkomforschung, der chemischen und der hämatologischen Abteilung sowie den Tierställen (Luisenplatz 8), der Abteilung für Virusforschung sowie der Abteilung für experimentelle Krebsforschung (Luisenstr. 9 sowie Garten der Charité). Die Abteilung für experimentelle Zellforschung unter Prof. Rhoda Erdmann war 1925 nach Wilmersdorf verlegt worden. Der Status eines planmäßigen Instituts der Universität Berlin war allerdings immer noch nicht gegeben; er konnte erst im April 1929 erreicht werden. Das Institut wurde vom Staat etatmäßig übernommen, Blumenthal wurde zum beamteten a.o. Professor ernannt [92].

Die von Blumenthal propagierte Strahlenbehandlung fand das Interesse und die Förderung der Berliner Sozialversicherungsträger, die 1925 in Charlottenburg in dem an das Deutsche Institut für Frauenkunde angegliederten "Cecilienhaus" eine Röntgentiefentherapie-Station für weibliche Genitalkarzinome einrichteten. Chefarzt wurde der Blumenthal-Schüler Dr. Pickhan [34, 106]. Im Januar 1931 errichteten der Verband der Krankenkassen von Berlin, die Landesversicherungsanstalt und die Ärztliche Vertragsgemeinschaft Berlin in der Alexanderstrasse 39/40 (Berlin C2) in Fortführung der schon zu Ernst v. Leyden's Zeiten betriebenen sozialen Aktivitäten eine Geschwulstfürsorgestelle. Der von ihrem Leiter, Dr. Kurt Bendix, erstattete Tätigkeitsbericht für das Jahr 1931 weist aus, daß im ersten Betriebsjahr bereits 1029 Patienten erfaßt und betreut wurden, darunter 473 Gebärmutterkrebse, 240 Brustkrebse, 190 Magenkrebse, 95 Colon/Rektum–Karzinome, aber nur 18 Lungen- und Bronchialtumoren [20].

Das Jahr 1933 brachte einschneidende Veränderungen. Ferdinand Blumenthal wurde im September in den "vorzeitigen Ruhestand" versetzt; alle jüdischen Mitarbeiter wurden entlassen. Hans Auler, seit 1924 Mitarbeiter von Blumenthal, wurde als kommissarischer Direktor eingesetzt. Auler war ein literarisch sehr fleißiger Kliniker. Besonders bekannt wurde sein 1941 mit Heinrich Martius herausgegebenes Buch "Diagnostik der bösartigen Geschwülste" [7].

Rhoda Erdmann, die auch Gründerin und Herausgeberin des "Archiv für experimentelle Zellforschung" war, verstarb 1935.

Ferdinand Blumenthal erlitt ein erschütterndes Emigrantenschicksal: ewig gehetzt und auf der Flucht. 1933 emigrierte er in die CSSR und nach Wien. Nach dem Anschluß Österreichs ging er als Professor der inneren Medizin nach Belgrad, im Frühjahr 1939 nach Albanien (Tirana). Ende 1939, Anfang 1940 emigrierte er nach Reval. Ein Angebot der Universität Leningrad im Sommer 1941 konnte er wegen der Kriegsereignisse nicht mehr antreten. Er wurde von den Russen interniert und mit seiner Familie in die UdSSR deportiert. Auf diesem Transport fand er bei einem Fliegerangriff den Tod [136].

Das Allgemeine Institut gegen die Geschwulstkrankheiten im Rudolf-Virchow-Krankenhaus

Neben dem Universitäts-Institut für Krebsforschung in der Charité wurde am 1. Juli 1935 im Komplex des Rudolf-Virchow-Krankenhauses ein vom Reichswissenschaftsminister, Reichsinnenminister und der Stadt Berlin gemeinsam errichtetes "Allgemeines Institut gegen die Geschwulstkrankheiten" eröffnet, das in erster Linie der praktischen Krebsbekämpfung dienen sollte. Direktor des Instituts wurde Prof. Heinrich Cramer, stellvertretender Direktor Prof. Arthur Hintze (beide Radiologen). Geheimrat Ferdinand Sauerbruch wurde zum Kurator bestellt [47, 173].

Im Winter 1941/42 bezog das Institut einen großen vierstöckigen Bau, in dessen Mittelteil eine Krebsklinik mit 90 Betten in zwei klinischen Abteilungen sowie Ambulatorien, Operationssäle, Bestrahlungsräume und eine Bibliothek untergebracht waren. Die Klinik wurde mit 1,7 g Radium ausgestattet. Als Spezialabteilung wurde ein Inhalatorium für hochionisierte Luft (nach Bartel) eingerichtet.

Im Südflügel des Gebäudes waren die Laboratorien untergebracht. Es gab eine biologische Abteilung (Leiterin: Frau Dr. W. Rodewald), eine chemische Abteilung (Leiter: Doz. Dr. H. Lettré), eine Abteilung für Gewebezüchtung und Mikrokinematographie (Leiter: Dr. K. Höfer) und eine physikalische Abteilung (Leiter: Dr. E. Hasché). Geeignete Tierstämme für experimentelle Arbeiten über das Wachstum und die Beeinflussung maligner Tumoren standen in ausreichender Zahl zur Verfügung. Das Geschwulstinstitut arbeitete in Kooperation mit allen anderen Abteilungen des Rudolf-Virchow-Krankenhauses. Alle Tumorpatienten wurden einem ärztlichen Konsilium zur Prüfung der bestmöglichen Behandlung vorgestellt [176].

Eine weitere Krebs-Abteilung wurde 1936 an der Sauerbruchschen Klinik in der Charité eingerichtet.

Im Krieg wurden das Institut für Krebsforschung und die Krebs-Abteilung an der Chirurgischen Klinik weitgehend zerstört. Die Gebäude im Rudolf-Virchow-Krankenhaus blieben zwar bestehen; von einem Wiederaufbau des Krebsinstituts war nach dem Kriege aber nicht mehr die Rede.

Das Institut für experimentelle Krebsforschung in Heidelberg

Das bedeutendste unter den frühen Krebsinstituten in Deutschland war ohne Frage das 1906 von Czerny (Abb. 6) gegründete "Institut für experimentelle Krebsforschung" in Heidelberg (siehe auch [157]). Vinzenz Czerny[12] (1842–1916), Schüler von Theodor Billroth in Wien und seit 1877 Ordinarius für Chirurgie in Heidelberg, hatte in seiner langjährigen operativen Tätigkeit so viele Krebskranke zu operieren, daß er den Gedanken faßte,"...für die armen Krebskranken eine eigene Heil- und Pflegestätte zu errichten und für das Studium der Krankheit im Zusammenhange mit diesem Krankenhaus ein wissenschaftliches Forschungsinstitut zu gründen...". Seit 1901 warb er in Wort und Schrift für diese Idee und konnte in den folgenden Jahren mehrere große Schenkungen für ein Krebsinstitut einwerben. Die erste große Stiftung in Höhe von 150.000 Goldmark machte im Dezember 1903 der Herausgeber der "Deutschen Revue", Richard Fleischer. Danach gingen Spenden von 150.000 Mark vom Bonner Universitätskurator Gustav Ebbinghaus und von je 100.000 Mark von der Frankfurter Bankierswitwe Freifrau Mathilde von Rothschild, einem anonymen Spender sowie Czerny selbst ein. Weitere Stiftungen, vor allem aus rheinischen Wirtschaftskreisen, erhöhten das verfügbare Kapital bis Ende 1905 auf 760.000 Mark.[13]

Da das Institut auch der Lehre dienen sollte, strebte Czerny seinen Status als akademische Institution an. Damit allerdings stieß er in der Medizinischen Fakultät und im Großen Senat auf erheblichen Widerstand. Von zahlreichen Fakultätskollegen Czerny's wurde die Meinung geäußert, daß solch ein Institut völlig unnötig sei, daß die "Regulierung der Beziehungen des Instituts zu den anderen Kliniken, die Art und Weise wie dem Institut geeignete Kranke überwiesen werden sollten," Schwierigkeiten machen würde und daß es sehr zweifelhaft sei, ob eine solche Einrichtung dauernd mit Kranken gefüllt werden könne [49].

Trotz aller Hindernisse hielt Czerny zielbewußt an seinem Plan fest, der eine Heil- und Pflegeanstalt für Krebskranke (die dann den

Namen "Samariterhaus" erhielt) und eine wissenschaftliche Institution (bekannt geworden unter der Bezeichnung "Institut für experimentelle Krebsforschung") vorsah. Nachdem der Großherzog von Baden der Errichtung des Instituts zugestimmt[14], die badische Regierung 24,35 ar im unmittelbaren Anschluß an das Akademische Krankenhaus zur Verfügung gestellt und das Ministerium in Karlsruhe 1904 die Baugenehmigung erteilt hatte, konnte der Bau beginnen. Auf dem zusätzlich von mehreren Vorbesitzern für insgesamt rund 420.000 Mark erworbenen Gelände entstanden in der Voßstraße das 47 Betten umfassende Samariterhaus, zur Thibautstraße hin die wissenschaftlichen Abteilungen und die Tierställe und in der Bergheimerstraße die Unterrichtsräume, die Bibliothek und Personalwohnungen. Czerny trat 1906 im Alter von 64 Jahren vorzeitig als Inhaber des Chirurgischen Lehrstuhls zurück[15], um sich ausschließlich der Leitung des neuen Krebsinstituts zu widmen.

Am 25. September 1906 wurde das Institut in Gegenwart von Großherzog Friedrich und Großherzogin Luise von Baden, zahlreicher diplomatischer Vertreter und berühmter Gelehrter des In- und Auslandes feierlich eingeweiht. Verbunden damit war die Eröffnung der I. Internationalen Konferenz für Krebsforschung (Abb. 7), zu der Ernst v. Leyden (als Vorsitzender des Deutschen Zentralkomitees für Krebsforschung), Vinzenz Czerny, Paul Ehrlich und George Meyer (als Generalsekretär des Zentralkomitees) gemeinsam eingeladen hatten, und die am 26. und 27. September im Institut von Paul Ehrlich in Frankfurt fortgesetzt wurde [112]. Das Samariterhaus konnte im Oktober 1906 in Betrieb genommen werden; die wissenschaftlichen Abteilungen nahmen die Arbeit im Juni 1907 auf.

An der Spitze des Gesamtinstituts stand der Direktor des Samariterhauses, der von der Fakultät auf fünf Jahre gewählt wurde [121]. Alle Stifter, die mindestens 100.000 Mark gespendet hatten, gehörten neben dem Institutsdirektor, dem Dekan der Medizinischen Fakultät, dem Vorsitzenden der Akademischen Krankenhaus-Kommission und dem Direktor der Chirurgischen Universitätsklinik dem Verwaltungsrat des Instituts an [49, 153].

PROGRAMM

für die in Gegenwart

**Ihrer Königlichen Hoheiten
des Grossherzogs und der Grossherzogin von Baden**

am 25. September 1906

stattfindende

**Einweihungs-Feier
des Instituts für Krebsforschung**

zu HEIDELBERG

und die

vom 25. bis 27. September sich anschliessende

**Internationale
Konferenz für Krebsforschung**

zu HEIDELBERG — FRANKFURT a. Main.

Heidelberg.

Büro: im Hotel Lang.

Montag, den 24. September
Abends 9 Uhr:
Zwanglose Zusammenkunft der Teilnehmer in Heidelberg im Arkadenhof (Hotel Lang).

Dienstag, den 25. September
Vormittags 10½ Uhr:
Festsitzung in der Aula der Universität (Gesellschaftsanzug).
In dieser Festsitzung haben die Höchsten Herrschaften Ihr Erscheinen zugesagt.

Ansprache des Protektors Prof. Dr. Troeltsch.
Ansprache des Vorsitzenden des Zentralkomitees für Krebsforschung Geh. Medizinalrat Prof. Exz. Dr. v. Leyden.
Begrüssung der Teilnehmer durch Exzellenz Prof. Dr. Czerny.
Bericht über die Internationale Konferenz für Krebsforschung von Prof. Dr. George Meyer.
Ansprache der Vertreter der Behörden.
Besichtigung des neuen Instituts für Krebsforschung.

Nachmittags 3 Uhr: Vorträge.
(Sitzungssaal wird noch bekannt gegeben.)

Geh. Medizinalrat Prof. Dr. v. Leyden: Über das Problem der kurativen Behandlung der Carcinome des Menschen.
Excellenz Prof. Dr. Czerny: Über unerwartete Krebsheilungen.
Dr. Freiherr v. Dungern-Heidelberg: Verwertung spezifischer Serumreaktionen für Carcinomforschung.
Dr. R. Werner-Heidelberg: Zur Genese der Malignität der Tumoren.
Dr. Fromme-Halle: Demonstration über das Verhalten der Mastzellen. Dr. Ch. da Costa-São Paulo (mit Projektionen).
Prof. Dr. Goldmann-Freiburg: Die Beziehungen der Carcinome an den Gefässen (mit Projektionen).
Prof. Dr. Völcker-Heidelberg: Demonstration von Magen- und Darmkrebsen.
Dr. v. Wasielewski-Heidelberg: Thema vorbehalten.
Dr. Lewin-Heidelberg: Zur Behandlung maligner Tumoren mit Röntgenstrahlen.

Abends: Bengalische Beleuchtung der beiden Brücken sowie der Neckarufer,
dann 8½ Uhr: Fahrt nach Frankfurt, Ankunft daselbst 9½ Uhr (oder Abfahrt am 26. September morgens 8 Uhr, Ankunft in Frankfurt 9½ Uhr.

Frankfurt am Main.

Büro und Sitzungssaal:
Im Senckenbergischen Institut Eschenheimerstraße 76 (am Eschenheimer Tor).

Mittwoch, den 26. September

Vormittags 10 Uhr:

Begrüßung der Teilnehmer durch Geh. Medizinalrat Prof. Dr. Ehrlich.

Bericht über die Untersuchungen des Institutes für experimentelle Therapie.

Demonstration der Präparate der Sammlung des Instituts für experimentelle Therapie (in Gemeinschaft mit Dr. Apolant).

Vorträge.

Prof. Dr. Herxheimer und Dr. Hübner-Frankfurt: Über die Röntgentherapie der Hautcarcinome mit Demonstrationen behandelter Fälle aus dem Lichtheilinstitut der Hautkrankenstation.

Prof. Dr. Spieß-Frankfurt: Experimentelle Heilversuche an Mäusecarcinomen.

Nachmittags 3 Uhr:

Prof. Dr. Henke-Charlottenburg: Zur pathologischen Anatomie der Mäusecarcinome.

Prof. Dr. Lubarsch-Zwickau: Über destruierendes Wachstum und Bösartigkeit der Geschwülste.

Dr. Haaland-Christiana: Über Metastasenbildung bei transplantierten Sarkomen der Maus (mit Demonstration).

Dr. Zimmermann-Budapest: Die Entstehung des Krebses; Histogenese multipler Hautkrebse.

Prof. Dr. Albrecht-Frankfurt: Vorträge zu einem natürlichen System der Geschwülste. Demonstration seltener Geschwülste.

Dr. Leaf-London: The cause of Cancer of the Breast (clinical) with some remarks upon the connection between irritation and the production of malignant growth (experimental).

Abends 7 Uhr:

Gemeinschaftliches Essen (Ort wird noch bekannt gegeben).

Donnerstag, den 27. September

Vormittags 9 Uhr:

Prof. Dr. Blumenthal-Berlin: Die chemische Abartung der Zellen beim Krebs.

Dr. L. Michaelis-Berlin: a) Über Versuche zur Erziehung einer Krebsimmunität bei Mäusen; b) Transplantierbares Rattencarcinom.

Dr. W. Loewenthal-Berlin: a) Untersuchungen über die Taubenpocke; b) Demonstration von Zellen mit Kernveränderungen in der Karpfenpocke.

Dr. Bergell-Berlin: Zur Chemie der Krebsgeschwülste.

Dr. Carl Lewin-Berlin: Über Versuche, durch Übertragung vom menschlichen Krebsmaterial verimpfbare Geschwülste bei Tieren zu erzielen.

Dr. A. Sticker-Berlin: Über endemisches Vorkommen des Krebses.

Geh. Medizinalrat Dr. Behla-Stralsund: Über Beziehungen zwischen Wasser und Krebs mit kartographischen Demonstrationen.

Dr. Prinzing-Ulm: Das Gebiet hoher Krebssterblichkeit im südlichen Deutschland und in den angrenzenden Teilen Österreichs und der Schweiz.

Prof. Dr. Dollinger-Budapest: Ein Ergebnis der vom Komitee für Krebsforschung des Budapester Königlichen Ärztevereins veranstalteten Sammelforschung.

Prof. Dr. George Meyer-Berlin: Über die Versorgung Krebskranker.

Schluß der Sitzung 12 Uhr.

(Änderungen der Reihenfolge der Vorträge bleiben vorbehalten.)

E. v. Leyden. Berlin.	P. Ehrlich. Frankfurt a. M.	V. Czerny. Heidelberg.
	George Meyer, Generalsekretär. Berlin, Bendlerstr. 13.	

Abb. 7. Programm der ersten Internationalen Konferenz für Krebsforschung, Heidelberg/Frankfurt 1906

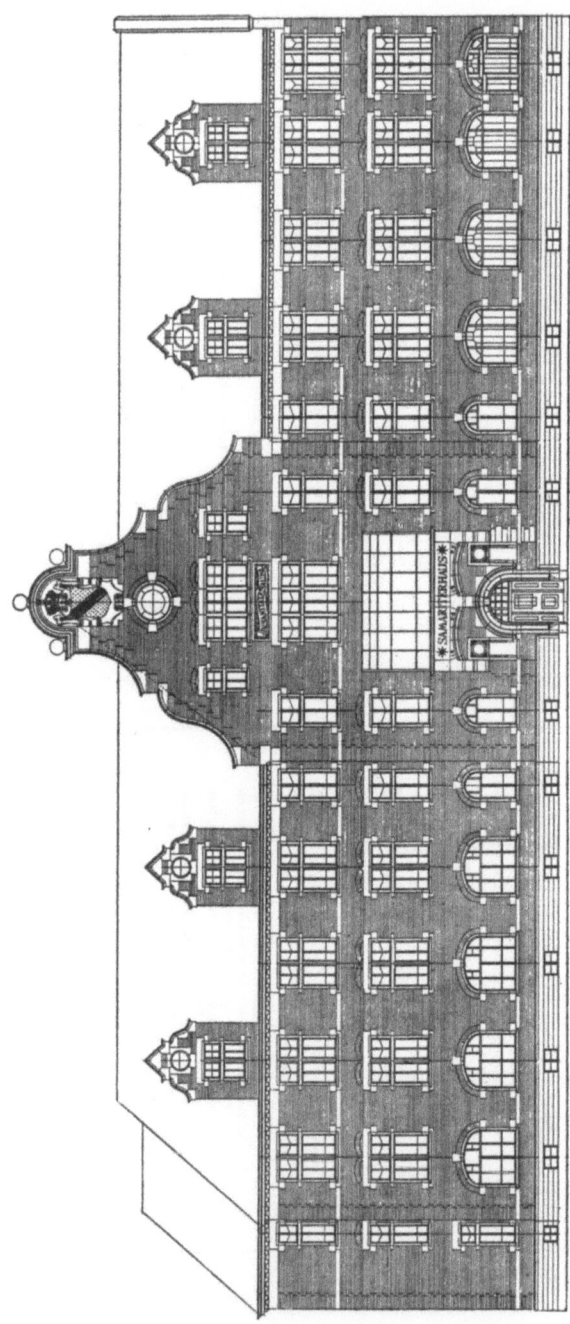

Abb. 8. Das Samariterhaus

Das Samariterhaus

Das Samariterhaus (Abb. 8) war zwar offiziell dem Akademischen Krankenhaus angegliedert [165]; da die Medizinische Fakultät "aus Rücksicht auf die bestehenden klinischen Anstalten" [49] jedoch die Abhaltung einer regelmäßigen Ambulanz verweigert hatte, war es zunächst auf die Überweisung von Patienten aus anderen Kliniken und von niedergelassenen Ärzten angewiesen.[16] Nachdem jedoch einige überraschende Heilerfolge mittels neuer Behandlungsmethoden erzielt werden konnten, trat ein Umschwung ein. Von 1909 ab herrschte im Samariterhaus ständig Platzmangel; die von den Kritikern prophezeite "Scheu vor der Krebsklinik" war weitgehend überwunden.

Seine Vorstellungen über die Klientel einer Krebsklinik hat Czerny folgendermaßen formuliert:

"... Ich glaube, daß man in ein Krebsinstitut nicht allein unheilbare Carcinome und Sarkome aufnehmen soll, sondern daß auch zweifelhafte Fälle, gutartige Tumoren, aber namentlich noch heilbare Anfangsformen des Krebses hineingehören, damit die Anstalt nicht zu ausschließlich den Charakter einer Siechenanstalt aufgeprägt erhält und damit durch die geheilten Fälle der Mut und die Hoffnung der Pflegebefohlenen und die Arbeitsfreudigkeit des Pflegepersonals aufrecht erhalten wird. Denn es darf nicht vergessen werden, wie deprimierend und lähmend auf die Ärzte und Krankenpfleger ein Saal voll sterbender Todeskandidaten einwirkt. Ärzte und Pflegerinnen müssen selbst Hoffnung haben, um Optimisten bleiben zu können und auch die Hoffnung bei den verzweifelten Kranken aufrecht zu erhalten" [49].

Anläßlich des fünfjährigen Bestehens des Samariterhauses (1912) faßte der damalige Oberarzt Prof. Richard Werner die seinerzeit dort maßgeblichen Behandlungsrichtlinien in sechs Leitsätzen [162] zusammen, die noch heute weitgehend gültig sind. Sie lauteten:

1. Operable Tumoren sind radikal zu operieren, wenn nicht eine direkte Kontraindikation gegen einen Eingriff besteht;
2. Ein Versuch mit radio- und chemotherapeutischen Methoden ist statthaft bei gut kontrollierbaren Sarkomen und Karzinomen, bei denen eine Verzögerung der Exstirpation um einige Wochen die Operabilität nicht bedroht;
3. Die Indikationen für die nichtoperativen Methoden gelten auch für jene Fälle, die durch sonstige Erkrankungen inoperabel sind;

4. Bei Tumoren, die an der Grenze der Operabilität stehen, ist eventuell durch die angeführten Methoden eine Verkleinerung des Erkrankungsherdes anzustreben, ehe zum Eingriff geschritten wird.
5. Als Nachbehandlung nach Operationen werden je nach erreichter Radikalität verschiedene Zusatzbehandlungen empfohlen;
6. Bei inoperablen Tumoren kommen die operative Freilegung für die nachfolgende Bestrahlung, die Exkochleation mit konsekutiver intratumoraler Bestrahlung und die Fulguration zur Heilung der Ulzerationen in Betracht. Außerdem soll in diesen Fällen eine chemotherapeutische Behandlung durchgeführt werden.

Insgesamt wurden in den ersten fünf Jahren auf der Krankenstation 2.456, in der Ambulanz 1.545, in der Röntgenabteilung 1.094 Patienten behandelt und 1.376 Operationen durchgeführt. Im gleichen Zeitraum erschienen aus dem Samariterhaus 84 wissenschaftliche Publikationen.

Czerny starb 1916 im Alter von 74 Jahren an einer Leukämie, die er sich vermutlich beim Umgang mit radioaktiven Substanzen zugezogen hat. Etwa 1 Jahr vor seinem Tode verfaßte er eine Autobiographie, die unter dem Titel "Aus meinem Leben" erschienen ist [51]. Sein Schüler Fritz Voelcker, einer der bedeutendsten Pioniere der Urologie und seit 1919 Ordinarius in Halle, schrieb in seinem Nachruf:

"Czerny ... war von einem geradezu unverwüstlichen Optimismus. Dieser Optimismus ... offenbarte sich nicht nur gegenüber neuen Mitteln, sondern auch gegenüber den Patienten. Es kam selten vor, daß Czerny einen Kranken als zu verzweifelt ablehnte. Selbst aussichtslose Fälle nahm er gerne in seine Klinik auf und suchte ihnen eine therapeutische Seite abzugewinnen. Wenn er mit dem Messer nichts mehr tun konnte, so verschmähte er auch die Anwendung anderer Mittel nicht, und manche alte, längst vergessene Tränkchen sah ich ihn seinen Kranken verordnen, wobei ihm seine Bekanntschaft mit der väterlichen Apotheke oft zustatten kam. Er hat sich selbst einmal mir gegenüber als einen fanatischen Therapeuten bezeichnet" [152].

Nach Czerny's Tod (3. Oktober 1916) übernahm Richard Victor Werner (1875–1943) (Abb. 9) die Leitung des Samariterhauses.

Werner war 1901 zu Czerny gekommen, der ihn 1906 für das Fach Chirurgie habilitierte und ihm die Oberarztstelle am Samariterhaus übertrug. Werners Interessenspektrum war sehr breit; neben der Operation bezog er in die Krebsbehandlung auch serologische, immunologische, chemotherapeutische und radiologische Methoden ein. Auf dem Gebiet der onkologischen Strahlentherapie ist Werner zweifellos einer der bedeutendsten Pioniere in Deutschland gewesen. So hat er beispielsweise als erster die intravenöse und intratumorale Anwendung von Aktinium und Mesothorium versucht und erstmalig über die antiinflammatorischen und analgetischen Effekte der Entzündungsbestrahlung berichtet [169]. Unter seinen zahlreichen Vorschlägen zur technischen Weiterentwicklung der Röntgenbehandlung ist insbesondere sein 1906 entwickelter "Bestrahlungskonzentrator" zu erwähnen, der mit seiner auf einem Kreissektor bewegten Röhre als erster Versuch einer Bewegungsbestrahlung anzusehen ist.

Sein kritischer Blick bewahrte ihn zeitlebens vor einem unangebrachten therapeutischen Optimismus. So schrieb er beispielsweise 1921 in einem mit J. Grode gemeinsam verfaßten Übersichtsartikel über die Möglichkeiten der strahlentherapeutischen Behandlung bösartiger Tumoren:

"... Tatsache ist, daß gegenwärtig die reine radiologische Behandlung noch bei der weitaus überwiegenden Mehrzahl der Karzinome und Sarkome entweder machtlos ist oder höchstens Heilerfolge von zeitlich beschränkter Dauer zu erzielen vermag. Immerhin ist jener Teil der positiven Ergebnisse sehr wertvoll, der inoperable Tumoren betrifft. Hier liegt eine beachtenswerte Erweiterung unseres therapeutischen Könnens vor. Als Konkurrenzverfahren gegenüber der Operation bei chirurgisch angreifbaren Tumoren kommt die Strahlenbehandlung vorläufig hauptsächlich bei Hautepitheliomen, Uterus-, Pharynx-, und Larynxkarzinomen 'oberhalb des Stimmbandes' sowie beim Wangenschleimhaut- und Lippenkrebs, ferner beim Lymphosarkom in Betracht" [163].

Gemeinsam mit Hans Meyer (Kiel) und Carl Friedrich Gauss (Freiburg) gründete Werner 1912 die Zeitschrift "Strahlentherapie". 1927 leitete er als Präsident der Deutschen Röntgengesellschaft deren 18. Jahreskongreß in Wiesbaden.

Als langjähriger Geschäftsführer des Badischen Landeskomitees für Krebsforschung interessierte sich Werner auch für die Krebsstatistik und die Organisation der Krebsbekämpfung und verfaßte auf diesen Gebieten mehrere Monographien und zahlreiche Zeitschriftenartikel. Seine Monographie "Statistische Untersuchungen über das Vorkommen des Krebses in Baden" (Tübingen: Laupp 1910) ist 1933 vom damaligen Direktor des Badischen Statistischen Landesamtes, M. Hecht, als 'Standardwerk' bezeichnet worden [81].

1933 wurde er zwar noch in den neu gegründeten wissenschaftlichen Ausschuß beim Reichsausschuß für Krebsbekämpfung gewählt, aber als Jude aufgrund des Gesetzes zur Wiederherstellung des Berufsbeamtentums (GWBBt vom 7.4.1933) am 20. April 1933 aus dem Dienst entlassen. 1934 verließ Werner Deutschland und übernahm die ärztliche Leitung der neu errichteten Geschwulstklinik in Brünn.[17] Nach dem Fortgang von Werner wurde das Samariterhaus der Chirurgischen Klinik angegliedert. Ein offizieller Nachfolger wurde nicht ernannt. Die Arbeit wurde unter Leitung des Oberarztes Dr. Otto Ewald, der sich 1939 mit der Arbeit "Die Hochvoltanlage des Heidelberger Samariterhauses" habilitiert hat, fortgesetzt. Wissenschaftlich erprobt wurden harte Strahlen aus Hochspannungsanlagen.

Ein zu Lebzeiten Czernys eingebrachter Antrag des Großherzoglichen Ministeriums, das Krebsinstitut in "Institut Czerny" umzubenennen, war von der Medizinischen Fakultät abgelehnt worden (25. Februar 1907) mit der Begründung, daß "der Charakter desselben als Krebsinstitut verwischt" würde. Erst anläßlich des 100. Geburtstages von Czerny (1942) wurde das Samariterhaus in "Czerny-Krankenhaus" umbenannt. Unter dieser Bezeichnung besteht es noch heute als Strahlenklinik der Universität Heidelberg. Seine Direktoren nach Ende des 2. Weltkrieges waren Josef Becker (1945-1974), Karl zum Winkel (1974-1988) und Michael Wannenmacher (seit 1988).

Die wissenschaftlichen Abteilungen des Instituts

Neben der Krankenabteilung (Samariterhaus) hatte das Institut für experimentelle Krebsforschung zwei wissenschaftliche Abteilungen: die Biologisch-chemische und die Histo-parasitologische Abteilung; jede ausgestattet mit 4 Planstellen für einen wissenschaftlich selbständigen Institutsdirektor, einen Assistenten, einen Tierpfleger und einen Institutsdiener. Die Tierställe wurden gemeinsam benutzt.

Nach dem Konzept von Czerny hatten die beiden Abteilungen die Aufgabe, die neuesten Ergebnisse der Krebsforschung kritisch zu überprüfen, damit "die klinische Abteilung sofort Kenntnis erhält, wenn eine neu auftauchende Idee wert erscheint, am Krankenbett versucht zu werden. Gerade die enge Verbindung der Arbeit am Krankenbette mit der wissenschaftlichen Forschung ist eine Eigentümlichkeit des Heidelberger Instituts und verspricht den besten Erfolg" [49].[18]

Die finanzielle Situation des Instituts war allerdings nicht gerade rosig. Schon zu Czernys Lebzeiten reichte der den wissenschaftlichen Abteilungen zugestandene Zuschuß von 4.800 Mark aus der badischen Staatskasse nicht aus; in zunehmendem Maße mußten Mittel aus dem "Reservefonds" der Stiftung in Anspruch genommen werden. Einem Ansuchen Czernys beim Kaiser (Bad Homburg 1906) sowie bei der Reichsregierung (1907) mit der Bitte um einen jährlichen Reichszuschuß von 50.000 Mark widersprach das Land Baden, das auf seine Kompetenzen pochte [153]. In einer Audienz bei Reichskanzler von Bethmann-Hollweg am 13. Mai 1910 legte Czerny eine Denkschrift vor mit dem Ansuchen, die zukünftige Tätigkeit des Instituts "durch eine jährliche Subsidie von 20.000 Mark aus Reichsmitteln" sicherzustellen.

Czerny selbst hat hierüber 1912 vermerkt:

"Der Empfang war sehr gnädig und wohlwollend, aber da unser Krebsinstitut der Universität eingegliedert ist und die Universitäten prinzipiell von den Bundesstaaten unterhalten werden, dürfte es schwer halten, das Reich zu einer Unterstützung des Krebsinstituts zu veranlassen. Ich habe auch nichts Weiteres davon gehört" [49].

Nach dem Ende des 1. Weltkrieges und dem Verlust des eigenen Vermögens in Höhe von rund 450.000 Mark konnte das Institut nur dank der Hilfe der Industrie, jährlichen Zuschüssen von Kreisverwaltungen, der LVA Baden, eigenen Einnahmen aus serodiagnostischen Untersuchungen und Forschungsstipendien der "Notgemeinschaft" mühsam am Leben gehalten werden [153].

Erster Direktor der Biologisch-chemischen Abteilung wurde Prof. Emil Adolf Wilhelm Frh. v. Dungern (1867–1961) (Abb. 10), Bakteriologe und Hygieniker, der insbesondere als Blutgruppenserologe in hohem Ansehen stand. 1907 veröffentlichte er zusammen mit Richard Werner eine Monographie "Über das Wesen der bösartigen Geschwülste" [69], worin das Charakteristikum der Malignität als eine "Störung der normalen Tätigkeit der Zelle, hervorgerufen durch Wegfall von Hemmungen" bezeichnet wurde. Von Dungern befaßte sich vor allem mit serologischen Methoden der Krebsdiagnostik und der Frage, ob die Krebszelle im Wirtsorganismus eine Immunitätsreaktion auslösen kann [66].

Der Tätigkeitsbericht der Abteilung [67] über die ersten fünf Jahre (1907–1911) weist 50 Publikationen mit breit streuender Thematik aus, davon 25 mit v. Dungern als Autor oder Mitautor. Assistenten der Abteilung waren während dieses Zeitraumes: vom 15. April – 15. November 1907 Otto Warburg (der dann in die Innere Klinik ging), vom 15. November 1907 – 1. April 1909

Arthur Fernandez Coca (der an das Pathologische Institut in Manila berufen wurde), vom 1. April 1909 – 1. Oktober 1911 Ludwig Hirschfeld (der Ende 1911 nach Zürich ging) und als dessen Nachfolger Hermann Deėtjen, bekannt geworden durch seine Studien an Blutplättchen. Daneben waren als unbezahlte Praktikanten 23 Herren und 2 Damen tätig.

Gemeinsam mit Ludwig Hirschfeld hat v. Dungern über die Erblichkeit der Blutgruppen gearbeitet. Die beiden schlugen für die von Landsteiner "C" benannte Gruppe die Bezeichnung "0", und für die von Decastello und Sturli entdeckte vierte Gruppe die Bezeichnung "AB" vor. Die Hygiene-Kommission des Völkerbundes beschloß 1928, die von v. Dungern und Hirschfeld vorgeschlagenen Bezeichnungen international einzuführen [68].

1913 ging v. Dungern nach Hamburg, wo er die Direktion des neuen Krebsinstituts in Hamburg-Eppendorf übernahm. Sein Nachfolger als Leiter der Biologisch-chemischen Abteilung, die in ein Institut für Immunitätsforschung umgewandelt und vorübergehend (von 1930 bis 1935) dem Kaiser-Wilhelm-Institut für medizinische Forschung angegliedert wurde, wurde 1919 Prof. Hans Sachs (1877–1945) (Abb. 11), langjähriger Schüler und Mitarbeiter von Paul Ehrlich, dem ebenfalls bedeutende serologische und immunologische Arbeiten zu verdanken sind (z.B. [123]).

Bekannt geworden ist Sachs durch die gemeinsam mit Walter Georgi entwickelte und nach beiden benannte Flockungsreaktion auf Syphilis [124] sowie durch seine Arbeiten mit Ernst Witebsky über die Bedeutung der Lipoide bei der Krebsimmunität (Citochol-Reaktion Sachs-Witebsky) (z. B. [167]).

Von 1920–1935 war Hans Sachs Ordinarius für Immunitäts- und Serumforschung an der Universität, 1928/29 Dekan der Medizinischen Fakultät. Eine 1933 ausgesprochene "Beurlaubung" wurde auf Grund der Interventionen von Ludolf Krehl und Richard Siebeck, der ihn als den "ersten Serologen Deutschlands" bezeichnete, wieder rückgängig gemacht; jedoch am 7. Oktober 1935 wurde Sachs als Jude endgültig amtsenthoben. 1938 ging er nach Oxford; am 23. März 1945 starb er in Dublin [116].

Ernst Witebsky (1901 – 1969), ebenfalls Jude, legte die Grundlagen für das Forschungsgebiet der immunologischen Spezifität menschlicher Organe [122]. Er wurde im April 1933 als Privatdozent der Universität "beurlaubt", ging zunächst in die Schweiz, aber schon 1934 in die USA, wo er zuerst am Mount Sinai Hospital in New York, später an der Buffalo School of Medicine als

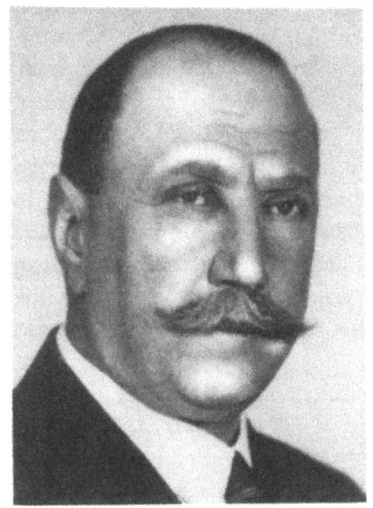
Abb. 9. Richard Werner

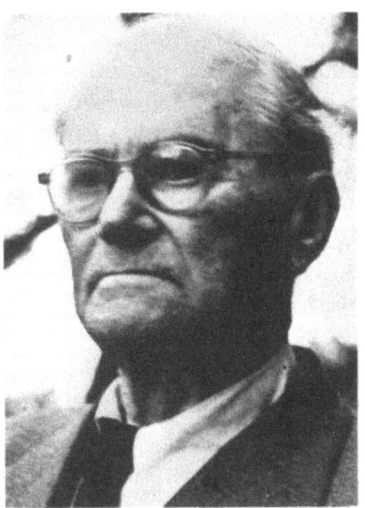
Abb. 10. Emil Frh. v. Dungern

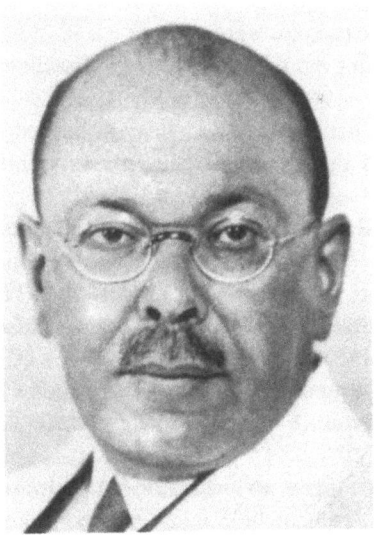
Abb. 11. Hans Sachs

Bakteriologe und Leiter der Blutbank arbeitete. Witebsky starb am 7. Dezember 1969 in Buffalo [116].

Das Institut für Immunitätsforschung wurde im Jahre 1935 geschlossen [130].

Die andere Abteilung des Instituts für experimentelle Krebsforschung, die Histo-parasitologische Abteilung, sollte die Frage klären, "...ob es bösartige Geschwülste gibt, welche durch Parasiten erzeugt werden, oder deren Entstehung und Verlauf durch die Anwesenheit von Parasiten beeinflußt werden können" [161]. Dieses Problem war damals von brennender Aktualität, seitdem es C.O. Jensen in Kopenhagen 1901 gelungen war, Mäusetumoren auf gesunde Tiere zu übertragen [84]. Der Auffassung der meisten Pathologen, die im Krebsgeschehen ein zelluläres Phänomen sahen, setzten viele Kliniker und Biologen die Annahme einer infektiösen Genese entgegen (siehe auch Anmerkung 8).

Erster Direktor der Histo-parasitologischen · Abteilung des Heidelberger Instituts wurde Theodor v. Wasielewski (1868–1941) (Abb. 12), ebenfalls Professor der Hygiene. Er beschrieb das Arbeitsprogramm der Abteilung im Jahre 1912 wie folgt:

1. Menschliche Geschwülste und geschwulstähnliche Bildungen auf ihren Bau und die Anwesenheit von Parasiten zu untersuchen;
2. Gutartige und bösartige Geschwülste von Tieren histologisch und parasitologisch zu untersuchen;
3. Die Einwirkung von Parasiten auf Wirtszellen und Gewebe zu studieren;
4. Die Biologie der Geschwulstzellen, insbesondere ihre Empfindlichkeit gegen therapeutische Eingriffe experimentell zu untersuchen;
5. Tieroperationen und Behandlungen durchzuführen [161].

Bei diesen Arbeiten wurde er von 5 Assistenten [Tierarzt Kaemerer (1907), Dr. L. Hirschfeld (1907–09), Dr. Wernicke (1909–10), Dr. v. Schuckmann (1910–11), Dr. v. Alten (1911–12)] sowie 29 weiteren Mitarbeitern unterstützt. Bis zum Jahresende 1911 erschienen 33 Publikationen, davon 16 mit v. Wasielewski als Autor oder Koautor.

Die Untersuchungen an menschlichen Tumoren wurden schon bald durch tierexperimentelle Studien ersetzt. Transplantationsversuche an Hunden blieben erfolglos, doch konnte ein Adenokarzinom der Maus "auf die Dauer" übertragen werden [161]. Die Abteilung

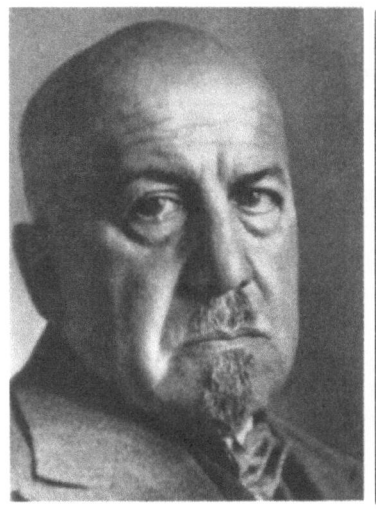 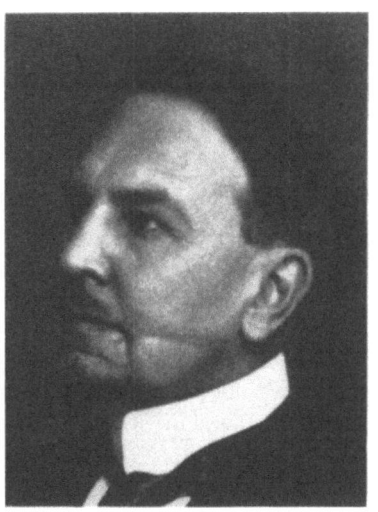

Abb. 12. Theodor v. Wasielewski   **Abb. 13.** Otto Teutschländer

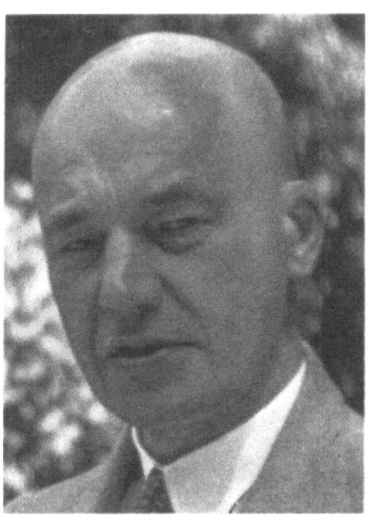

Abb. 14. Robert Bierich

entwickelte einen regen Austausch von Tiertumoren mit in- und ausländischen Partnern. Die parasitologischen Untersuchungen zeigten – aus heutiger Sicht: erwartungsgemäß – keine verwertbaren Ergebnisse.

1916 wurde v. Wasielewski als Ordinarius für Hygiene nach Rostock berufen. Sein Nachfolger wurde der Pathologe Prof. Teutschländer (Abb. 13), der die Abteilung in "Pathologisch-anatomische Abteilung" umbenannte.

Otto Richard Teutschländer (1874–1950), Rumäniendeutscher und Schüler von Paul Ernst in Zürich und Otto Lubarsch in Düsseldorf, war bereits ein ausgewiesener Pathologe, als er durch Vermittlung seines Lehrers Paul Ernst, inzwischen Ordinarius für Pathologie in Heidelberg, die Position am Institut für experimentelle Krebsforschung angeboten bekam. Er war u.a. Erstbeschreiber der Lipoidkalkgicht (Lipoidcalcinosis progrediens), einer seltenen, familiär auftretenden Speicherkrankheit mit Cholesterin- und Kalkablagerungen in Muskeln, serösen Häuten und Periost, die als Teutschländer-Syndrom in das Fachschrifttum eingegangen ist.

Teutschländers wissenschaftliche Palette war sehr breit: seit 1920 beschäftigte er sich beispielsweise mit der Züchtung des Rous-Sarkoms bei Hühnern. Er konnte bei zusätzlicher Infizierung der Hühner mit Tuberkulose einen Rückgang der Sarkome beobachten [139].

In seiner provokativen Arbeit über "Infektion und Krebs" [138] warf er 1927 den Anhängern der Infektionsgenese des Krebses vor, die von den angeblichen Krebserregern verursachten Gewebsveränderungen, die höchstens atypische Epithelwucherungen seien, wegen mangelhafter patho-anatomischer Kenntnisse unzulässigerweise als krebsig entartet zu bezeichnen. Die Existenz eines "Universalkrebserregers" lehnte er ab, ließ jedoch die Frage eventueller invisibler, filtrierbarer Erreger offen.

Ein weiteres Interessensgebiet Teutschländers betraf die Berufskrebse [141, 144] – insbesondere den Teerkrebs der Gaswerksarbeiter [137, 140] – sowie die Frage der Beziehungen zwischen Licht und Hautkrebs. So konnte er beispielsweise nachweisen, daß entgegen der damaligen Lehrmeinung zur Hautkrebserzeugung durch Teerpinselung ultraviolette Strahlen nicht erforderlich sind [143]. Gemeinsam mit Richard Werner verfaßte er 1930 das Kapitel "Methoden der Tumorforschung" im "Handbuch der pathogenen Mikroorganismen" [145].

1931 übernahm Teutschländer als Nachfolger von Hermann

Loeschcke die Leitung des Pathologischen Instituts am Städt. Krankenhaus Mannheim. 1933 wurde er neben Albrecht Dietrich (Tübingen), Bernhard Fischer-Wasels (Frankfurt) und Robert Rössle (Berlin) als vierter Pathologe in den wissenschaftlichen Ausschuß des "Reichsausschuß für Krebsbekämpfung" berufen und gemeinsam mit Hans Auler (Berlin), Max Borst (München), Hermann Holthusen (Hamburg) und Richard Werner (Heidelberg) deutscher Vertreter in der Gründungskommission der UICC [142].
Im Krieg wurde Teutschländers Institut total zerstört. Er zog nach Kriegsende nach Heilbronn, wo er noch fünf Jahre lang ein pathologisch-histologisches Laboratorium leitete.
In dem Nachruf, den ihm Georg B. Gruber auf der 35. Jahrestagung der Deutschen Pathologischen Gesellschaft 1951 in Hannover hielt, heißt es:

"...Das verhängnisvolle, deutsche Schicksal war auch das seine. Aber den fast Siebzigjährigen hat selbst jener furchtbare Schlag nicht niedergeworfen, jener Großangriff aus der Luft über Mannheim, der seine Aufzeichnungen und Präparate, seine Sammlungen und Bücher, die wägbare Frucht eines anhaltenden Gelehrtenlebens vollkommen vernichtete. In ungebeugter Rüstigkeit begann er, sich einen neuen Arbeitskreis zu schaffen" [79].

Nach über einem Vierteljahrhundert fruchtbarer Arbeit wurde das Institut für experimentelle Krebsforschung 1935 aus politischen Gründen geschlossen [130]. In seinen Räumen wurden andere Forschungsgebiete angesiedelt. Die allein übrig gebliebene serologische Abteilung wurde unter Leitung von Ernst Krah (1900–1989) in einem Gebäude der ehemaligen Kinderklinik untergebracht. Am 10. Februar 1949 wurde sie als "serodiagnostische Abteilung der Klinischen Universitätsanstalten" dem Hygienischen Institut zugeordnet [122].

Das Institut für Krebsforschung in Hamburg

Ende 1912 wurde in Hamburg auf Initiative des Ärztlichen Direktors des Allgemeinen Krankenhauses Eppendorf, Prof. Dr. Ludolph Brauer, der Verein "Hamburger Forschungsinstitut für Krebs und Tuberkulose e.V." gegründet, dessen Zweck "die Erforschung des Wesens, der Verhütung und der Behandlung von Krebs und

Tuberkulose" war.[19] Dank der Unterstützung zahlreicher Industrieller und Kaufleute – insbesondere dank großzügiger Zuwendungen des Reeders J. C. Stülcken und des Konsuls H. Diederichsen [175] – konnte der Verein auf dem Gelände des Krankenhauses Eppendorf zwei Forschungspavillons errichten, die 1913 eröffnet wurden. Erster Direktor des Forschungsinstitutes, das keine eigenen Betten hatte, sondern mit den Eppendorfer Kliniken kooperierte, wurde Emil Frh. v. Dungern, zuvor Chefarzt der biologisch–chemischen Abteilung des Heidelberger Krebsinstituts. Von Dungern konnte 1913/14 eine Reihe von interessanten Arbeiten zur Serodiagnostik des Krebses durchführen, die aber durch den Krieg unterbrochen wurden. 1918 legte er sein Amt vorzeitig nieder und widmete sich fortan der Bewirtschaftung seines Landgutes in der Nähe von Friedrichshafen [132].

Sein Nachfolger wurde 1920 Prof. Robert Bierich (1876–1957). Geboren in Riga und im damals russischen Baltikum aufgewachsen, hatte Bierich nach klinischer Ausbildung bei Ludolf Krehl in Straßburg (1906) und Friedrich v. Müller in München (1907) den 1. Weltkrieg auf russischer Seite als Leitender Arzt eines Feldhospitals in Riga mitgemacht, bevor er sich nach Kriegsende bei Rudolf Höber in Kiel definitiv für die Zellphysiologie entschied [125].

Bierich (Abb. 14) sah sich jahrelang vor schwierige finanzielle Situationen gestellt. Erst als in der Folge des 1. Weltkrieges und der Inflation das bis dahin ausschließlich auf private Zuwendungen angewiesene Institut ernstlich in seinem Bestand gefährdet war, gewährte die Hamburger Bürgerschaft ab 1925 eine jährliche Beihilfe von 24.000 RM [146], womit etwa die Hälfte der tatsächlich anfallenden Kosten abgedeckt werden konnte. Eine Konsolidierung des Etats konnte erst erreicht werden, als man sich 1934 entschloß, die Tuberkuloseforschung einzustellen.

Bierich war ein bedeutender und origineller Wissenschaftler mit breitem Arbeitsspektrum.[20] So befaßte er sich z.B. mit Fragen der Vererbung und Disposition zum Krebs [22], mit biologischen [25] und energetischen Problemen [23], vor allem den Stoffwechselprozessen bei der Entstehung und beim Wachstum experimentell induzierter Tumoren sowie mit allgemeinen Fragen der Krebsbekämpfung [24]. Beispielsweise vermutete Bierich, daß sich durch (noch unbekannte) Abbauprodukte der Krebsgeschwulst die lokale Disposition des Gewebes zur Krebsbildung temporär oder dauernd aufheben lasse und damit der Krebszelle die Existenzbedingungen entzogen werden könnten [22].

Aus In-vitro-Versuchen, in denen es ihm gelang, die "Reduktionszeit" für Sauerstoff sowohl bei normalem als auch bei Krebsgewebe durch "Zusatz geeigneter Stoffe" willkürlich zu verlängern oder zu verkürzen, folgerte er, daß die Aussicht bestehe, auch in vivo die Reaktionen der Krebszelle "zur Norm zurückzubringen" [25].

In Analogie zu der Beobachtung, daß beim experimentellen Teerkrebs der weißen Maus nach mindestens 2–3 monatiger Teerpinselung die Zeit von Beginn der Schädigung bis zum Auftreten eines Tumors im Mittel 6 Monate (d. h. $^1/_6$ der maximalen Lebenszeit der Maus) beträgt, schätzte Bierich, daß ein maligner Tumor beim Menschen durchschnittlich 15 Jahre nach Beginn der Schädigung und nach mindestens 5–7 $^1/_2$ jähriger Einwirkungszeit der schädigenden Noxe auftritt [24].

Um den Krebsnoxen in der Umwelt auf die Spur zu kommen, entwickelte er gemeinsam mit dem Leiter des Statistischen Landesamtes, Dr. Sköllin, sowie dem Stadtphysikus Prof. Georg Hermann Sieveking 1926 gemeinsam einen Fragebogen, der "von den Vertrauensärzten der Allgemeinen Ortskrankenkasse und der Landesversicherungsanstalt sowie von den staatlichen und womöglich auch von den privaten Krankenanstalten fortlaufend ausgefüllt und zur Bearbeitung an das Gesundheitsamt abgegeben werden sollte" [146]. Auf der Basis dieser Zusammenarbeit entwickelte sich ab 1927 eine zunächst private Krebsfürsorgestelle, die ab 1. Januar 1929 unter der Bezeichnung "Nachgehender Krankenhilfsdienst" als Abteilung des Hamburger Gesundheitsamtes institutionalisiert wurde und deren zentrale Kartei das erste Krebsregister der Welt darstellte [156]. Aus Abgleichen mit den Totenscheinen zeigte sich, daß die zentrale Kartei 1934 74 %, 1938 78 % aller Krebskranken in Hamburg erfaßt hat [146].

1934 wurde das Krebsforschungsinstitut an die Universität angegliedert, blieb aber weiterhin selbständig. Es verfügte damals über biologische, chemische und physikalisch-chemische Laboratorien, eine Abteilung für Gewebekultur sowie eine bemerkenswerte Spezialbibliothek. Anfang 1943 wurde noch ein neues Gebäude für die Aufzucht reinerbiger Rassen von Versuchstieren in Betrieb genommen, in dem 3.000 krebsempfängliche und krebsresistente Tiere untergebracht waren; im Juli 1943 wurde das Institut jedoch bei einem Fliegerangriff mit seiner gesamten wissenschaftlichen Einrichtung und dem gesamten Tierbestand restlos vernichtet [178]. Das Institut setzte seine Arbeit in Notunterkünften zunächst weiter fort.

Die laufenden Ausgaben mußten vom Verkauf der Wertpapiere und schließlich des Radiumbestandes gedeckt werden [76]. Der vom Verein um einen Überbrückungskredit gebetene Hamburger Senat war zu dieser Unterstützung nur unter der Bedingung bereit, daß die in den Statuten festgelegte Unabhängigkeit des Instituts aufgegeben und dieses einer staatlichen Klinik eingegliedert würde. Unter diesen Umständen beschloß der Verwaltungsrat des Instituts die Einstellung der Arbeiten zum 1. Oktober 1948 [179]. Der Verein löste sich auf Beschluß der Mitgliederversammlung vom 5. Mai 1949 auf [80].

Über die Wiedererrichtung eines zentralen Krebsforschungsinstituts ist in Hamburg später nicht mehr ernstlich diskutiert worden.

Das Zentrale Krebsforschungsinstitut e.V. in Posen

Zu Beginn der Vierziger Jahre wurde insbesondere von Rudolf Mentzel [21], seit 1937 Präsident der Deutschen Forschungsgemeinschaft, und von Kurt Blome [22], dem stellvertretenden Reichsärzteführer, die Frage eines zentralen Krebsforschungszentrums propagiert, wobei zunächst an ein Institut im Rahmen der Kaiser-Wilhelm-Gesellschaft (KWG) gedacht wurde. Der Senat der KWG war von dieser Idee nicht erbaut. Er argumentierte in seiner Sitzung vom 24. April 1942 [23], daß ein solches Institut wegen der Breite seiner Aufgaben einen außerordentlich großen Umfang und einen entsprechend großen Etat haben müsse und es außerordentlich schwierig sei, die an vielen Stellen Deutschlands auf diesem Gebiet laufenden Arbeiten an einer Stelle zu zentralisieren. Sinnvoller erscheine deshalb eine Zentralstelle für Krebsforschung, die – ohne selbst in größerem Umfang Forschung zu treiben – doch eine gewisse Übersicht über alle auf diesem Gebiet laufenden Arbeiten haben und unter Umständen auch eine gewisse Koordinierung sowie die Verteilung der Geldmittel vornehmen sollte.

Das Hauptargument des Senats, daß eine geeignete Forscherpersönlichkeit für ein solches Institut nicht zu finden sei, wischte Mentzel vom Tisch, indem er auf die Neuartigkeit des geplanten Instituts hinwies. An die Spitze eines solchen Instituts könne kein Gelehrter, sondern müsse ein fachlich interessierter Beamter – wie etwa Prof. Blome – gestellt werden [111].

Man konnte sich schließlich mit Mentzel einigen, das geplante Institut zwar der Verwaltung, nicht aber der wissenschaftlichen Verantwortung der KWG zu unterstellen. So entstand das ungewöhnliche Konstrukt eines Vereins "Zentrales Krebsforschungsinstitut e.V." mit eigener Rechtspersönlichkeit bei Verwaltung durch die Kaiser-Wilhelm-Gesellschaft. Als Standort wählte man die Reichsuniversität Posen aus. Der Reichsstatthalter des Warthegaus, Greiser, stellte dem Institut ein ehemaliges Kloster im Vorort Nesselstedt sowie Räumlichkeiten im Anatomicum der Universität zur Verfügung. Mitglieder des im Vereinsregister Posen am 16. Mai 1942 eingetragenen Vereins waren neben Mentzel und Blome (als Institutsleiter) der Chef der Abteilung Wissenschaft des Oberkommandos der Wehrmacht, Erich Schumann, der Generaldirektor der Kaiser-Wilhelm-Gesellschaft, Ernst Telschow, sowie der Kurator der Reichsuniversität Posen, Hans Streit.

Anfang 1944 wurde das Institut mit erheblichen Mitteln des Reichsforschungsrates [24] ausgestattet und der Verwaltung der Reichsuniversität unterstellt. Bis dahin hatten drei der geplanten sieben Institute die Arbeit aufgenommen, nämlich die Abteilung für Krebsstatistik, die pharmakologische Abteilung und der sog. "Gutsbetrieb Nesselstedt", in dem möglicherweise Vorbereitungsarbeiten für einen bakteriologischen Krieg angelaufen waren (was allerdings nicht erwiesen ist).

Mit dem Einmarsch der Roten Armee fand das Posener Krebsforschungsinstitut ein rasches Ende, bevor es seine Arbeit richtig hatte aufnehmen können. Was in diesem "Krebsforschungsinstitut" eigentlich gearbeitet worden ist, bleibt trotz der Nürnberger Prozesse, in denen Blome freigesprochen wurde, noch vielfach unklar.[25]

**Wiederaufbau der Krebsforschung
in der Bundesrepublik Deutschland
nach 1945**

Studien zur Kostenforschung
in der Bundesrepublik Deutschland
nach 1945

Die Situation nach Kriegsende

Vom völligen Zusammenbruch des Deutschen Reiches am Ende des 2. Weltkrieges blieb auch die Krebsforschung nicht verschont. In Berlin lagen – abgesehen von dem Institut im Rudolf-Virchow-Krankenhaus, das nach dem Krieg nicht wieder auflebte – alle damaligen Krebsforschungsinstitutionen im Bereich der sowjetischen Zone. Soweit sie nicht zerstört waren, nahmen sie die Arbeit sofort nach Kriegsende wieder auf. In den Jahren 1952–54 wurde der durch Bomben vernichtete Teil der Charité-Frauenklinik wieder aufgebaut und darin eine Geschwulstklinik mit Poliklinik eröffnet – das erste radiologische Zentrum in Zusammenarbeit mit Chirurgie und Gynäkologie an einer Universität der DDR [73].

Bereits im Juni 1947 war auf Befehl des Oberbefehlshabers der Sowjetischen Militäradministration in Deutschland die Übergabe des medizinisch-biologischen Institutes der ehemaligen Kaiser-Wilhelm-Gesellschaft an die Deutsche Akademie der Wissenschaften verfügt worden. Dabei war u.a. auch die Forderung erhoben worden, "...in möglichst kurzer Frist, auf keinen Fall später als Dezember 1947, Versuchslaboratorien für das Studium des Krebsproblems in Gemeinschaft mit der Klinik für die Beurteilung der Diagnostik und der Heilung der Krebskranken zu organisieren". Direktor der in den Gebäuden des damaligen Kaiser-Wilhelm-Instituts für Hirnforschung in Berlin-Buch neu eröffneten sieben "Institute für Medizin und Biologie" (darunter das Institut für experimentelle Krebsforschung) wurde Walter Friedrich, zuvor Ordinarius für Radiologie an der Universität Berlin. Im Jahre 1965 schlossen sich das Institut für experimentelle Krebsforschung und die Robert-Rössle-Klinik zu einer organisatorischen Einheit – dem Institut für Krebsforschung – zusammen, so daß seither in Berlin-Buch experimentelle und klinische Krebsforschung unter einem Dach vereinigt sind [21].

Mit der Übernahme der Funktion eines "Leitinstitutes" und der Federführung und Koordinierung der gesamten wissenschaftlichen

Krebsforschung in der DDR erhielt das Institut 1972 seinen heute noch gültigen Namen "Zentralinstitut für Krebsforschung" [110].

In der Bundesrepublik kam der Wiederaufbau einer institutionalisierten Krebsforschung sehr viel zögernder in Gang als in der DDR. In Hamburg, West-Berlin und Frankfurt waren die Voraussetzungen zum Wiederaufleben entsprechender Aktivitäten offenbar nicht gegeben. Nur in Heidelberg gelang es, vor allem dank der unermüdlichen Bemühungen von Karl Heinrich Bauer, das Institut für experimentelle Krebsforschung am 19. Juli 1948 wiederzueröffnen und die ehemaligen Institutsräume in der Voßstraße nach und nach wieder ihrer ursprünglichen Bestimmung zuzuführen.[26] Als Direktor des Institutes wurde der Chemiker Prof. Hans Lettré berufen.

Lettré (1908–1971), Schüler von Adolf Windaus, hatte sich zunächst vorwiegend mit der Chemie der Sterine und Gallensäuren befaßt. Sein gemeinsam mit H.H. Inhoffen und R. Tschesche verfaßtes Buch "Über Sterine, Gallensäuren und verwandte Naturstoffe" gilt als Standardwerk und ist in zwei Auflagen erschienen [97]. 1939 übernahm er die Leitung der Chemischen Abteilung der Tumorklinik am Rudolf-Virchow-Krankenhaus in Berlin. Dort befaßte er sich eingehend mit den Methoden der Gewebezüchtung und dem Studium der Wirkung chemischer Verbindungen auf das Zellwachstum. Ein brauchbares biologisches Modell für ein systematisches Screening von mitosehemmenden, chemotherapeutisch eventuell einsetzbaren Substanzen fand er im Ehrlichschen Mäuse-Aszites-Tumor. Über die Ergebnisse dieser Untersuchungen hat Lettré 1950 zusammenfassend berichtet [96]. Gemeinsam mit seiner Frau Renate kam er zu grundlegend neuen Erkenntnissen über den Ablauf der Mitose (z. B. [100]).

In zunächst nur vier Räumen des ehemaligen Krebsforschungsinstituts (die anderen waren noch durch das Institut für Virusforschung und das Institut für Serologie belegt) wurde Ende 1948 mit der Arbeit begonnen, die insgesamt 10 Mitarbeiter auf engstem Raume bewältigen mußten. 1949 fand das Institut für Virologie neue Räume in der Thibautstrasse. Erst 10 Jahre nach Wiedereröffnung – nach dem 1958 erreichten Auszug des Instituts für Serologie – verfügte das Institut für experimentelle Krebsforschung wieder über die schon von Czerny dafür vorgesehenen Räume. Hans und Renate Lettré konnten das Institut in kurzer Zeit zu internationalem Ansehen bringen.

Erste Initiativen zur Errichtung eines zentralen Krebsforschungsinstituts

Rivalitäten zwischen DFG und DZA

Einen ersten Anstoß zu der Nachkriegsdiskussion über ein zentrales Krebsforschungszentrum für die Bundesrepublik gab ein Schreiben des Freiburger Pharmakologen und Krebsforschers Prof. Hermann Druckrey vom 25. Februar 1950 an die Herren Präsidenten des Deutschen Forschungsrates, der Notgemeinschaft der Deutschen Wissenschaft sowie der Max-Planck-Gesellschaft. Druckrey empfiehlt darin "die Schaffung eines universalen Institutes für Krebsforschung im Stile eines Medical Research Center als notwendige Vorbedingung für eine wirkliche Lösung der Aufgaben" der Krebsforschung. Ein solches Institut müßte eine physikalische (incl. mathematisch-statistische), eine chemische, eine biologische und eine medizinische Abteilung sowie eine Bibliothek enthalten. Für die Leitung eines solchen Instituts sei ein engerer "Rat", bestehend aus den verschiedenen Abteilungsleitern, am besten geeignet. Ein solches Institut wäre auch nicht zuletzt deshalb wünschenswert, weil die Ergebnisse der modernen Krebsforschung auf viele naturwissenschaftliche Fachgebiete "in ungeahnter Weise befruchtend" zurückwirken würden. Druckrey erinnerte in diesem Zusammenhang an ein im Jahre 1941 in Dahlem abgehaltenes "round table speech" zwischen den Herren Bauer, Butenandt, Druckrey, Hamperl, Heubner, Rajewsky und Waldschmidt-Leitz, das sich "sehr befruchtend für alle Teilnehmer" ausgewirkt habe. Zum Schluß seines Schreibens betonte er, daß er seinen Vorschlag "als freier Wissenschaftler mache, ohne von irgendeiner Seite hierzu autorisiert zu sein".

Der Zeitpunkt von Druckrey's Initiative kam nicht von ungefähr. Kurz zuvor waren Meldungen über die bevorstehende Gründung einer Nachfolgeorganisation des "Reichsausschuss für

Krebsbekämpfung" durch die Presse gegangen, die sicherlich bei vielen Wissenschaftlern Sorge um eine gerechte Verteilung der finanziellen Ressourcen hervorgerufen hatten. Druckrey schreibt wörtlich:

"Ich hielt es für richtig, diesen Vorschlag jetzt zu machen, weil nach Zeitungsmeldungen die Gründung einer Nachfolgeorganisation des früheren 'Reichsausschusses für Krebsbekämpfung' geplant ist. Nach aller Erfahrung würde aber die Leistung einer solchen Organisation kaum über das Organisatorische und Repräsentative hinausgehen. Der experimentellen Forschung, auf die es mir anzukommen scheint, würde sie wenig nützen, ihr aber wesentliche Mittel aus öffentlicher und privater Hand entziehen. Schon deshalb erscheint es tunlich, solchen Entwicklungen zuvorzukommen.

Auch die Schaffung einer Krebsbekämpfungsorganisation in der breiten Öffentlichkeit nach dem Muster der amerikanischen 'Cancer Society' würde nur dann fruchtbar sein, wenn sie in erster Linie der Finanzierung der experimentellen Forschung und dann erst oder im Zusammenhang damit der Aufklärung in der Öffentlichkeit dient. Sie würde zugleich in einem universalen Krebsforschungs-Institut eine bessere Grundlage haben als in einer repräsentativen Organisation, denn im ersteren Falle stehen hinter ihr die aktiven Forscher, im zweiten Falle aber wohl Herren, die an der Forschung selbst nicht mehr teilhaben".

Während der Vorschlag Druckrey's von den interessierten Grundlagenforschern positiv aufgenommen und diskutiert wurde[27], wandten sich die an einem Wiederaufleben des früheren "Reichsausschuß" interessierten Kreise der klinisch orientierten Forscher an das mit seiner Abteilung 'Gesundheit' zuständige Bundesministerium des Inneren (BMI), das diese Initiative sofort aufnahm. Bereits bei der konstituierenden Sitzung des neuen Gremiums (das "Deutscher Zentralausschuß für Krebsbekämpfung und Krebsforschung e.V." (DZA) genannt wurde) am 16. März 1951 forderte der gewählte Vorsitzende, der Tübinger Pathologe Albrecht Dietrich, für den neuen Verband die Rechte und Funktionen einer Dachorganisation, die "mit den Behörden und dem Bund verhandeln" und für Bekämpfung und Forschung zuständig sein sollte. Darüber hinaus verlangte der DZA die Anerkennung als einzige, offiziell zuständige Organisation der Krebsforschung und somit das Etikett, in der Bundesrepublik der Ansprechpartner auf internationaler Ebene zu werden. Am 17. Mai 1952 erteilte das BMI dem DZA die geforderte Anerkennung, offenbar ohne Rücksprache mit der MPG oder der DFG.[28]

Die in der DFG vertretenen Grundlagenforscher forderten ihrerseits ebenfalls die Schaffung einer zentralen Stelle als internationaler Ansprechpartner. Der Senat der DFG beschloß daraufhin auf Vorschlag von Prof. Adolf Butenandt die Gründung einer

"Kommission für Krebsforschung", die sich im wesentlichen aus Mitgliedern des Hinterzartener Gesprächskreises[28] zusammensetzte. Die Frage der die bundesdeutsche Krebsforschung auf internationaler Ebene vertretenden Organisation stellte sich bereits 1954, als Druckrey in Sao Paulo zum Präsidenten der "International Commission on Cancer Research" der UICC gewählt wurde.[29] Diese Wahl, die als Zeichen der Wiederaufnahme der deutschen Krebsforscher in die internationale "Community" auch erhebliche politische Bedeutung hatte, gab Druckrey den willkommenen Anlaß, in einer "Denkschrift über die Lage der Krebsforschung in der Bundesrepublik und die Notwendigkeit ihrer weiteren Entwicklung" vom 22. November 1954 auf den organisatorischen Rückstand der bundesdeutschen Krebsforschung hinzuweisen und erneut die Forderung nach einem zentralen und interdisziplinären Krebsforschungsinstitut zu erheben.

In dieser Denkschrift bemerkte Druckrey u.a.:

"In der Deutschen Bundesrepublik ist die Förderung der Krebsforschung in den entscheidenden Jahren seit 1940 vernachlässigt worden. Es besteht nur ein einziges 'Institut für Krebsforschung', nämlich in Heidelberg. Direktor ist Professor H. Lettré. Die Zahl der wissenschaftlichen Mitarbeiter ist klein (etwa 5). Die Forschungsmittel sind gering.

Darüber hinaus beschäftigen sich einige Universitäts-Institute neben ihren sonstigen Aufgaben mit Krebsforschung. Hierzu gehören vor allem die Institute von A. Butenandt, Tübingen, R. Danneel, Bonn, G. Domagk, Elberfeld, H. Hamperl, Bonn, B. Rajewsky, Frankfurt und G. Schubert, Hamburg.

Dazu kommt das Laboratorium des Unterzeichneten an der Chirurgischen Klinik in Freiburg ...

Der Mangel an leistungsfähigen Instituten ... führt ferner notwendig zum Verlust eines qualifizierten wissenschaftlichen Nachwuchses ...".

Die versäumte Entwicklung kann nach Druckrey's Meinung nicht durch "blosse Behelfsmaßnahmen" aufgeholt werden, sondern nur durch die Schaffung eines "Zentralen Institutes für Krebsforschung" (z.B. im Rahmen der Max-Planck-Gesellschaft).

Am Schluß seiner Denkschrift hält es Druckrey "für seine Pflicht, bei dieser Gelegenheit auch allgemein vor einem zu festen Beharren auf den historisch gegebenen und eng begrenzten 'Fachwissenschaften' und der damit verbundenen einseitigen 'Spezialisierung' in der Medizin zu warnen. Dadurch besteht die Gefahr, daß die 'Grenzgebiete', die keinem 'planmässigen Fach' angehören, vernachlässigt werden, und daß die lebendige Entwicklung der Forschung verzögert wird. Darüber hinaus lassen sich die Probleme der modernen biologischen Forschung vom engen Standpunkt nur eines 'Faches' nicht mehr lösen, sondern erfordern eine vielseitige Bearbeitung. Das Krebsproblem ist ein besonders sinnfälliges Beispiel dafür. Aus diesem Grunde erscheint die Planung eines 'Instituts für Krebsforschung' auch nur dann sinnvoll, wenn sie unvoreingenommen und unter Überwindung der Fachgrenzen alle die Forschungsrichtungen heranzieht, die zur Lösung der Krebsprobleme beitragen können".

Bei den in den nächsten Monaten geführten gemeinsamen Besprechungen zwischen BMI, DZA und DFG trat die Debatte um die Struktur und Finanzierung eines solchen Institutes leider weitgehend hinter Streitereien und Gerangel um Kompetenzen und Vertretungsansprüche zurück.

Auf der ersten, bereits am 4. Dezember 1954 im Bundesministerium des Innern unter Leitung von Ministerialdirektor Dr. Buurman stattfindenden Besprechung betonte Dietrich die traditionelle enge Verbindung von Krebsforschung und Krebsbekämpfung schon im ehemaligen Reichsausschuß, während Druckrey die Arbeitsteilung Krebsforschung bei der Forschungsgemeinschaft, Krebsbekämpfung beim Zentralausschuß vorschlug. Man war sich aber offensichtlich einig, daß ein – selbstverständlich mit Betten ausgestattetes – zentrales Forschungsinstitut eine Brücke zwischen Grundlagenforschung und Krebsbekämpfung darstellen könne.

Hier scheint das Dilemma des DZA auf. Obwohl er sich vor allem als die Organisation der Krebskliniker verstand, würde doch gerade die strukturelle Eingliederung der klinischen Forschung in ein neu zu schaffendes zentrales Krebsforschungsinstitut die traditionellen Formen der medizinischen Versorgung und Ausbildung antasten. Andererseits mußte sich der DZA gegen Tendenzen wehren, die einer Beschränkung seiner Kompetenzen auf die Krebsprophylaxe und Krebsbekämpfung das Wort redeten, und die die Zuständigkeiten für die Forschung bei der DFG vertreten sehen wollten. Man mußte daher in der Debatte um die Förderung der Krebsforschung und die Errichtung eines Zentralinstituts argumentieren, daß ein solches Institut ohne Betten und klinische Abteilung nicht vollständig sei. Vorsichtshalber betonte man aber gleichzeitig die Unmöglichkeit der Realisierung dieser Forderung wegen der strikt ablehnenden Haltung der so mächtigen Fakultäten.

Schließlich einigte man sich recht unverbindlich auf die Bildung eines kleinen Ausschusses, in dem beide Partner vertreten sein sollten.

Die zweite Besprechung am 27. Februar 1955 eröffnete der Sitzungsleiter, Ministerialrat Prof. Hagen (BMI), mit der lapidaren Feststellung, daß das Bundesministerium Gelder nur einem auf Bundesebene konstituierten Verband – d.h. nur an den DZA – geben könne. Die Vertreter der DFG – Butenandt, Druckrey und Dr. Hocker – bestanden darauf, entsprechend der Vereinbarung auf der ersten Sitzung über einen Zusammenschluß unter Wahrung der Integrität der Kommissionen der DFG auf der einen, des DZA auf der anderen Seite zu diskutieren.

Nach über dreistündigen teilweise sehr kontroversen Verhandlungen kam man überein, einen "Deutschen Ausschuß für Krebsbekämpfung" zu bilden, der aus je einem Vertreter des Zentralausschusses, der DFG und der Bundesregierung zusammengesetzt sein sollte. Jeder der drei Vertreter sollte einen Stellvertreter benennen sowie das Recht haben, sich durch Sachverständige beraten zu lassen. Der Ausschuß sollte folgende Aufgaben haben:

1. Die Zusammenfassung und Förderung aller Kräfte, die der Krebsforschung und Krebsbekämpfung dienen;
2. Die Repräsentation der Krebsforschung und Krebsbekämpfung gegenüber anderen Ländern und internationalen Organisationen.

Prof. Hagen betonte abschließend, daß ihn diese Vereinbarung nicht befriedige, denn man habe nur ein Gremium ohne Kompetenz geschaffen.

Ende März suchten die Herren Hagen und Dietrich den Präsidenten der DFG, Prof. Ludwig Raiser, wie dieser in seinem Schreiben an Druckrey vom 31. März 1955 formulierte, "überfallsweise, d. h. ohne vorherige Vereinbarung" auf. Ministerialrat Hagen erklärte bei dieser Unterredung, daß die am 27. Februar in Aussicht genommene Lösung, nämlich die Bildung eines "Deutschen Ausschusses für Krebsbekämpfung", bei Besprechungen im BMI auf einmütige Ablehnung gestoßen sei. Der Minister habe entschieden, daß es jedenfalls auf internationalem Felde bei der vom BMI ausgesprochenen Anerkennung des Zentralausschusses als der maßgebenden deutschen Organisation für die Fragen der Krebsforschung und Krebsbekämpfung bleiben müsse. Das Ministerium sei hiernach nicht nur nicht bereit, sich durch einen eigenen Vertreter an diesem Ausschuß zu beteiligen, sondern lehne es auch ab, diesen Ausschuß gegenüber den ausländischen Organisationen als die maßgebende Organisation der deutschen Krebsforschung anzuerkennen. Hiernach bleibe nur der Weg übrig, die Krebsforschungsaktivitäten der DFG in angemessener Weise in den Zentralausschuß (bzw. "nach dessen bevorstehender Namensänderung" in den zukünftigen "Bundesverband") einzubauen – beispielsweise unter Ernennung des Vorsitzenden der DFG-Kommission zum Vizepräsidenten des Bundesverbandes.[30]

Die sich von diesem Ansinnen düpiert fühlende Forschungsgemeinschaft antwortete ihrerseits mit einer Erweiterung ihrer einschlägigen Aktivitäten, indem sie im Juli 1955 ein Symposium über Probleme der klinischen Krebsforschung als Ergänzung zu den "Hinterzartener Gesprächen" veranstaltete, in dem nun wiederum der Zentralausschuß – wahrscheinlich nicht ganz zu Unrecht – den Versuch sah, in das Arbeitsgebiet des DZA einzubrechen.

Am 20. August 1955 wählte der DZA auf seiner Hauptversammlung in Göttingen den Gynäkologen Heinrich Martius zum neuen Vorsitzenden. Diesem war daran gelegen, das Kriegsbeil zu begraben und die Kontroversen zwischen DZA und DFG zu beenden. In seiner ersten Rede vor der Hauptversammlung des DZA nach seiner Wahl als neuer Vorsitzender betonte er, daß er hinsichtlich der Förderung der wissenschaftlichen Forschung in vollem Einverständnis mit der Krebs-Kommission der DFG stehe [109] und sich entschlossen habe, als äußeres Zeichen eines Friedensschlusses zwischen DFG bzw. Hinterzartener Kreis einerseits und DZA andererseits der Hauptversammlung vorzuschlagen, die Stelle eines Zweiten Vizepräsidenten zu schaffen und diese mit Prof. Herwig Hamperl – Mitglied des Hinterzartener Kreises und deutscher Vertreter im Exekutivkomitee der UICC – zu besetzen.

Martius erklärte sich weiter bereit, den Präsidenten der DFG schriftlich zu unterrichten, daß er die vom BMI erteilte Ermächtigung des DZA als allein zuständige Interessensvertretung bei der UICC im Hinblick auf deren in Sao Paulo geänderte Statuten[31] als überholt ansehe und die Benennung der drei stimmberechtigten deutschen Vertreter für die nächste UICC-Hauptversammlung in London selbstverständlich im Einvernehmen mit der DFG erfolgen werde.

Bemühungen um ein Max-Planck-Institut für Krebsforschung

Die seit längerem auf Eis liegende Diskussion um die Errichtung eines zentralen Krebsforschungsinstitutes versuchte Martius durch ein eigenes, der Hauptversammlung vorgelegtes, aber nicht zur Veröffentlichung bestimmtes Manuskript wieder aufzutauen. Er vertrat darin die Meinung, daß ein großes Krebsforschungsinstitut in der nötigen Vollständigkeit nicht zu realisieren sei und eine zentrale Krebsklinik auf unüberwindliche Schwierigkeiten seitens der Fakultäten stoßen würde. Man solle daher mit einem Bundesgenesungskrankenhaus mit 2-300 Betten für bestrahlte und operierte Krebskranke beginnen. Der niedersächsische Landtag sei bereit, hierfür eine Summe von ca. 5 Millionen DM zu bewilligen, wovon man auch umfangreiche Laboratorien für die Krebsforschung bauen könne.

Hamperl betonte in der Aussprache, es ginge nicht an zu warten, bis ein zentrales Krebsforschungsinstitut sozusagen über die Hintertreppe eines Genesungskrankenhauses entstünde. Vielmehr möge die Hauptversammlung den Beschluß fassen, sich ausdrücklich hinter den im Manuskript von Martius enthaltenen Satz "Ein zentrales Krebsforschungsinstitut müßte sich den Instituten der Max-Planck-Gesellschaft angleichen oder der Max-Planck-Gesellschaft angehören" zu stellen. Tatsächlich wurde dieser Beschluß gefaßt.

Der Hinterzartener Kreis hatte inzwischen der DFG die Errichtung eines Krebsforschungszentrums empfohlen. Der Senat hatte den Gedanken aufgegriffen und für das Jahr 1955 als Grundstock für die Errichtung einer solchen Institution bis zu 2 Millionen DM aus Schwerpunktmitteln bereitgestellt. Auf einer Sitzung in der DFG (18. November 1955) gemeinsam mit Vertreter des DZA betonte Butenandt, daß diese Mittel "in erster Linie für die Forschung, nicht für die Errichtung einer Klinik" gedacht seien. Man denke an ein den Max-Planck-Instituten ähnliches Institut, das natürlich eng mit einer Klinik zusammenarbeiten müsse, wenn es nicht eine eigene Bettenstation habe. "Zweckmäßigerweise sollte es deshalb in einer Universitätsstadt errichtet werden. Anfangen sollte man mit kleineren Abteilungen, in denen die vorhandenen aktiven Forscher zu Arbeitsgruppen zusammengefaßt würden. Allmählich könnte das Institut weiter ausgebaut werden, wenn die geeigneten Leute dafür und die Mittel vorhanden seien".

Die Anwesenden waren sich einig, daß ein solches Institut nicht die Form einer Bundesanstalt haben sollte, da dann "die Gefahr der Verbeamtung der Mitarbeiter" drohe. Vielmehr biete sich entweder ein Max-Planck-Institut an oder eine ähnliche Lösung, wie sie für das Tuberkulose-Forschungs-Institut in Borstel gefunden worden sei. Der neue Präsident der DFG, Prof. Gerhard Hess, stellte fest, es bestehe Einigkeit darüber, daß zunächst der Max-Planck-Gesellschaft ein gemeinsamer Vorschlag unterbreitet werden solle und daß sich der Zentralausschuß finanziell an dem Grundstock beteiligen werde.

In der anschließenden Personaldiskussion betonte Butenandt, daß die aktivsten Forschergruppen zur Zeit die um die Herren Lettré und Druckrey seien. Diese seien daher als erste Abteilungen eines zentralen Institutes vorzusehen. Daneben denke er an eine Abteilung für Strahlenbiologie unter Zimmer (Hamburg) oder Catsch (Heiligenberg). Der von Paul Martini angeregte Vorschlag von C. Kaufmann, von vornherein auch eine statistische Abteilung vorzusehen, fand allgemeine Zustimmung. Man einigte sich auf die Einberufung einer Planungsgruppe, in die die Herren H.-W. Altmann, H. Dannenberg, H. Druckrey, H. Lettré, H. Marquardt und K.-G. Zimmer berufen werden sollten. Die Frage des Standortes des geplanten Institutes wurde bewußt noch ausgeklammert.

Bereits am 2. Dezember 1955 berichtete Präsident Gerhard Hess dem Präsidenten der Max-Planck-Gesellschaft, Otto Hahn, über die Sitzung bei der DFG. Alle Teilnehmer des Gespräches (Büngeler, Butenandt, Hamperl, Kaufmann und Martius) seien einhellig der Meinung gewesen, daß die Zeit gekommen sei, mit dem "Aufbau einiger Abteilungen eines zentralen Krebsforschungsinstituts" zu beginnen. "Am liebsten würden es alle an der Besprechung Beteiligten sehen, wenn das Institut in den Verband der Max-Planck-Gesellschaft eingereiht werden könnte". Mit diesem Vorschlag würde einerseits an frühere Pläne der Kaiser-Wilhelm-Gesellschaft angeknüpft; zum anderen würde so der beabsichtigte Charakter des Instituts als eines reinen Forschungsinstituts am deutlichsten herausgestellt. Die notwendige Zusammenarbeit mit dem Kliniker sei entweder durch eine eigene Bettenstation oder – was vorzuziehen sei – durch "Errichtung des Instituts in einer Universitätsstadt bei Vereinbarung der Zusammenarbeit mit einer Universitätsklinik" zu gewährleisten. Fragen des Sitzes eines solchen Institutes sowie der Aufbringung der Kosten für die Errichtung und den laufenden Unterhalt müßten noch geklärt werden.

Abschließend bat Hess, Hahn möge ihn doch wissen lassen, welches Interesse die Max-Planck-Gesellschaft an einem solchen Institut habe. Außerdem läge ihm daran, daß an der auf den 10. Januar 1956 festgesetzten ersten Planungsbesprechung in Bad Godesberg schon ein Vertreter der Max-Planck-Gesellschaft teilnehmen würde.

Otto Hahn wies in seinem Antwortschreiben vom 21. Dezember 1955 auf die Schwierigkeiten hin, für alle Abteilungen die geeigneten Leiter zu finden. "Zu der Frage, ob ein solches Institut zweckmäßigerweise als Max-Planck-Institut aufgezogen werden soll, möchte ich mich nicht äußern. Jedenfalls müßte dieses Institut einen außerordentlich hohen Etat haben, ganz abgesehen von den Kosten für die Errichtung". Zunächst einmal sollten doch auf der Besprechung am 10. Januar weitere Einzelheiten abgeklärt werden, die "mit Sicherheit auch für die künftigen Entschlüsse der Max-Planck-Gesellschaft von Bedeutung" sein würden.

In der Planungsbesprechung bei der DFG unter Leitung von Prof. Hess nahmen als Experten die Professoren Altmann (Freiburg), Dannenberg (Tübingen), Druckrey (Freiburg), Hamperl (Bonn), Lettré (Heidelberg) und Marquardt (Freiburg), von seiten der MPG die Herren Dr. Benecke – geschäftsführendes Mitglied des Verwaltungsrates der MPG – und Seeliger (Göttingen) sowie seitens der DFG die Herren Dr. Zierold, Dr. Hocker, Josephi und Dr. Latsch teil. Zweck der Sitzung war es festzustellen, welches "Idealbild" ein solches Institut haben könnte oder müßte. Folgende Abteilungen wurden als unverzichtbar angesehen: Pathologie, Biochemie, Pharmakologie, Zellforschung, Genetik, Strahlenbiologie. Den einzelnen Abteilungen müßten Statistiker zur Verfügung stehen. Auf der folgenden Sitzung des MPG-Senats am 24. Februar 1956 teilte Dr. Benecke mit, daß Prof. Hahn den Plan der Errichtung eines Krebsforschungsinstitutes als Max-Planck-Institut für "einleuchtend" halte, daß die Gesellschaft dieser Idee aber erst dann nähertreten könne, wenn nicht nur die DFG, sondern auch die Länder die Errichtung eines solchen Institutes im Rahmen der MPG für wünschenswert hielten. Außerdem müsse er darauf hinweisen, daß nach den Grundsätzen der Max-Planck-Gesellschaft der Direktor und die selbständigen Abteilungsleiter eines solchen Institutes allein von der MPG auszuwählen seien und daß der Plan nur durchgeführt werden könne, wenn "eine hervorragende Persönlichkeit mit internationalem wissenschaftlichen Ruf für die Gesamtleitung der Institute gewonnen werden könnte".

Die Teilnehmer an der Besprechung beschlossen, innerhalb von 2 Wochen für zunächst sechs vorzusehende Abteilungen (Pathologie, Biochemie, Pharmakologie, Genetik, Strahlenbiologie und Zellforschung) Pläne für die personelle Besetzung, den Raumbedarf und die Einrichtungs- und laufenden Unterhaltungskosten auszuarbeiten und diese dann von den Herren K.H. Bauer, Butenandt, Domagk und Warburg beurteilen zu lassen. Die Frage eines statistischen Institutes wurde zunächst zurückgestellt. Auf einer weiteren Besprechung am 16. April 1956 einigte man sich, aus den inzwischen eingegangenen Stellungnahmen einen endgültigen Entwurf zu erstellen, der als Vorschlag der DFG der Max-Planck-Gesellschaft vorgelegt werden sollte. Zur Erleichterung der Realisierung des Planes stellte die DFG 3 Millionen DM als Starthilfe in Aussicht.

Die DFG-Initiative stieß bei der Max-Planck-Gesellschaft auf erhebliche Reserve. Insbesondere Otto Warburg, der überzeugt war, mit der Entdeckung der anaeroben Glykolyse das Zentralproblem der Krebsentstehung gelöst zu haben, hielt die Errichtung eines großen zentralen Krebsforschungsinstituts für überflüssig: Auf der Senatssitzung am 24. Februar schlug er vor, statt dessen Gerhard Domagk zum Leiter eines Max-Planck-Instituts zu bestellen, das sich mit den Problemen der Chemotherapie des Krebses befassen sollte.[32]

Für den 5. April berief Otto Hahn eine Vorbesprechung in kleinerem Kreise ein, zu der auch Domagk eingeladen wurde. Butenandt, der seine eigenen Vorstellungen gefährdet sah, wandte sich noch vor dieser Besprechung mit Schreiben vom 27. März 1956 "besorgt" an Hahn, er entnehme der Liste der dazu Eingeladenen, daß "außer mir niemand dabei ist, der im einzelnen alle Vorarbeiten kennt, die bisher der Frage der Gründung eines Krebsforschungsinstituts gewidmet wurden".

Gegen die Einladung von Domagk wandte er ein, daß dieser ja als eventueller Leiter des geplanten Institut ins Gespräch gebracht worden sei und er – Butenandt – keinen Weg sehe, die Frage des zu Berufenden anzuschneiden, "ohne der Gefahr einer Präjudizierung zu entgehen bzw. ohne Gefahr zu laufen, Herrn Domagk zu kränken, falls die Wahl später auf einen anderen Gelehrten fallen sollte".

Im übrigen äußerte er Zweifel, ob Domagk wirklich der geeignete Leiter eines neuen, zentralen Krebsforschungsinstitutes sein würde. "Sollte man den Leiter des Instituts – auch im Interesse von Herrn Domagk und seiner derzeitigen Arbeit – nicht auf einer ganz anderen Ebene suchen müssen?" Er persönlich habe in erster Linie an Prof. Hamperl, Bonn, gedacht. "Hamperl scheint mir durchaus eine Persönlichkeit zu sein, um die man gerne ein großes Max-Planck-Institut "herumbaut" und die andere selbständige Wissenschaftler um sich zu gemeinsamer Arbeit versammeln wird".

In der Hauptsitzung am 1. Juni in Göttingen war die Mehrheit der Anwesenden nicht bereit, das geplante umfassende Krebsforschungsinstitut innerhalb der Max-Planck-Gesellschaft zu etablieren. Otto Warburg und der Biologe Max Hartmann waren prinzipiell gegen ein zentrales Krebsforschungsinstitut; die meisten anderen sahen in der Max-Planck-Gesellschaft den falschen Adressaten. Für ein solches Institut sprachen sich nur Butenandt, Rajewsky und Heubner sowie Martius als Vertreter des DZA aus.

In einer Protokollnotiz von Dr. Benecke vom 2. Juni 1956 heißt es:

"Nachdem in der Besprechung des 5.4.56 die Frage (eines Institutes für Krebsforschung) in erster Lesung behandelt wurde, kam die Sitzung des 1.6.56 in zweiter Lesung zu einem abschließenden Ergebnis. An dieser Sitzung nahmen der Präsident der Deutschen Forschungsgemeinschaft, Professor Hess, und der Generalsekretär der Forschungsgemeinschaft, Dr. Zierold, sowie der Präsident des Zentralausschusses für Krebsbekämpfung und Krebsforschung, Prof. Martius, teil. Die Frage, ob ein nach den Vorarbeiten der Deutschen Forschungsgemeinschaft geplantes zentrales Institut für Krebsforschung als Max-Planck-Institut in Betracht käme, wurde von den Herren Hahn, Kuhn, Hartmann, Lynen, Warburg, Thomas, Weber, Telschow und Benecke verneint, von den Herren Butenandt, Rajewsky und Heubner bejaht. Die Mehrheit verneinte die Gründung eines solchen Max-Planck-Instituts aus grundsätzlichen und personellen Erwägungen.

Die von den Vertretern der Deutschen Forschungsgemeinschaft und des zentralen Ausschusses gestellte Frage, ob die Max-Planck-Gesellschaft die Errichtung einer freien Stiftung des gedachten Zweckes unter Mitarbeit der Max-Planck-Gesellschaft für richtig hielte, wurde von sämtlichen Herren bejaht".

Unter Bezugnahme auf Äußerungen von Richard Kuhn[33] votierte dagegen die Mehrheit der Anwesenden (bei Stimmenthaltung von Heubner und Weber und gegen die Stimme von Butenandt) für die Errichtung eines Max-Planck-Instituts für experimentelle Therapie (und Pathologie) unter Leitung von Gerhard Domagk.

Butenandt erhob in aller Schärfe Einspruch gegen diesen Plan, indem er darauf hinwies, daß Domagk bei der Industrie ein überaus reich ausgestattetes Institut habe, in dem er laut Aussage von Prof. Ulrich Haberland (des damaligen Vorstandsvorsitzenden der Bayer AG) auch nach seiner Pensionierung weiterhin alle Arbeitsmöglichkeiten haben werde, und daß bei dieser Sachlage eine Duplizierung des Domagkschen Instituts bei der Max-Planck-Gesellschaft nicht verantwortbar sei.

Auf seiner nächsten Sitzung am 12. Juni 1956 in Stuttgart verzichtete der Senat der Max-Planck-Gesellschaft - unter Hinweis darauf, daß er die Biologisch-Medizinische Sektion noch nicht gehört habe - in der Frage eines Max-Planck-Instituts für experimentelle Pathologie und Therapie auf einen Beschluß und beauftragte den Präsidenten, das Problem der Biologisch-Medizinischen Sektion zur Bewertung zu überweisen. Die ganze Angelegenheit wurde jedoch schon wenige Tage nach der Senatssitzung gegenstandslos, da Prof. Domagk erklärte, daß für ihn in seinem jetzigen Institut genügende Voraussetzungen bestünden, sich auch nach seinem Ausscheiden der Krebsbekämpfung zu widmen.

Der endgültige Beschluß der MPG wurde der DFG unter dem Datum des 11. Juli 1956 durch Dr. Benecke mitgeteilt. In seinem Schreiben an den Generalsekretär der DFG, Dr. Kurt Zierold, heißt es:

"Der Senat hat einstimmig der Anregung der Kommission zugestimmt, ein nach den Vorarbeiten der Deutschen Forschungsgemeinschaft geplantes Zentralinstitut für Krebsforschung nicht in die Max-Planck-Gesellschaft aufzunehmen, und zwar aus grundsätzlichen und personellen Erwägungen, hat jedoch ebenso einstimmig beschlossen, sich an der Errichtung einer freien Stiftung des gedachten Zweckes zu beteiligen".

Die Idee eines Max-Planck-Instituts für Krebsforschung war damit ein zweites Mal ad acta gelegt worden.

Die Vorgeschichte
des Deutschen Krebsforschungszentrums

Die Entscheidung der DFG für Heidelberg

Mit der Entscheidung der Max-Planck-Gesellschaft war der Weg für eine universitäre Lösung gewiesen. Die DFG fühlte sich "jetzt in eine vermehrte Verantwortung für eine richtige Lösung genommen", wie Präsident Hess in einer Aktennotiz vom 4. September 1956 formulierte. Es boten sich drei Alternativen an:

1. Die in den Augen von Butenandt nach wie vor günstigste Lösung eines zentralen Instituts unter Leitung von Hamperl mit den diskutierten Abteilungen Druckrey, Lettré usw.;
2. der inzwischen auch ins Gespräch gebrachte sog. "Heidelberger Plan"[34] – Leitung K.H. Bauer, der zugleich einer Bettenabteilung vorsteht, sowie Abteilungen wie bei Lösung 1.;
3. kleinere Forschungsinstitute im Verbund mit Universitätsinstituten, z.B. Bonn (Druckrey in Konnex mit Hamperl) oder Heidelberg (Druckrey in Konnex mit Bauer und Lettré) oder München (Druckrey in Verbindung mit Büngeler). Mit weiteren der Krebsforschung dienenden Stellen könnten dann "Arbeitsgemeinschaften" gebildet werden.

Der spätere Vorsitzende der Wissenschaftlichen Kommission des Wissenschaftsrates, der Kieler Anatom Wolfgang Bargmann, bot sich an, in Gesprächen mit ausländischen Krebsforschern (z.B. Mühlbock in Amsterdam, Oberling in Paris und Krebs in London) deren Ansicht über den geeignetesten Leiter eines zentralen Instituts einzuholen.

Über ein am 23. September 1956 mit Prof. Hans A. Krebs (Oxford) im Hotel "Reichshof" in Hamburg geführtes Gespräch liegt eine Aktennotiz von Bargmann vor. Danach hat Prof. Krebs

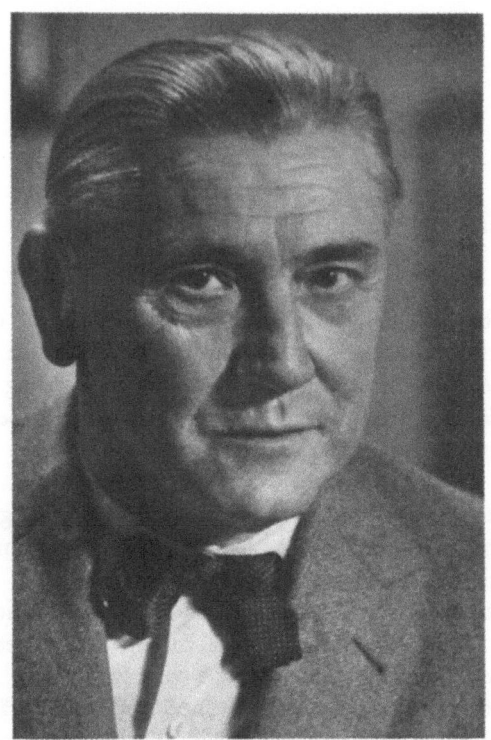

Abb. 15. Karl Heinrich Bauer

dabei auf die große Selbständigkeit der Abteilungen am Cancer Hospital und beim Cancer Research Fund Institute hingewiesen. Die Institutsleiter befaßten sich in erster Linie mit der Organisation und mit Etatfragen. In wissenschaftliche Fragen hätten sie nicht steuernd hineinzureden und täten dies auch nicht.
Wörtlich heißt es dann:

"Herr Krebs ... hält die Form der großen englischen Institute für weit günstiger als die Unterstellung von Abteilungsleitern unter einen 'Diktator' oder 'Boss' nach kontinentalem Muster und empfiehlt dringend, die Einzelabteilungen so selbständig wie möglich zu machen".

Wenig sinnvoll erschien es Krebs, sich um einen Ausländer als übergeordneten Leiter des geplanten Institutes zu bemühen. Auf die Frage, welcher deutsche Forscher dafür in Betracht käme, nannte Krebs die Namen Lettré und Druckrey. Krebs kam abschließend "zwar am Rande, aber nachdrücklich" auf das Nachwuchsproblem in Deutschland zu sprechen, dessen Ernst sich auch auf dem Gebiete der Krebsforschung zeige. Er wies darauf hin, daß allein in seinem Institut 80 junge Forscher in bezahlten Positionen arbeiteten. Auf offizielle Anfrage sei er bereit, sich gutachterlich "unter Hinweis auf die Verhältnisse in England zu äußern, um auf diese Weise die deutschen Bemühungen um den wissenschaftlichen Nachwuchs – nicht allein auf dem Gebiete der Krebsforschung – generell zu unterstützen".

Bei den Besprechungen in den nächsten Wochen und Monaten rückte K.H. Bauer (Abb. 15), der die Entwicklung der Dinge bisher im wesentlichen nur als interessierter Beobachter am Rande erlebt hatte, mehr und mehr in eine entscheidende Position. Bereits vor der definitiven Ablehnung der Max-Planck-Gesellschaft hatte er sich auf einer DFG-Sitzung am 16. April 1956 gegen eine "kleine" Max-Planck-Lösung gewandt und betont, daß ein Krebsforschungsinstitut "nur in Anlehnung an eine medizinische Fakultät und an eine naturwissenschaftliche Fakultät fruchtbringend arbeiten könne". Krebsprobleme nähmen vom Menschen ihren Ausgang, müßten in naturwissenschaftlicher Weise bearbeitet und die dabei gewonnenen Ergebnisse am Menschen erprobt werden.

Auch die Standortfrage begann sich mehr und mehr zu verdichten. Bürgermeister Dr. Hagen ergriff erneut die Initiative und regte eine Besprechung am 21. September anläßlich des Gynäkologenkongresses in Heidelberg an. In einem vorbereitenden Dreiergespräch am 19. September waren sich Dr. Hagen, Prof. Matthes als

Vertreter der Medizinischen Fakultät und Prof. Martius (DZA) darüber einig, daß das geplante Krebsforschungsinstitut im Rahmen der Universität Heidelberg errichtet werden sollte. Das Institut dürfe nicht den Charakter eines Bundesinstituts haben, und eine Beteiligung des Bundesinnenministeriums sei abzulehnen. Auf der in Abwesenheit des Rektors von Prof. Helmut Meinhold geleiteten Sitzung vom 21. September 1956 beschlossen die Teilnehmer (die Herren Prof. Buurman (BMI), Prof. Martius (DZA), Dr. Schad (Kultusministerium Stuttgart) und die Heidelberger Professoren K.H. Bauer, O. Haxel, K. Lindemann, K. Matthes und H. Runge), die DFG zu bitten, weiterhin aktiv die universitäre Lösung zu verfolgen und alle medizinischen Fakultäten in der Bundesrepublik zur Bewerbung aufzufordern.

Über den Verlauf der Sitzung hat Bauer den Präsidenten der DFG, Gerhard Hess, mit Schreiben vom 28. September 1956 unterrichtet:

"... Für mich völlig überraschend bekam ich von Meinhold sofort das Wort erteilt und konnte so gleich der Bundeslösung die Spitze abbrechen".

Für Bauer kam nur eine Lösung in Betracht:

"... Eine Fakultät zu suchen und dort die Landesregierung zu überzeugen, daß hier das betreffende Land stellvertretend für alle Länder fungieren müsse. ... Martius hat vollkommen eingelenkt und seinen Standpunkt dahin präzisiert, daß ihm nach den jahrelangen Beratungen und Bemühungen nur daran liegt, daß ein Institut gegründet würde und dies möglichst bald. Wo, sei ihm letzten Endes gleichgültig".

Man war sich allerdings darüber klar, daß in der Standortfrage nur eine kleine Zahl von Fakultäten in die engere Wahl komme und eine Reihe von Pluspunkten für Heidelberg spräche.

Die Aktivitäten der Herren Dr. Hagen und Prof. Matthes waren dem Präsidenten der DFG allzu hektisch. Er berief seinerseits am 24. Januar 1957 eine Sitzung in der DFG ein, zu der die Herren Bargmann (Kiel), Butenandt (München), Friedrich-Freksa (Tübingen), Kaufmann (Köln), Martius (Göttingen) und Rajewsky (Frankfurt/Main) eingeladen wurden. Die Anwesenden waren einstimmig der Meinung, daß "die Gründung eines großen, alle wesentlichen Teile der experimentellen und klinischen Krebsforschung umfassenden zentralen Krebsforschungsinstitutes ... bei der augenblicklichen finanziellen und wirtschaftlichen Lage nicht ausführbar" sei. Dagegen könne eine organisatorische Zusammenfassung aller namhaften Krebsforschungsstellen in Deutschland nicht länger hinausgeschoben werden. Die Anwesenden baten daher den Senat der DFG, ein "Deutsches Kuratorium für Zentralisation der Krebsforschung" oder ein "Kuratorium Deutsches Krebsforschungs-Institut" zu gründen. Das zu gründende Kuratorium, das aus "etwa sieben Männern" bestehen sollte, hätte folgende Aufgaben:

1. die Forschungsmittel, die zur Verfügung stehen, wissenschaftlich sinnvoll durch die Deutsche Forschungsgemeinschaft an die richtigen Stellen leiten zu lassen,
2. für die Aufbringung weiterer umfangreicher Mittel zu sorgen,
3. eine gewisse Übereinkunft in der Ausführung von Forschungsarbeiten herbeizuführen und
4. als spätere Aufgabe, die Gründung eines zentralen Krebsforschungsinstitutes zu betreiben.

Auf diesen Antrag hin beschloß der Senat der DFG auf seiner Sitzung am 22. Februar 1957, die bisherige Senatskommission für Krebsforschung umzugestalten. Präsident Hess informierte die in die neue Kommission berufenen Wissenschaftler:

"Die bisherige Kommission wird in der alten Zusammensetzung unter dem Vorsitz von Herrn Professor Butenandt alljährlich zu ihrem wissenschaftlichen Gedankenaustausch zusammentreten. Sie soll den Namen 'Hinterzartener Kreis (für Krebsforschung)' führen. Für die Beratung und Planung, die die intensivere Förderung der Krebsforschung erfordert, wird daneben eine besondere Kommission als 'Kommission für Krebsforschung' gebildet. Der Senat hat beschlossen, die Herren Bauer (Heidelberg), Butenandt (München), Friedrich-Freksa (Tübingen), Hamperl (Bonn), Kaufmann (Köln), Büngeler (München) und Martius (Göttingen) zu berufen".

Auf der konstituierenden Sitzung der Kommission am 8. Mai 1957 in München (an der auch der neue zuständige Referent der DFG, Dr. Carl Heinz Schiel, teilnahm – die Herren Hamperl und Martius waren verhindert) wies Bauer auf die Vorteile hin, die Heidelberg als Standort für ein Krebsforschungszentrum vorweisen könne: Heidelberg besitze zwei große Einrichtungen, die sich mit Krebsforschung befaßten – das Czerny-Krankenhaus und das Institut Lettré. Herr Zimmer habe gerade einen Ruf nach Heidelberg erhalten, und wenn man Herrn Druckrey in Heidelberg ein Institut baue, seien dort schon vier Institute vorhanden. Ein zentrales Institut könne auch noch leicht in die Pläne für das neue Klinikum einbezogen werden.

In der weiteren Diskussion über die Standortfrage schälte sich die Alternative "Bonn oder Heidelberg" heraus. Man war sich darüber einig, daß an beiden Orten ein Neubau für ein Institut Druckrey vorzusehen sei. Entscheidend sei die Frage, in welchem Land die Finanzierung schneller zu erreichen sei. Falls Baden-Württemberg diesbezüglich ein etwa gleiches Angebot wie Nordrhein-Westfalen machen würde, wäre die Heidelberger Lösung vorzuziehen. Das Präsidium der DFG wurde gebeten, entsprechende Verhandlungen mit den zuständigen Ministerien in Düsseldorf und Stuttgart zu führen. Darüber hinaus wurden die Herren Hamperl und Bauer gebeten, in ihren Fakultäten die Lage bezüglich der Errichtung eines Institutes für Prof. Druckrey und Prof. Lettré zu klären. Abschließend erteilte die Kommission Bauer die Ermächtigung, in ihrem Namen mit der Heidelberger Fakultät zu verhandeln.

Hess wies Bauer ausdrücklich an, er möge bei seinen Verhandlungen mit der Fakultät betonen, "es werde sich um kein Institut der Fakultät, sondern um ein solches *bei* der Fakultät handeln. Dies bedeute – um es klar herauszustellen –, daß bei Berufungen von Nachfolgern des Direktors die Kommission für Krebsforschung der DFG mit zu entscheiden haben werde".

Hamperl, der an der Sitzung am 8. Mai nicht teilgenommen hatte, fühlte sich durch das Vorpreschen von Bauer beleidigt. Nur mit Mühe konnte er von Dr. Schiel bewogen werden, die erbetenen Verhandlungen mit der Bonner Fakultät zu führen.

Beide Fakultäten gaben eine positive, beinahe gleichlautende Stellungnahme ab, Bonn allerdings erst nach fast dreimonatiger Verzögerung.

Die Medizinische Fakultät der Universität Heidelberg faßte in ihrer Sitzung vom 28. Juni 1957 einstimmig folgenden Beschluß:

"Die Medizinische Fakultät der Universität Heidelberg stimmt dem Plan der Deutschen Forschungsgemeinschaft, sobald als möglich einzelne an Krebsforschung und Krebsbekämpfung beteiligte Institute zusammenzuführen und sie später als Abteilungen eines Deutschen Zentralen Krebsinstitutes der Fakultät anzugliedern, für Heidelberg zu.

Sie ist zu diesem Zweck u.a. bereit, die Umhabilitierung von Prof. Druckrey, früher Berlin, als n.b.a.pl. Professor für experimentelle Pharmakologie zu gegebener Zeit in Aussicht zu nehmen.

Die Durchführung des Fakultätsbeschlusses ist an die Voraussetzung gebunden, daß – unbeschadet der wissenschaftlichen Selbständigkeit der einzelnen Abteilungen – der Vorsitz des Direktoriums einem von der Medizinischen Fakultät zu wählenden Fakultätsmitglied vorbehalten bleibt und daß Staat oder Stadt außerhalb des Baugeländes der Fakultät, aber in möglichster Nachbarschaft desselben Baugrund für das Institut zur Verfügung stellt".

Die Medizinische Fakultät Bonn faßte in ihrer Sitzung vom 30. Juli 1957 folgenden Beschluß:

"Die Medizinische Fakultät der Universität Bonn stimmt dem Plan der Deutschen Forschungsgemeinschaft zu, so bald als möglich einzelne an der Krebsforschung beteiligte Institute zusammenzuführen und sie später als Abteilung zu einem deutschen zentralen Krebsinstitut zusammenzufassen.

Die Fakultät würde es begrüßen, wenn dieses geplante zentrale Krebsforschungsinstitut in Bonn errichtet und an die Medizinische Fakultät der Universität Bonn angegliedert würde. Sie ist zu diesem Zwecke u.a. bereit, die Umhabilitierung von Herrn Professor H. Druckrey als nichtbeamteter außerplanmäßiger Professor für experimentelle Pharmakologie zu gegebener Zeit in Aussicht zu nehmen.

Die Durchführung des Fakultätsbeschlusses ist an die Voraussetzung gebunden, daß – unbeschadet der wissenschaftlichen Selbständigkeit der einzelnen Abteilungen – der Vorsitz des Direktoriums einem von der Medizinischen Fakultät zu wählenden Fakultätsmitglied vorbehalten bleibt".

Die Verhandlungen mit den Regierungen verliefen ebenfalls sehr schleppend. Mehrfach kamen geplante Besprechungstermine nicht zustande. Mangels eines Planes für das zukünftige Gesamtinstitut war es der DFG auch nicht möglich, den Umfang der für nötig erachteten Finanzierungsmaßnahmen exakt zu bestimmen. Daher bat Präsident Hess mit Schreiben vom 20. August 1957 die Mitglieder der Senatskommission für Krebsforschung zu einer weiteren Sitzung nach Heidelberg, wo über folgende Alternative beraten werden sollte:

a. Entscheidung zwischen Bonn und Heidelberg, wobei – bei etwa ähnlichen finanziellen Chancen – die sachlichen Gesichtspunkte allein den Ausschlag geben, oder
b. Teilung der Geldmittel, so daß Bonn etwa das Institut Druckrey bekäme, Heidelberg einen Neubau, dazu evtl. die Ausstattung des strahlenbiologischen Instituts Zimmer.

"Die Lösung a. hätte den Vorteil, daß an *einer* Stelle allmählich das zentrale Institut erwachsen kann; die Lösung b. trüge den bestehenden Schwierigkeiten Druckrey-Lettré Rechnung, vermiede die Bevorzugung einer der vorgesehenen Universitäten und entspräche der z.Zt. stark antizentralistischen Neigung des Senats der Deutschen Forschungsgemeinschaft".

Die Sitzung fand am 5. Oktober 1957 in der Chirurgischen Universitätsklinik statt. Auch dieses Mal fehlten Hamperl und Martius. Noch vor Eintritt in die Tagesordnung teilte Bauer mit, daß die Stadt Heidelberg für das neu zu errichtende Institut einen Bauplatz in unmittelbarem Anschluß an das Gelände für das geplante Klinikum kostenlos zur Verfügung stellen werde.

Präsident Hess gab bekannt, daß er vor wenigen Tagen in Bonn ein Gespräch mit den Herren Hamperl, Kaufmann und Martini geführt habe, in dem die Bonner Herren die Auffassung vertreten hätten, die von der Forschungsgemeinschaft zur Verfügung gestellten Schwerpunktmittel für die Förderung der Krebsforschung sollten nicht auf verschiedene Orte verteilt werden. Herr Martini habe außerdem geäußert, daß nach der Lage der Dinge Bonn verzichten solle; die beiden anderen Herren hätten sich dieser Meinung angeschlossen.

Nach langen Beratungen faßte die Kommission den Beschluß, Senat und Hauptausschuß der DFG zu empfehlen, die zur Verfügung stehenden Mittel nach Heidelberg zu geben. Wie die Kommission betonte, ginge es ihr vor allem darum, eine effektive Nutzung der zur Verfügung gestellten Schwerpunktmittel zu erreichen. Das bedeute aber keinesfalls eine Einschränkung der intensiven Förderung der Institute, die sich mit der Erforschung des Krebses befassen.

Um die notwendige Beteiligung des Landes an den Einrichtungskosten und vor allem den laufenden Kosten zu erreichen, empfahl die Kommission die sofortige Aufnahme der Verhandlungen mit den Landesbehörden. Überlegungen zur inneren Struktur des Zentrums sollte eine Senatskommission der Universität im Kontakt mit der DFG-Kommission für Krebsforschung anstellen.

Weiter sprach sich die Kommission für die Bildung eines Direktoriums als Leitungsorgan des Zentrums aus, das die Abteilungsleiter des Instituts, je einen Vertreter der Medizinischen und der Naturwissenschaftlichen Fakultät und eventuell einen Juristen umfassen sollte, wobei die Federführung zunächst von dem Vertreter der Medizinischen Fakultät wahrgenommen werden sollte.

Weiterhin erteilte die Kommission ihrem Mitglied Prof. Bauer die folgende Ermächtigung:

...Die Kommission für Krebsforschung der Deutschen Forschungsgemeinschaft hat in ihrer Sitzung vom 5. 10. 1957 beschlossen, dem Senat der DFG zu empfehlen, die für die Förderung der Krebsforschung vorgesehenen Sondermittel der Forschungsgemeinschaft zum Ausbau eines Krebsforschungszentrums nach Heidelberg zu geben.

Die Kommission beauftragt ihr Mitglied, Herrn Prof. Dr. K.H. Bauer, die Verhandlungen mit Rektor und Senat sowie hinsichtlich der Fragen des Baugeländes mit dem Oberbürgermeister der Stadt Heidelberg, gegebenenfalls im Zusammenwirken mit dem Präsidenten der DFG, zu führen.

Schon am 23. Oktober wurde der Beschluß der Kommission auf der 26. Sitzung des Senats der DFG in Berlin diskutiert. Auf die Frage, wie die Heidelberger Lösung im einzelnen aussehen sollte, präzisierte Präsident Hess, daß für die Herren Becker, Lettré und Bauer bereits Institute bzw. Kliniken vorhanden seien, Zimmer habe den Ruf nach Heidelberg angenommen, Nothdurft solle im Institut Lettré untergebracht werden und Druckrey solle bei Begründung des Zentrums nach Heidelberg geholt werden. Von den erwünschten Fachgebieten fehlten somit die Biochemie, die Genetik, die Pathologie und die Krebsstatistik. Bei der gegebenen Situation sollte jedoch nicht mehr von einem Krebsforschungsinstitut, sondern von einem Krebsforschungszentrum gesprochen werden.

Der von Präsident Hess formulierte Beschlußvorschlag lautete:

1. Der Senat billigt die Empfehlung der Kommission für Krebsforschung vom 5. Oktober 1957.
2. Der Senat, der über mögliche personelle Schwierigkeiten hinsichtlich der Schaffung und der Arbeit des Krebsforschungszentrums unterrichtet ist, ist der Auffassung, daß angesichts der wichtigen Aufgaben eine Zusammenarbeit zwischen den einzelnen beteiligten Forschern möglich sein sollte.
3. Der Senat bittet deshalb die beteiligten Fakultäten der Universität Heidelberg und erwartet von ihnen, daß sie tunlichst die Voraussetzungen schaffen, die mögliche Reibungen zwischen den beteiligten Forschern im Alltag ausschalten.
4. Der Senat erwartet, daß die beteiligten Fakultäten der Universität Heidelberg den einzelnen Instituten des Krebsforschungszentrums weiterhin ihre Fakultätszugehörigkeit erhalten bzw. neu zu gründende Institute in die jeweilige Fakultät aufnehmen.

Der Senat stimmte dem Vorschlag zu. Hess informierte daraufhin den Ministerpräsidenten von Baden-Württemberg, den Rektor der Universität und den Oberbürgermeister der Stadt Heidelberg über die definitive Entscheidung für Heidelberg.

Verlagerung der Aktivitäten nach Heidelberg

Die ihm von der DFG ausgesprochene Ermächtigung nutzte K.H. Bauer, um jetzt die Fäden in die Hand zu nehmen und die weitere Entwicklung mit bewundernswerter Aktivität voranzutreiben. Bereits vor der definitiven Entscheidung des Senats der DFG schlug er Rektor und Senat der Universität Heidelberg vor, eine Senatskommission zur Weiterverfolgung des Projektes zu gründen. In seiner Sitzung vom 26. November 1957 beschloß der Senat die Bildung einer solchen Kommission, in der Mitglieder der Juristischen, der Medizinischen und der Naturwissenschaftlich–Mathematischen Fakultät vertreten sein sollten. Die jeweiligen Dekane wurden um Personalvorschläge gebeten.

Aufgrund dieser Vorschläge konstituierte sich am 21. Januar 1958 die "Senatskommission zur Errichtung eines Krebsforschungszentrums an der Universität Heidelberg". Mitglieder waren K.H. Bauer, O. Haxel, H. Niederländer, H. Runge und H. Schneider. Die erste Arbeitssitzung fand bereits am 30. Januar unter dem Vorsitz des Rektors, Prof. Reicke, statt. Prof. Hess nahm als Präsident der DFG als Gast teil. Zum Vorsitzenden der Kommission wurde einstimmig K.H. Bauer gewählt.

Auf Vorschlag des Juristen Hans Schneider wurde auf der gleichen Sitzung ein "Verein zur Errichtung des Krebsforschungszentrums Heidelberg e.V." gegründet. Gründungsmitglieder waren die fünf Kommissionsmitglieder, dazu Rektor Siegfried Reicke und der Pathologe Edmund Randerath. Der Zweck des Vereins war es, "unkonventionell überall dort helfend einzuspringen, wo plötzlich aufkommende forscherische Bedürfnisse schnell befriedigt werden sollten, den Nachwuchs zu fördern, auswärtige Forscher einzuladen und Tagungen zu ermöglichen" [14].

Erster Vorsitzender des am 5. März 1958 ins Vereinsregister eingetragenen Vereins wurde Bauer, sein Stellvertreter wurde Hans Schneider. Durch Schenkungen, Stiftungen, Rundfunk- und Fernsehhonorare seiner Mitglieder etc. erwarb der Verein schnell ein beachtliches Vermögen. Insbesondere K.H. Bauer war in der Beschaffung von Geldern für den guten Zweck ein unerreichter Meister. So erreichte er es beispielsweise, daß dem DKFZ jahrelang die Bußgelder des Landes Baden wegen Verkehrsverstößen zuflossen.

Bereits 1962 war das Vermögen des Vereins so angestiegen, daß die Mitglieder eine fachkundige Geschäftsführung und eine

Aufgliederung der Funktionen beschlossen. 1. Vorsitzender blieb K.H. Bauer, zum stellvertretenden Vorsitzenden wurde Prof. Schneider gewählt, Bankdirektor Dr. Kapferer übernahm das Amt des Schatzmeisters, Kassenverwalter wurde Verwaltungsdirektor Wilhelm Ernst, und Dr Bundschuh fungierte als Rechnungsprüfer und Steuerberater. Beim Aufbau des Deutschen Krebsforschungszentrums hat der Verein wertvolle Hilfe geleistet.

Noch im Februar verhandelte Bauer wegen des zugesagten Geländes mit dem Heidelberger Oberbürgermeister; den Leiter des Universitäts-Bauamtes (Reg. Baurat Ulrich Werkle) bat er um Erstellung einer Bauskizze für das geplante Vorhaben.

Auf der Sitzung des Hinterzartener Kreises vom 6.–8. März 1958 beklagte sich Bauer, die Bauvorbereitungen seien dadurch "unnötig verzögert" worden, daß Druckrey und Zimmer "bisher noch keine Pläne vorgelegt" hätten. Auf die Frage nach der baulichen Gestaltung des Gesamtprojektes erwiderte Bauer, er für seine Person wolle das Czerny–Haus mit 150 Betten einbringen; die Herren Lettré und Druckrey sollten mit ihren Instituten zunächst in den beiden Flügelbauten untergebracht werden. Es erscheine ihm allerdings unbedingt notwendig, möglichst bald eine Einigung zwischen den beiden Herren herbeizuführen. Im übrigen habe sich Prof. Eichholtz auf der letzten Sitzung der Medizinischen Fakultät sehr für die Gründung eines Instituts von Druckrey im Rahmen des geplanten Zentrums eingesetzt und dafür den Namen "Institut für experimentelle Pharmakologie" vorgeschlagen.

In getrennten Sitzungen am Abend des 6. März und am Vormittag des 7. März wurden Duckrey bzw. das Ehepaar Lettré um ihre Vorstellungen bezüglich ihrer Eingliederung in das geplante Zentrum gebeten. Am Nachmittag des 7. März wurden beide Parteien gebeten, alle bestehenden Unstimmigkeiten bzw. Kontroversen offen zur Sprache zu bringen. Lettré erklärte daraufhin, er sähe keine Hinderungsgründe für eine Zusammenarbeit, wenn der gute Wille auf beiden Seiten vorhanden sei; Druckrey bemerkte, ihm sei von Kontroversen nichts bekannt.

Anfang Mai legte Prof. Schneider dem Rektor einen Entwurf für eine Verfassung des Krebsforschungszentrums vor und schon Mitte Mai übersandte der Rektor dem Kultusministerium in Stuttgart die von Bauer entworfenen vorläufigen Pläne für das Zentrum zugleich mit Schneiders Satzungsentwurf und der bereits rechtsgültigen Satzung des "Vereins". Die Bauabteilung des Finanzministeriums ermächtigte Bauer, einem Privatarchitekten einen Planungsauftrag zu erteilen. Schon Anfang Juni lagen drei Vorschläge auf der Basis von 60.000 cbm umbauten Raumes vor, die in Besprechungen mit allen Beteiligten diskutiert wurden. Die optimistische Vorstellung Bauers, daß noch 1958 für die Institute Druckrey und Lettré sowie für gemeinschaftliche Einrichtungen wie Photolabor und Bibliothek 5–6 Mio. DM verbaut werden könnten, wurde von der Geschäftsstelle der DFG stark gedämpft, da man dort der Auffassung war, daß mit dem Bau nicht vor Herbst 1958 begonnen werden könne und daher nur eine Rate von 1,5 Mio. DM für 1958 bereitgestellt wurde.

Ernste Dissonanzen mit der DFG verursachte ein Brief Bauers an Hans Schneider vom 1. Juli 1958, in dem er sich gegen die Bezeichnung "Krebsforschungszentrum" wandte und als Alternative den Namen "Institut für Geschwulstbekämpfung und Geschwulstverhütung" vorschlug. In dem Schreiben heißt es:

"... Das Wort 'Krebsforschungszentrum' ist ein guter Terminus für den internen Gebrauch. Für dauernd ist er unmöglich, denn wenn Krebskranke dem 'Krebsforschungszentrum' überwiesen werden, wird ihnen der Verdacht suggeriert, daß ihr Krebs 'erforscht' werden soll, so daß sie sich gleich primär als 'Versuchskaninchen' für Krebsforschung vorkommen. Da ein Krebsforschungszentrum ohne Krebskranke – Krebs ist ein humanspezifisches Problem! – ein Widerspruch in sich wäre, halte ich es für meine Person für richtiger, die menschlichen Belange schon in der Namensgebung in den Vordergrund zu stellen ...
... Mir selbst schwebt, wenn man nicht einen Namen wie Czerny oder Virchow oder dgl. herausstellen will, als Diskussionsgrundlage 'Institut für Geschwulstbekämpfung und Geschwulstverhütung' vor".

Diese völlige Veränderung der DFG-Konzeption löste eine erhebliche Verärgerung bei Präsident Hess und dem von ihm orientierten Adolf Butenandt aus. Hess fuhr umgehend (am 4. Juli) nach Heidelberg, um Bauer wieder auf den Standpunkt der DFG einzuschwören, was offensichtlich nur teilweise gelang.

In seinem Schreiben vom 7. Juli 1958 an Bauer resümiert Hess das Heidelberger Treffen:

"... Schon an einzelnen Stellen unseres Gespräches ... wurde mir deutlich, daß sich Ihre Konzeption im Laufe der Zeit von dem Ausgangspunkt in der letzten Vollversammlung der Kommission für Krebsforschung am 5. Oktober 1957 immer weiter entfernt hat ... während der klinischen Abteilung ... eine Hilfsfunktion zugedacht war, unterscheidet sich nach meinem Eindruck Ihre jetzige Konzeption davon zunächst durch die zentrale Stellung, die der Klinik zukommt. In den Beratungen der Heidelberger Senatskommission trat zum ersten Mal der Gedanke hervor, die Strahlenklinik Becker in das Projekt einzubeziehen ... Jetzt erweitert sich aber nach Ihren letzten Äußerungen diese klinische Abteilung noch um eine chirurgische und vielleicht eine chemotherapeutische. Wenn ich es ... zugespitzt ausdrücken darf, werden in dieser Konzeption die theoretisch-experimentellen Institute zu Annexen des klinischen Zentrums ... Das Verschwinden des Wortes 'Forschungs' bestätigt doch die grundsätzliche Wandlung der Konzeption ...

... Zwischen Ihrer Konzeption und dem, was die Kommission der DFG bisher als ihre Konzeption verfolgt hat, haben sich Unterschiede herausgebildet, die mir persönlich schwer überbrückbar scheinen ...

... In diesem Stadium ist darum die Mitwirkung der Deutschen Forschungsgemeinschaft bei der von Ihnen angeregten Sitzung vom 15. 7. nicht möglich. Aus dem gleichen Grunde möchte ich die gemeinsame Sitzung am 25. Juli dem Herrn Rektor vorerst nicht vorschlagen".

In der Tat kam die für den 25. Juli geplante Sitzung mit dem Rektor, auf der die Stellung des Zentrums zur Universität hätte besprochen werden sollen, nicht zustande.

Butenandt dankte Hess unter dem Datum des 9. Juli für die Übersendung der Durchschrift seines Briefes an Bauer und bemerkte:

"... Ich selbst bin immer dafür eingetreten, daß wir reine Forschungsinstitute begründen, und die notwendige Zusammenarbeit mit den Kliniken sollte dadurch gewährleistet sein, daß diese Forschungsinstitute am Ort einer Universität errichtet würden. Die Aufgabe des Gedankens, ein 'zentrales' Forschungsinstitut zu errichten, und nur ein 'Forschungszentrum' in Heidelberg zu begründen, wurde ja gerade von der Idee aus entwickelt, daß in vielen Heidelberger Kliniken Krebsforschung betrieben wird ... Ob ich mich irre und wir auch eine kleine Bettenstation konzedierten? Ich glaube es nicht, aber es müßte sich ja in den Protokollen finden".

Unter Verdrängung seines eigenen Anteils an den aufgetretenen Meinungsverschiedenheiten und Kontroversen hat Bauer diese Periode später folgendermaßen geschildert:

"Bei der Neuartigkeit und Größe des Projekts konnte es auch nicht ausbleiben, daß es nicht nur zu Spannungen zwischen einzelnen in Aussicht genommenen Forschern, sondern auch zu Meinungsverschiedenheiten über die Satzungsentwürfe, vor allem aber auch zu einem gewissen Antagonismus zu dem ja ganz andere Ziele verfolgenden "Deutschen Zentralausschuß für Krebsforschung und Krebsbekämpfung" kam.
Die Hauptverzögerungen gingen nicht zuletzt zurück auf Versuche, eventuell einen Ausländer für die Leitung des Instituts zu gewinnen, ein zinsloses Darlehen von einer Stiftung für Krebsforschung zu erhalten und vor allem auf formal-rechtliche Versuche, das Projekt – statt es von unten nach oben wachsen zu lassen – von oben zu dekretieren, z.B. durch eine, wie man heute sagen würde, "Gipfelkonferenz", für die keine geringeren als der Ministerpräsident und der Landtagspräsident, zwei Ressortminister, die Präsidenten der DFG und des DZA,

der Rektor und der Oberbürgermeister der Stadt Heidelberg aufgeboten werden sollten. Natürlich war es "nicht gelungen, einen gemeinsamen Termin zu vereinbaren"! Nun, die Kraft der Argumente für die Errichtung eines Krebsinstituts war stärker als die Kräfte derer, die sich gegen seine Verwirklichung wandten" [14].

Man traf sich erst wieder am 21. November 1958, als die DFG-Kommission für Krebsforschung in Heidelberg tagte. Die Senatskommission der Universität Heidelberg hatte für diese Sitzung (an der aus Heidelberg nur Bauer teilnahm) einen Satzungs-Entwurf für das Zentrum ausgearbeitet, außerdem wurden von einem Privatarchitekten ausgearbeitete Rohentwürfe für die zunächst zu errichtenden Räumlichkeiten vorgelegt.

Bauer trug eingangs vor, daß die Senatskommission der Universität nach eingehender Diskussion zu der Auffassung gelangt sei, das zu gründende Institut müsse ein Institut *der* Universität Heidelberg sein. Ein Institut *an der* Universität erscheine unzweckmäßig, weil die Universität mehrere Institute einbringe (Czerny–Klinik, Institut für experimentelle Zellforschung, Lehrstuhl Zimmer). Im übrigen sei der Rechtscharakter einer Stiftung anzustreben, da dieser die Möglichkeit biete, von den verschiedensten Seiten finanzielle Zuwendungen entgegenzunehmen.

Hess verwies darauf, daß die Vorstellungen der Senatskommission eine wesentliche Änderung gegenüber dem Beschluß der DFG-Kommission vom 23. Oktober 1957 bedeuteten. Butenandt ergänzte, daß auch die in den Statuten projektierte "Anstalt" mit einer großen Klinik den DFG-Vorstellungen nicht mehr entspräche. Man einigte sich schließlich dahingehend, daß zunächst nur die Errichtung eines Instituts für Experimentelle Pharmakologie (Druckrey) nötig sei, daß aber auch Lettré eines neuen, wirklich arbeitsfähigen Institutes bedürfe. Daneben sollten im weiteren Ausbau des Zentrums weitere Institute (z.B. Biochemie, Pathologie, Statistik) vorgesehen werden.

Butenandt ließ sich von Bauer bestätigen, daß von den 3 Millionen DM der DFG nichts für den Ausbau der Czerny-Klinik verwendet würde. Der Satzungsentwurf der Heidelberger Senatskommission wurde eingehend diskutiert und zahlreiche Änderungsvorschläge gemacht. Die Universität Heidelberg wurde gebeten, Prof. Druckrey ein offizielles Angebot zu machen.

Die beiden auf der Sitzung gefaßten Beschlüsse lauteten:

1. Die Kommission empfiehlt dem Senat der Deutschen Forschungsgemeinschaft das Heidelberger Projekt und vertritt die Auffassung, die Verwirklichung des Vorhabens solle mit der Errichtung des Instituts für Experimentelle Pharmakologie (Druckrey) und mit dem Neubau des Instituts für Experimentelle Zellforschung (Lettré) begonnen werden. Dabei geht sie von der Voraussetzung aus, daß später weitere Fachgebiete, wie z.b. Biochemie und andere, durch Institute im Rahmen des Heidelberger Zentrums vertreten sein werden.
2. Als Name der Anstalt wird vorgeschlagen: "Anstalt für Geschwulstforschung und -behandlung der Universität Heidelberg".

Diese Beschlüsse stellten aus der Sicht der DFG einen nicht voll befriedigenden Kompromiß dar. Präsident Hess bemerkte, die heutige Diskussion habe "in ausreichendem Maße" gezeigt, welche Schwierigkeiten aus der Anlehnung des projektierten Zentrums an eine Universität resultierten. Die Zukunft werde lehren müssen, ob man mit Zufriedenheit auf das Projekt werde blicken können oder nicht. Er selbst werde nach Annahme des auf der heutigen Sitzung geänderten Satzungsentwurfes durch den Senat der DFG (woran er nicht zweifle) das Sonderprojekt "Anstalt für Geschwulstforschung und -behandlung der Universität Heidelberg" dem Wissenschaftsrat vortragen.[35] Baldige Verhandlungen der Universität mit der Landesregierung seien ratsam, da der Wissenschaftsrat nur Empfehlungen für "wirklich spruchreife Projekte" erteile.

Hess setzte sich wenige Wochen später im Wissenschaftsrat für den Bau der Institute Druckrey und Lettré ein. Dieser konnte sich jedoch zu einer Finanzierung noch nicht entschließen, da weder definitive Baupläne noch eine Garantie für die Übernahme der laufenden Kosten durch das Land vorlagen.

Schon sehr bald traten neue Schwierigkeiten auf. Die Naturwissenschaftlich-Mathematische Fakultät in Heidelberg lehnte den Satzungsentwurf ab, da er keinen Passus über die Bestellung der Direktoren und Institutsleiter des Zentrums enthalte. Nach dieser Fassung der Satzung könne gegen ihren Willen ein Institutsleiter ernannt werden, der – wie z.B. Herr Druckrey – von ihr abgelehnt werde. Die Medizinische und Naturwissenschaftlich-Mathematische Fakultät schlugen der Heidelberger Senatskommission folgenden Satzungszusatz vor:
"Die Vorschläge für die Stellenbesetzung der Institutsleiter

werden von der Medizinischen Fakultät im Einvernehmen mit der Naturwissenschaftlichen Fakultät auf dem üblichen Dienstwege eingebracht".

Hess und Butenandt empfanden die Entscheidung der Naturwissenschaftlich-Mathematischen Fakultät als diffamierend und ungerechtfertigt, waren sich jedoch darüber im klaren, daß es wenig sinnvoll sei, Druckreys Kandidatur in Heidelberg gegen die offenbar einseitig informierten und gezielt beeinflußten Fakultätsmitglieder weiterzuverfolgen.[36]

Schließlich äußerte sich Hess in einem Schreiben vom 9. Januar 1959 an K.H. Bauer:

"... Ich bedauere es auf das lebhafteste, daß die neue Polemik gegen Herrn Druckrey, die dem Plan einer Anstalt für Krebsforschung in Heidelberg wieder ernsthafte Gefahr bringt, offenbar von den gleichen Personen betrieben wird, die nach dem mir vorliegenden Aktenvermerk über die Gespräche in Hinterzarten vom März 1958 damals versichert hatten, daß sie keine Hinderungsgründe für die Zusammenarbeit mit Herrn Druckrey sähen. Ich kann dieses intrigante Verhalten nur als unwürdig bezeichnen. Auf der anderen Seite wird ... die Forschungsgemeinschaft die freie Mitwirkung der beteiligten Fakultäten auch bei den Erstbesetzungen der Anstalt nicht irgendwie einschränken wollen. So haben m.E. die Fakultäten durchaus das Recht, den Satzungsentwurf in diesem Punkte zu ergänzen".

Trotz dieser persönlichen Enttäuschungen setzte sich Hess auf der Senatssitzung der DFG am 13. März 1959 in Bad Godesberg für eine weitere Förderung des Projektes "Krebsforschungszentrum Heidelberg" ein und ließ sich vom Senat beauftragen, das Projekt weiterhin beim Wissenschaftsrat zu vertreten.

Unter dem Datum des 6. Juni 1959 informierte Bauer als Vorsitzender der Senatskommission der Universität Heidelberg den neuen Rektor, Prof. Dr. Wilhelm Hahn, über zwei Unterredungen mit Richard Kuhn und Gerhard Domagk. In dem Brief heißt es u.a., Kuhn habe die für die Durchführung der Zwecke des Instituts notwendige Bettenzahl auf mindestens 200 (einschließlich der Isolierungsbetten für Patienten mit eingebrachten radioaktiven Substanzen) geschätzt. Diese Betten dürften natürlich keinesfalls auf die Bettenzahl des Klinikums angerechnet werden. Eine Abteilung für Krebsstatistik sei zu begrüßen; in der Frage des Leiters der Abteilung für experimentelle Pharmakologie halte er den Vorschlag Schmähl für gut. Vom Bau einer "Dependance" für den inzwischen in Karlsruhe ausgezeichnet ausgestatteten Prof. Zimmer rate Kuhn ab; allerdings sollte Zimmer in Heidelberg für Fragen der

Strahlenbiologie mit zur Verfügung stehen. Die Frage einer Abteilung für Biochemie halte Kuhn für wenig vordringlich.

In ganz ähnlicher Weise habe sich Domagk für eine klinische Abteilung für Strahlenbehandlung und Chemotherapie sowie die frühzeitige Errichtung einer Abteilung für Krebsstatistik ausgesprochen. In der positiven Beurteilung von Schmähl stimme er mit Kuhn überein. Auch in der Frage der Abteilung für Biochemie vertrete Domagk einen ähnlichen Standpunkt wie Kuhn.

Bauer war offenbar weiterhin bestrebt, die von ihm gewünschte Erweiterung des ursprünglichen Grundkonzeptes der DFG durchzuboxen. Diesem Ziel diente auch eine erste, gemeinsam mit Richard Kuhn und Otto Haxel verfaßte 11seitige "Denkschrift betreffend Anstalt für Geschwulstforschung und Geschwulstbehandlung der Universität Heidelberg" [131], die Bauer zusammen mit dem Satzungsentwurf Schneiders und einem Raum- und Personalbedarfsplan am 15. Juli 1959 dem damaligen Kultusminister Gerhard Storz überreichte.

Die Stuttgarter Ministerialbürokratie empfand die drängelnden Aktivitäten Bauers zunehmend als lästig[37]; das Kultusministerium teilte Ende Juli mit, daß das Heidelberger Projekt "bevorzugt bearbeitet" würde. Aber erst am 10. November 1959 fand eine erste Besprechung zwischen Vertretern des Kultusministeriums und des Finanzministeriums statt. Dabei wurde festgestellt, daß die bisher eingereichten Unterlagen nicht ausreichend seien. "Der Entwurf der Anstaltssatzung sagt nichts darüber aus, wer die Stiftung errichten, wer Träger der Stiftung und der einmaligen und laufenden Kosten sein soll". Die Vertreter beider Ministerien waren sich einig, daß die einmaligen und laufenden Kosten der Anstalt von der Ländergemeinschaft des Königsteiner Staatsabkommens oder gemeinsam von Bund und Ländergemeinschaft getragen werden sollten und daß die Finanzierungsfragen geklärt sein müßten, bevor sich der baden-württembergische Ministerrat festlegen könne.[38] Sowohl die wissenschaftlichen als auch vor allem die haushaltsmäßigen Fragen müßten mit dem Generalsekretär des Wissenschaftsrates, Min.Dir. Dr. Friedrich Schneider, mit dem Leiter der Gesundheitsabteilung des Bundesministeriums des Innern, Min.Dir. Dr. Josef Stralau, und dem Präsidenten des Deutschen Zentralausschusses, Prof. Dr. Heinrich Gottron, abgeklärt werden.[39] Die Absicht des Kultusministeriums, alle diese Herren sowie den Präsidenten der DFG und den Rektor und den Vorsitzenden der Senatskommission der Universität Heidelberg zu einer gemeinsamen Sitzung nach Stuttgart einzuladen, ließ sich offenbar nicht realisieren, so daß viel Zeit für zahlreiche Einzelgespräche zur Abklärung der offenen Fragen verloren ging.

Erfreulicher war die Entwicklung des "Vereins" und dessen Erfolge beim Einwerben von Geldmitteln. Zunächst hatte die Fa. Brown Boveri im Mai 1960 die Summe von 50.000.- DM gespendet. Im Anschluß an einen Vortrag Bauers auf einer Jubiläumsveranstaltung der Bundesarbeitsgemeinschaft der Mittel- und Großbetriebe des Einzelhandels e.V. am 14. Juni 1961 in Baden-Baden stellte das Präsidium des Verbandes dem Verein eine Spende von 325.000.- DM zur Verfügung. Zahlreiche Einzelspenden von Krebspatienten und Industriellen gingen ein, und ein Fernsehvortrag Bauers im Jahre 1962 löste einen ganzen Reigen von Nachlässen für das DKFZ aus, von denen einige in sechsstelligen Bereichen lagen. "... Auf deutsch: Wir haben einen ganz ausgezeichneten finanziellen Hintergrund, der sich bereits auf über 1 Million erstreckt". (Schreiben von K.H. Bauer an W. Büngeler vom 30. Oktober 1961).

Anläßlich der Etatberatungen zwischen den Landesministerien und der Universität Heidelberg am 21. Juli 1960 hatte Bauer Gelegenheit, vor dem versammelten Kreise von Ministerialbeamten, Vertretern der Universitäts- und Klinikverwaltung und Angehörigen des Lehrkörpers über das Projekt des Krebsforschungszentrums vorzutragen. Der neu ernannte Leiter der Hochschulabteilung im Kultusministerium, Min.Dirig. Dr. Heinz Autenrieth, schlug in der anschließenden Diskussion vor, eine allgemeinverständliche Denkschrift zu veröffentlichen, die nicht nur die beteiligten Behörden, sondern auch Parlamentarier, Finanzleute und sonstige Persönlichkeiten des öffentlichen Lebens ansprechen sollte.

Das von Bauer verfaßte Manuskript ging Ende Dezember 1960 in Satz. Bezüglich der Fassung einiger Textstellen gab es jedoch noch Dissonanzen mit dem Kultusministerium. Bauer hatte nämlich inzwischen auch das Institut für Virusforschung in den Organisationsplan des zu errichtenden Krebsforschungszentrums einbezogen.

Dieses Institut - ursprünglich eine Abteilung der Biologischen Reichsanstalt Berlin-Dahlem - war im Kriege nach Heidelberg verlagert und auf verschiedene Kliniken und Institute der Universität verteilt worden. Die verstreuten Laboratorien wurden nach dem Kriege wieder zusammengefaßt und zogen als "Institut für Virusforschung Heidelberg" unter der Leitung von Prof. G.A. Kausche in von der Universität zur Verfügung gestellte Räume in der Thibautstrasse ein. Finanziert wurde das Institut durch das sog. "Königsteiner Abkommen".

Die Textfassung, mit der Bauer dieses Institut und seine Aufgaben im Rahmen des geplanten Krebsforschungszentrums beschrieben hatte, wurde vom Ministerium moniert, und Bauer wurde telephonisch gebeten, bestimmte Passagen wegzulassen. Unter dem Datum des 28. Februar 1961 findet sich folgender Vermerk:

"... Prof. Dr. Bauer erklärte zunächst, er könne den Druck nicht mehr abstoppen. Das Kultusministerium hätte Zeit genug gehabt, seine Wünsche vorzutragen. Herrn Prof. Bauer wurde zu verstehen gegeben, daß seine Übung, Schreiben dienstlichen Inhalts persönlich zu adressieren, nicht die von ihm erwünschte Beschleunigung mit sich bringe, sondern zu verschiedenen Verzögerungen gegenüber der an das Kultusministerium gerichteten Dienstpost führe ...".

Die telephonisch durchgegebenen Änderungswünsche des Ministeriums wurden selbstverständlich noch berücksichtigt.

Die 46 Druckseiten starke, vom Springer-Verlag vorzüglich ausgestattete und in 2.000 Exemplaren gedruckte Denkschrift [10] wurde ab 15. März 1961 an alle irgendwie in Betracht kommenden Parlamente, Ministerien, Behörden, Wissenschaftler und Presseorgane verteilt.

Die Denkschrift ging von der Tatsache aus, daß unter allen vergleichbaren Staaten der Welt die Bundesrepublik Deutschland das einzige Land war, welches bis dato kein zentrales Krebsforschungsinstitut besaß. Sie enthielt eine allgemeine Übersicht über das Krebsproblem und über Krebsforschungsinstitute und begründete sodann die Verbindung mit der Universität Heidelberg und die erforderliche Zusammenarbeit mit anderen Einrichtungen des Bundes und der Länder. Der Schlußteil galt den Leitgedanken für die innere Organisation des geplanten Krebsforschungszentrums, wobei Bauer seine Idee der "Krebsforschung unter einem Dach" erstmalig einem breiteren Interessentenkreis nahebrachte und detaillierte Angaben über die Aufgaben der zukünftigen Institute machte.

Merkwürdigerweise findet sich die 1958 von Bauer vorgeschlagene und von der DFG widerstrebend akzeptierte Bezeichnung "Anstalt für Geschwulstbekämpfung und Geschwulstverhütung" weder in der Denkschrift, noch taucht sie später noch einmal auf. Was Bauer veranlaßt hat, von seinem Vorschlag wieder Abstand zu nehmen, bleibt unklar.

Nur wenige Monate zuvor waren die Empfehlungen des Wissenschaftsrates zum Ausbau der wissenschaftlichen Einrichtungen an den bundesdeutschen Hochschulen erschienen, in denen zur Frage der Krebsforschung folgender Satz enthalten war: "Man wird erhöhte Aufmerksamkeit aber auch neuen Formen überregionaler Forschungseinrichtungen widmen müssen, die, wie das geplante Krebsforschungszentrum in Heidelberg, mit einer Hochschule verbunden oder als Außenstellen für ganze Disziplinen geschaffen werden müssen". Es versteht sich, daß Bauer diesen Satz der Denkschrift voranstellte.

Inzwischen hatte Dr. Alex Möller, damals Fraktionsvorsitzender der SPD im Landtag von Baden-Württemberg und Vorsitzender seines Finanzausschusses, am 12. Dezember 1960 einen Antrag auf Bereitstellung von Mitteln für die Planung des Heidelberger Zentrums eingebracht. Der Antrag wurde sofort im zuständigen Unterausschuß bearbeitet, und schon am 25. Januar 1961 erhöhte der Finanzausschuß die für die Bebauung des Neuenheimer Feldes bereits vorgesehene Planungsrate von 30.000.- DM um weitere 50.000.- DM zugunsten des Krebsforschungszentrums [13].

In der für die Verwendung dieser Gelder so wichtigen Architektenfrage war bereits eine glückliche Entscheidung getroffen worden. Auf Vorschlag von Finanzminister Dr. Hermann Müller waren Kontakte mit dem durch seine Beteiligung am Stuttgarter Fernsehturm und den Neubau des Stuttgarter Landtags bekannt gewordenen Architekten Dipl.-Ing. Erwin Heinle aufgenommen worden. In einer Sitzung am 28. April 1961 in Stuttgart mit Vertretern der Ministerien, der Staatlichen Baubehörden und der Universität Heidelberg wurde Heinle beauftragt, Planungsunterlagen zur Vorlage im Ministerrat bis zum September 1961 zu erarbeiten. Reg. Baurat Ulrich Werkle wurde gebeten, den mit dem Lande abzuschließenden Architektenvertrag zu formulieren.

Der erste offizielle Kontakt mit dem Wissenschaftsrat in der Angelegenheit Krebsforschungszentrum Heidelberg fand am 15. Juni 1961 in Köln statt. An der Sitzung unter Leitung des Vorsitzenden der Wissenschaftlichen Kommission des Wissenschaftsrates, Prof. Wolfgang Bargmann (Kiel), nahmen die Professoren Hess und Kaufmann (für die DFG), Butenandt und Kuhn (für die MPG) sowie K.H. Bauer teil. Dabei wurden Fragen der Rechtsform der zu schaffenden überregionalen Einrichtung, der Gliederung des Zentrums, der Zusammensetzung eines für die Berufungen zuständigen Gremiums sowie der Beziehung dieser Wissenschaftler zum Lehrkörper der Universität Heidelberg diskutiert.

Bargmann informierte den Kultusminister des Landes Baden-Württemberg, Dr. Storz, mit Schreiben vom 19. Juni 1961. Er führte darin u.a. aus, daß sich die Besprechungsgruppe zur Frage der Rechtsform nicht fachkundig zu äußern vermochte. Bezüglich der Gliederung des Zentrums sei die Gruppe zu folgender Empfehlung gekommen:

1. Institut für experimentelle Krebsforschung (Prof. Lettré) mit angegliederter Abteilung "Tumorbiologie" (Frau Dr. Lettré);
2. Institut für Virusforschung;
3. Biochemie;
4. Pharmakologie und Chemotherapie;
5. Morphologische Geschwulstforschung (mit Abteilung für Elektronenmikroskopie);
6. Nuklearmedizin (mit Abteilung "Medizinischer Strahlenschutz");
7. Statistik und Dokumentation;
8. Tierhaus mit der Möglichkeit, Forschung zu treiben.

Das Czerny-Krankenhaus gehöre nicht in das Zentrum, doch sollte sein Leiter im Direktorium des Zentrums vertreten sein.

Einstimmig habe die Gruppe die Auffassung vertreten, daß das für die Berufungen verantwortliche Gremium in seiner Zusammensetzung dem überregionalen Charakter der Institution Rechnung tragen und diesen zum Ausdruck bringen müsse, nicht zuletzt wegen der Finanzierungsmöglichkeit durch das Königsteiner Abkommen. Zwar müßten die Medizinische und die Naturwissenschaftliche Fakultät der Universität Heidelberg in angemessener Weise vertreten sein, doch sollte der Anteil an Persönlichkeiten aus den genannten Heidelberger Fakultäten nicht überwiegen.

Bei der Besetzung der Stellen für die leitenden Wissenschaftler des Zentrums stehe die Qualität der betreffenden Gelehrten als Forscher im Vordergrund; die Lehrtätigkeit sei gegenüber der Forschungstätigkeit nachgeordnet.

Am 24. Juli 1961 wandte sich Bargmann mit einem Vorschlag für die Zusammensetzung des für Berufungsvorschläge zuständigen Gremiums an Kultusminister Storz. Im Einvernehmen mit Hess und Butenandt schlug er folgende Liste vor:

1. Dekan der Medizinischen Fakultät Heidelberg
2. Dekan der Naturwissenschaftl.-Math. Fakultät Heidelberg
3. Prof. Dr. K.H. Bauer, Heidelberg

4. Prof. Dr. A. Butenandt, München
5. Prof. Dr. H. Hamperl, Bonn
6. Prof. Dr. C. Kaufmann, Köln
7. Prof. Dr. R. Kuhn, Heidelberg

Das Kultusministerium akzeptierte diesen Vorschlag und lud die genannten Herren auf den 24. November 1961 nach Heidelberg ein. Auf dieser von Kultusminister Storz geleiteten Sitzung[40] konstituierte sich die "Sachverständigenkommission zur Errichtung eines Krebsforschungszentrums in Heidelberg". Auf Vorschlag von Minister Storz wählten die anwesenden Kommissionsmitglieder Prof. Kuhn zum Vorsitzenden, Prof. Hamperl zum stellvertretenden Vorsitzenden, außerdem zur Koordinierung der Kommissionsarbeit Oberregierungsrat Heinz Roesinger als beratendes Mitglied. Als Aufgaben der Kommission wurden definiert:

1. Vorschläge über die innere und äußere Struktur eines überregionalen KFZ in Heidelberg.
2. Personelle Vorschläge zur Besetzung der im KFZ vorgesehenen Abteilungsdirektorenstellen.

"Die Arbeitsergebnisse der Kommission sollen dem Kultusministerium als Material für den Bericht an die Landesregierung dienen, die alsbald in die Lage versetzt werden soll, die noch erforderliche Entscheidung über die institutionelle Errichtung der Forschungsstätte zu treffen".

Zu Beginn der Sitzung referierte Prof. Bauer über den inzwischen von Architekt Heinle erarbeiteten Bau-Vorentwurf, der bei einem Raumbedarf von 1.500 qm und 62.– DM pro cbm umbautem Raum Gesamtkosten von 27 Mio. DM veranschlagte. Dazu kämen noch 3 Mio. DM für einmalige Einrichtungskosten und 2,8 Mio. DM jährlich für den laufenden Betrieb. Der Plan sah folgende Abteilungen vor:

1. Abteilung für Statistik und Dokumentation
2. Abteilung für Tumorbiologie (Lettré)
3. Abteilung für Biochemie
4. Abteilung für Toxikologie und Chemotherapie (Schmähl)
5. Abteilung für Geschwulstmorphologie

6. Abteilung für Virusforschung (Munk)
7. Abteilung für Nuklearmedizin mit 20 Forschungsbetten (Scheer)
8. Direktorialabteilung.

In der Frage der Forschungsbetten waren sich die Kommissionsmitglieder nicht einig; diese sollte noch im einzelnen geprüft werden. Dagegen war die Kommission einstimmig der Meinung, daß die Strahlenbiologie im KFZ vertreten sein müsse.

In der Frage der Rechtsform wurde betont, daß dabei die Möglichkeiten einer überregionalen Finanzierung und die Regelung der Mitarbeiterversorgung von großer Bedeutung seien, wobei nicht zuletzt auch die Frage der Beziehungen zur Universität geprüft werden müsse. ORR Roesinger wurde gebeten, alsbald Satzungsentwürfe für die Alternativen "Stiftung des öffentlichen Rechts" und "Unmittelbar dem Land unterstelltes staatliches Forschungsinstitut" auszuarbeiten.

Hinsichtlich der Arbeitsweise und der Kompetenz der Kommission vertrat Butenandt die Auffassung, daß

"im Hinblick auf ein überregionales Institut und auf Grund der Aufgabenstellung der Kommission die Besetzungsvorschläge der Kommission nur an den Herrn Kultusminister zu richten sind. Dabei soll die Kommission wie eine Fakultät bei Berufungen verfahren, d.h., jedes Kommissionsmitglied müsse die Möglichkeit haben – und diese auch wegen der großen Verantwortung wahrnehmen –, sich selbst durch Einholen von Gutachten, Anhörung von Lehrproben, persönlicher Fühlungnahme mit den Kandidaten und Studium seiner wissenschaftlichen Arbeiten ein genaues Bild über die Eignung des Kandidaten zu machen".

Nur so könne ein Besetzungsvorschlag der Kommission erarbeitet werden.

Am 27. Januar 1962 fand eine Sitzung der "Senatskommission" statt, an der der Rektor der Universität, Prof. Fritz Ernst, die Dekane Margot Becke und Josef Hämel sowie die Professoren K.H. Bauer, Otto Haxel und Hans Schneider teilnahmen. Beraten wurde über die Rechtsform des zukünftigen Zentrums. Am günstigsten erschien den Versammelten die Rechtsform einer "Stiftung des öffentlichen Rechts". Prof. Schneider wurde beauftragt, einen neuen Satzungsentwurf anzufertigen. Man war sich auch einig, daß zur Realisierung der anstehenden Planungen für das Zentrum ein eigenes Büro erforderlich sei.

Anfang Februar 1962 wurde Bauer von Rektor und Senat der Universität beauftragt, ein solches "Vorbereitendes Büro für die Errichtung des Krebsforschungsinstituts" einzurichten und zu leiten.

Das im Schwesternhochhaus I im Neuenheimer Feld untergebrachte Büro wurde von Bauer am 1. März 1962 in Betrieb genommen, nachdem er am Tage zuvor die von ihm seit 1. Januar 1943 geleitete Chirurgische Universitätsklinik an seinen Schüler und Amtsnachfolger Fritz Linder übergeben hatte. Das "Vorbereitende Büro" wurde schnell – wie Bauer selbst formuliert hat [14] – "zur Keimzelle des kommenden Krebsforschungszentrums".

Die zweite Sitzung der Sachverständigen-Kommission fand am 30. April unter dem Vorsitz von Richard Kuhn statt. Neben den acht Kommissions-Mitgliedern nahmen als Gäste Ministerialdirigent Dr. Autenrieth, Rektor Fritz Ernst, Präsident Hess, Prof. Hans Schneider und ein Vertreter der MPG teil. Die Diskussion drehte sich außer um die Rechtsform erstmals um die Besetzung der leitenden Stellen im DKFZ; für die Vorlage im Ministerrat wurden Haushaltspläne angefordert.

Die dritte Sitzung der Kommission fand am 20. Juli 1962 im Hotel "Excelsior" in Köln statt. Es ging dabei um den Einbau des zur Universität gehörenden Instituts Lettré und des vom Königsteiner Abkommen finanzierten Instituts für Virusforschung (Direktor: Priv. Doz. Dr. Klaus Munk), um Betten für die Abteilung Nuklearmedizin und um Vorschläge für die Leitung der Abteilungen für Geschwulstmorphologie, Biochemie, Nuklearmedizin sowie Toxikologie und Chemotherapie. (Die Frage einer Abteilung für Statistik und Dokumentation wurde noch zurückgestellt.) Die Diskussion zeigte ein weiteres ernstes Problem auf: Wie wollte man qualifizierte Nachwuchsforscher gewinnen und binden, wenn sie für mehrere Jahre der Planungs- und Bauzeit des Krebsforschungszentrums keine Forschungsmöglichkeiten am Ort ihrer Berufung hatten und wenn sie nicht selbst an der endgültigen Planung beteiligt wurden?

Diese Frage veranlaßte Bauer, Butenandt vorzuschlagen, das Zentrum in zwei Baustufen zu errichten. Dieses Vorgehen würde es gestatten, die in Aussicht genommenen Forscher schnell zu berufen und sie an der endgültigen Planung aktiv zu beteiligen. Nach Butenandts prinzipieller Zustimmung zu diesem Vorschlag wurden bereits am nächsten Tag schon zuvor eingeholte Angebote – darunter auch das der sogenannten "Herrenmühle" – zusammen mit dem Architekten Dipl.-Ing. Heinle auf ihre Brauchbarkeit geprüft. Es lag nahe, den Vorschlag des Architekten aufzugreifen, durch Einsatz von Fertigbauten und durch Aufteilung des Gesamtobjektes in fünf Einzelgebäude eine längere Planungsphase zu erübrigen und so das gesamte Bauprojekt in etwa 8 Monaten realisieren zu können.

Allerdings blieben so wichtige Fragen wie die der Finanzierung und die des Standortes weiterhin ungeklärt.

Am 15. Dezember 1962 erschien im "Staatsanzeiger für Baden-Württemberg" ein ausführlicher Artikel, in dem nach Angaben des Finanzministers Dr. Hermann Müller die Erstellungskosten des Krebsforschungszentrums auf 42,4 Mio. DM, die jährlichen Betriebskosten auf 4,2 Mio. DM geschätzt wurden [14].

Am 4. Dezember 1962 stimmte der Ministerrat des Landes Baden-Württemberg der Errichtung eines überregionalen Krebsforschungszentrums in Heidelberg grundsätzlich zu. Der Beschluß des Ministerrates lautete:

1. Der Errichtung eines überregionalen Krebsforschungszentrums in Heidelberg wird grundsätzlich zugestimmt. Das Krebsforschungszentrum soll in der Rechtsform einer Stiftung des öffentlichen Rechts errichtet und betrieben werden; die Landesregierung behält sich jedoch einen endgültigen Beschluß über die Rechtsform bis zum Abschluß der Verhandlungen und der rechtlichen Prüfung vor.
2. Das Kultusministerium wird beauftragt, im Benehmen mit dem Finanzministerium Verhandlungen hinsichtlich der gemeinsamen Finanzierung des Krebsforschungszentrums durch den Bund und die Länder zu führen und hierüber der Landesregierung zur Beschlußfassung zu berichten.
3. Das Kultusministerium wird ermächtigt, mit den von der Sachverständigenkommission vorgeschlagenen Gelehrten, die als Leiter der Einzelinstitute des Krebsforschungszentrums vorgesehen sind, Berufungsverhandlungen zu führen.
4. Die Landesregierung nimmt die Aufnahme von fünf Stellen für ordentliche Professoren der Bes.Gr. AH 2 und fünf Stellen für wissenschaftliche Assistenten in den Nachtrag zum Staatshaushaltsplan für 1963 bei Kap. 0436 in Aussicht. Die Berufungsverhandlungen können in der Zwischenzeit auf der Grundlage vorhandener unbesetzter Lehrstühle geführt werden.

Als Rechtsform für das Zentrum wurde diejenige einer "Stiftung des öffentlichen Rechtes" gewählt [19]. Kultus- und Finanzministerium wurden beauftragt, Verhandlungen mit Bund und Ländern über eine gemeinsame Finanzierung einzuleiten, und der Kultusminister wurde gebeten, Berufungsverhandlungen mit den von der Sachverständigen-Kommission vorgeschlagenen Wissenschaftlern zu führen.

Damit war endlich für definitive Verhandlungen auf allen Ebenen grünes Licht gegeben.

Finanzplanung und Rechtsform des Zentrums

Die Verhandlungen über die Rechtsform und die Finanzierung des Heidelberger Zentrums hatten zahlreiche, z.T. unvorhergesehene Schwierigkeiten, terminliche Hemmnisse und bürokratische Hürden zu überwinden.

Nachdem die Pläne eines Krebsforschungszentrums im Rahmen der Max-Planck-Gesellschaft gescheitert waren und der Senat der DFG sich für den Standort Heidelberg entschieden hatte, ging es um die Voraussetzungen für die Vergabe der von der DFG schon früher bereitgestellten 3 Millionen DM und um eine Zusage des Landes Baden-Württemberg hinsichtlich der Mitbeteiligung am Aufbau und späteren Unterhalt des Zentrums sowie der Bereitstellung der benötigten Planstellen für seine Mitarbeiter. In optimistischer Verkennung der zu überwindenden Schwierigkeiten glaubte man in der "Senatskommission", daß das grundsätzliche Einverständnis der Landesregierung bis Anfang 1959 erreicht werden könne.

Dies war leider nicht der Fall. Zunächst einmal beklagte sich das Kultusministerium, daß es in dem Satzungsentwurf für das Krebsforschungszentrum übergangen werde. Wenn sich das Land finanziell "in überwiegendem Maße" beteiligen solle, dann müsse auch die Vertretung des Landes in den aufsichtsführenden Gremien stärker sein. Das Staatsministerium wies darauf hin, daß vor der Entscheidung im Ministerrat seitens des Kultusministeriums keinerlei Zusagen bezüglich der Zurverfügungstellung von Landesmitteln gemacht werden dürften. Das Finanzministerium schließlich war natürlich bemüht, eine für das Land möglichst kostengünstige Lösung zu finden. Es vertrat die Ansicht, daß die einmaligen und laufenden Kosten der Anstalt von der Ländergemeinschaft des Königsteiner Abkommens[41] oder gemeinsam vom Bund und Ländern getragen werden sollten.

Mehrere Sitzungen Anfang 1960 brachten keine Fortschritte. Die Vertreter der Universität, insbesondere K.H. Bauer, verwiesen auf die Dringlichkeit des Projektes und bedauerten die Stagnation der Angelegenheit; die Vertreter des Landes machten geltend, daß die vorgelegten Unterlagen nicht ausreichend seien. Auf einer Sitzung im Kultusministerium am 5. August 1960, an der von seiten der Universität der Rektor, Prof. Hahn, sowie die Professoren Bauer, Randerath und Schneider teilnahmen, einigte man sich, daß das Zentrum vorbehaltlich der Entscheidung des Ministerrates die Rechtsform einer Stiftung des öffentlichen Rechtes erhalten sollte und daß zur Vorbereitung dieser Entscheidung noch Besprechungen über den Raumbedarfsplan und die Erstellung einer Denkschrift zweckmäßig seien. Einen weiteren Schritt voran bildete die Konstituierung der von Kultusminister Storz im Einvernehmen mit dem Wissenschaftsrat gebildeten Sachverständigenkommission am 24. November 1961. Hier konnte Bauer erstmalig die von Dipl.Ing. Heinle erarbeiteten ersten Bauentwürfe vorlegen, die Bau- und Einrichtungskosten von rund 30 Mio. DM sowie einen jährlichen Betriebszuschuß von ca. 2,8 Mio. DM auswiesen.

Unter dem 13. April 1962 gingen ein von Oberregierungsrat Roesinger verfaßter Satzungsentwurf, der Entwurf eines Landesgesetzes über das Institut (für den Fall, daß man sich für eine öffentlich-rechtliche Anstalt entscheiden sollte) sowie eine Stellungnahme zur Eingliederung der bereits bestehenden Institute Lettré und Munk ein.

Einen entscheidenden Impetus erhielten die Finanzverhandlungen erst, nachdem der Ministerrat des Landes Baden-Württemberg am 4. Dezember 1962 der Errichtung eines überregionalen Krebsforschungszentrums in Heidelberg in der Rechtsform einer Stiftung des öffentlichen Rechtes grundsätzlich zugestimmt und das Kultusministerium beauftragt hatte, im Benehmen mit dem Finanzministerium Verhandlungen hinsichtlich der gemeinsamen Finanzierung durch Bund und Länder zu führen.

Das Kultusministerium hatte zuvor schon die voraussichtlichen Gesamtbaukosten auf 42.490.383,- DM und die jährlichen Betriebskosten auf 4.213.660,- DM errechnet. Es hatte zunächst vorgeschlagen, das DKFZ im Rahmen des Verwaltungsabkommens zwischen Bund und Ländern zur Förderung kulturpolitischer Aufgaben zu finanzieren. Dieses Abkommen sah eine Beteiligung von Bund und Ländern je zur Hälfte vor und schloß auch die Baukosten mit ein. Das Land Baden-Württemberg sollte sich bereit erklären, als Sitzland innerhalb des Anteils der Länder 25% der einmaligen und laufenden Kosten vorab zu übernehmen und den Bauplatz für die Errichtung der Gebäude zur Verfügung zu stellen.

Danach hätte der Finanzierungsplan folgendermaßen ausgesehen:

	Einmalige Kosten	Laufende Kosten
Bund:	21.245.192,–	2.106.330,–
Land Baden–Württemberg:		
a) 25% Vorwegleistung	5.311.297,–	526.707,–
b) 14,016% (bei Anwendung des Königsteiner Schlüssels)	2.233.295,–	221.470,–
Baden–Württemberg insgesamt:	7.544.592,–	748.177,–
übrige Länder:	13.700.600,–	1.358.153,–

Gegen eine Finanzierung nach dem Königsteiner Abkommen spräche, daß nach dessen Grundsätzen 50 % der einmaligen Kosten vom Sitzland aufzubringen seien, wonach das Land Baden–Württemberg mit DM 21.245.192,– für Baukosten und Ersteinrichtung belastet würde.

Den ersten Kontakt zwischen Landes- und Bundesministerien brachte eine Besprechung im Bundesministerium des Innern am 15. März 1963, an dem Min.Dir. Hagelberg und ORR Erich Kreter vom BMI, Min.Rat Gerhart Attenberger vom Bundesgesundheitsministerium, Min.Rat Dr. Günter Boulanger vom Finanzministerium B.-W. und ORR Heinz Roesinger vom Kultusministerium B.-W. teilnahmen. Die Vertreter des Landes betonten dabei, daß als zweckmäßigste Rechtsform eine Stiftung des öffentlichen Rechtes nach badischem Landesrecht anzusehen sei. Bei dieser Rechtsform könnten die Bediensteten des Zentrums Landesbeamte werden, die Einrichtung von Beamtenstellen sei möglich und die Dienstzeit könne dienstrechtlich, insbesondere versorgungsrechtlich voll angerechnet werden.

Weiter verwiesen die Vertreter Baden–Württembergs auf den Finanzierungsplan für das Atomforschungsinstitut DESY in Hamburg hin, wonach von den einmaligen Kosten 80% vom Bund und 20% von Hamburg und von den laufenden Kosten 50% vom Bund und 50% von der Ländergemeinschaft nach dem Königsteiner Schlüssel aufzubringen seien. Die Finanzierung des Heidelberger Zentrums solle in etwa auf den gleichen Grundlagen aufgebaut werden.

Von seiten des Bundesinnenministeriums wurde darauf verwiesen, daß das Abkommen mit DESY noch nicht abgeschlossen sei und nicht einmal abzusehen sei, ob es überhaupt in dieser Form abgeschlossen werden könne. Es erschien den Beteiligten zweckmäßig, die vom Bund aufzubringenden einmaligen Kosten den alljährlich bereitgestellten Mitteln für den Ausbau wissenschaftlicher Einrichtungen zu entnehmen, wobei der Bundesanteil nicht unbedingt auf 50% begrenzt werden müsse, sondern bei den Baukosten auch bis zu 80% betragen könne. Der Bundesanteil für die Investitionskosten müsse beim Bundesministerium des Innern beantragt werden; die Bereitstellung der anteiligen laufenden Kosten falle in die Kompetenz des Gesundheitsministeriums. Die Federführung für den Bund für die weiteren Verhandlungen solle daher beim Bundesministerium für Gesundheitswesen liegen. Man vereinbarte schließlich ein weiteres Treffen in Heidelberg; Staatssekretär Walter Bargatzky wurde um persönliche Teilnahme an dieser Besprechung gebeten.

Auf der 4. Sitzung der Sachverständigen-Kommission der DFG am 18. März 63 in Frankfurt berichtete Prof. Schneider über den Stand der Vorbesprechungen zwischen Bund und Land:

Einmalige Errichtungskosten: Bund = 80%, Land = 20%;
Laufende Kosten: Bund = 50%,
Ländergemeinschaft = 50%
(davon Baden-Württemberg vorab 1/4 und zusätzlich ca. 14% nach dem Königsteiner Schlüssel).

Das Kultusministerium wurde gebeten, den formellen Antrag an das Bundesgesundheitsministerium und den Wissenschaftsrat bis spätestens Ende April vorzulegen.

Die geplante Sitzung mit Staatssekretär Dr. Bargatzky fand am 23. April in Heidelberg statt. Man einigte sich auf den Bau einer Betriebsstufe I in Leichtbauweise. Das Angebot des "Vereins", bis zur Genehmigung von Bundesmitteln mit 1,2 Mio. DM in Vorleistung zu treten, wurde akzeptiert.

Am 10. Mai 1963 informierte Frau Gesundheitsminister Dr. Elisabeth Schwarzhaupt den Bundesfinanzminister, Dr. Rolf Dahlgrün, über die für die Finanzierung des Zentrums erforderlichen Mittel. Der Ansatz des Gesundheitsministeriums sah folgendermaßen aus:

1. Einmalige Kosten: 50.308.000,- DM
    (Bau und Erstausstattung)
2. davon für 1. Betriebsstufe: 6.985.000,- DM
3. Laufende Kosten: 1.339.900,- DM
4. Investitionen: 4.209.110,- DM

Von den Positionen 2. und 3. waren für 1964 einzusetzen Bund = 6.257.950,- DM, Land Baden-Württemberg = 2.066.950,- DM.

Der Bundesfinanzminister wurde gebeten, die Verpflichtungen für die Bundesrepublik Deutschland zu übernehmen. Baden-Württemberg hatte allerdings den ungünstigsten Zeitpunkt für derartige Forderungen getroffen. Die zwischen Bund und Ländern Anfang der 60er Jahre eingeleiteten Verhandlungen über eine zukünftige gemeinschaftliche Förderung der Forschung waren Ende 1962 an der Haltung der Ministerpräsidenten gescheitert: die Länder machten ihre Zustimmung zu definitiven Regelungen in diesem Bereich von einer befriedigenden Lösung bei den Finanzverhandlungen zwischen Bund und Ländern abhängig. Durch dieses Junktim geriet die Frage der Forschungsförderung bis zur Einsetzung der "Kommission für Finanzreform" (Troeger-Kommission 1964) ins Stocken.

Das Jahr 1963 stand im Zeichen des eskalierten Bund-Länder-Konfliktes und war durch eine Verhärtung aller Fronten gekennzeichnet. Wie in ähnlich gelagerten Fällen lehnte Finanzminister Dahlgrün eine Beteiligung des Bundes an den laufenden Kosten eines überregionalen Krebsforschungszentrums ab.

4 Monate später teilte Min.Rat Attenberger vom Bundesministerium für Gesundheitswesen dem Stuttgarter Kultusministerium mit, daß es bisher nicht gelungen sei, den Finanzminister umzustimmen. Er sei "für alle verzweifelt vorgebrachten Argumente unzugänglich" gewesen und habe sogar die Höhe der Bundesbeteiligung an den einmaligen Kosten auf höchstens 50% limitiert. Das Bundesgesundheitsministerium sei über diese Entwicklung bestürzt. Es helfe wahrscheinlich nur noch, den Minister "von allen Seiten her" anzusprechen und zu versuchen, ihn "politisch" umzustimmen.

In dieser Situation erwies sich die Entscheidung, das Zentrum in zwei Baustufen zu errichten und mit der Betriebsstufe I in bescheidenem Rahmen zu beginnen, als sehr hilfreich. Bei einem Besuch in Stuttgart erfuhr Prof. Schneider von Min.Rat Dr. Boulanger, daß sich der Finanzminister des Landes zur Fortsetzung der DKFZ-Planung bekannt und im Kabinett erklärt habe, die Betriebsstufe I notfalls aus Landesmitteln zu verwirklichen.

Die Errichtung der "Stiftung Deutsches Krebsforschungszentrum" (28. Januar 1964) wurde durch das Gesetzblatt für Baden-Württemberg in seiner Ausgabe vom 14. Februar 1964 amtlich bekanntgegeben. Für den Bau der Betriebsstufe I wurde die Stiftung erst am 11. Mai 1964 rechtswirksam, als das Kuratorium nachträglich den vom Vereinsvorstand unterzeichneten Verträgen mit dem Architekten und den beiden Generalunternehmern zustimmte. Der private "Verein" war somit – wohl ein Unikum in der Geschichte von staatlichen Forschungsbauten – für 3 $1/2$ Monate de jure und de facto "Bauherr" der Betriebsstufe I [14].

Am 13. Januar 1964 wandte sich Frau Minister Schwarzhaupt nochmals an den Bundesfinanzminister und teilte ihm mit, daß die Frage der Bundesbeteiligung am Deutschen Krebsforschungszentrum in Heidelberg am 17. Januar 1964 in der Wissenschaftlichen Kommission des Wissenschaftsrates und am 1. Februar 1964 in Anwesenheit des Herrn Bundespräsidenten im Plenum des Wissenschaftsrates erörtert werden solle. Im Wissenschaftsrat bestehe, genau wie in ihrem eigenen Hause und im Bundesministerium für wissenschaftliche Forschung die Tendenz, eine Beteiligung des Bundes an den Errichtungskosten zu $2/3$ und des Landes Baden-Württemberg zu $1/3$ zu empfehlen. Bei den laufenden Kosten solle eine Beteiligung von Bund und Land je zur Hälfte empfohlen werden. "... Ich wäre Ihnen dankbar, wenn Sie Ihre Auffassung noch einmal überprüfen und den Vertreter Ihres Hauses anweisen könnten, ... einer dahingehenden Empfehlung des Wissenschaftsrates zuzustimmen".

Auf der Plenarsitzung des Wissenschaftsrates konnte die Zusage des Bundesfinanzministers zur Übernahme von $2/3$ der Gesamtbaukosten endlich erreicht werden. Die Frage der Bundesbeteiligung an den laufenden Betriebskosten blieb jedoch noch weiterhin offen. Klugerweise wollte der Wissenschaftsrat hier keine Entscheidung erzwingen. Staatssekretär Walter Grund vom Bundesministerium der Finanzen ließ Bauer mit Brief vom 18. Februar 1964 wissen, die Frage, ob sich der Bund an den laufenden Kosten beteiligen könne, hänge vom Ergebnis der Beratungen über das zukünftige Verhältnis zwischen Bund und Ländern bei der Förderung von Wissenschaft und Forschung ab.

Die Sorge um die rechtzeitige Genehmigung von Bundesmitteln war groß, da die Sitzung des Haushaltsausschusses des Bundestages bevorstand. Bauer schrieb – wie dies seine Art war – eine Fülle von Briefen an "Gott und die Welt", so z.B. an den Vorsitzenden des Haushalts-Ausschusses – Dr. Erwin Schöttle – und mehrere Ausschußmitglieder, an Dr. Alex Möller und die anderen Heidelberger Bundestagsabgeordneten, an den Vorsitzenden der FDP, Dr. Thomas Dehler, der ein Landsmann und Parteifreund von Bundesfinanzminister Dahlgrün war, an die Sachbearbeiter in den Bundes-

und Landesministerien usw. und gab allen noch einmal alle nur denkbaren Argumente zugunsten des DKFZ an die Hand.

Zum Ergebnis der Haushaltssitzung hat Bauer in recht plastischer Diktion vermerkt:

"Entscheidend war zum Schluß der Umstand, daß der richtige Mann rechtzeitig und am richtigen Ort das 'umwerfend' entscheidende Argument in die Waagschale warf. Es war Ministerialdirektor Dr. Scheidemann, der auf die Frage eines Ausschußmitglieds nach dem letzterrichteten nationalen Krebsinstitut antworten konnte: 'In Kabul in Afghanistan'. Darauf sofortiger Schluß der Debatte und Genehmigung der Vorlage" [14].

Offenbar hat jedoch die Erinnerung Bauers die tatsächliche Situation nicht ganz korrekt widergespiegelt. Nach einem Aktenvermerk des Kultusministeriums teilte Min.Rat Attenberger vom Bundesgesundheitsministerium am 22. September 1964 in Stuttgart mit, die Verhandlungen mit dem Bundesfinanzministerium seien insofern festgefahren, als der Bundesfinanzminister nur eine Beteiligung von 33 $^1/_3$ % bei den laufenden Kosten akzeptiere. Wegen einer 50%igen Beteiligung des Bundes werde vom Bundesfinanzminister auf das zu erwartende "Troeger-Gutachten"[42] verwiesen, das sich mit der Finanzierung von Forschungsstätten durch den Bund und die Länder befassen solle. Solange dieses Gutachten nicht vorliege und falls es nicht positiv ausfalle, sei mit einer höheren Beteiligung des Bundes nicht zu rechnen. Das Gutachten sei nicht vor Mai/ Juni 1965 zu erwarten.

Die definitive Entscheidung über die Finanzierung der laufenden Kosten stand auch bei der Eröffnung der 1. Betriebsstufe am 31. Oktober 1964 noch aus. Allerdings konnte erreicht werden, daß der Verwaltungsausschuß des Königsteiner Staatsabkommens beschloß, das Krebsforschungszentrum zum 1. Januar 1965 in die gemeinsame Finanzierung durch die Bundesländer aufzunehmen und der gemeinsamen Konferenz der Kultusminister und der Finanzminister zu empfehlen, dem Deutschen Krebsforschungszentrum einen Globalbetrag von 2 Mio. DM für die laufenden Betriebskosten im Rechnungsjahr 1965 zu bewilligen.

Berufungsverhandlungen

Auch bei den Berufungsverhandlungen mit den zukünftigen Direktoren des Zentrums waren viele Schwierigkeiten bereits vorprogrammiert. Es war den Mitgliedern der von Kultusminister Storz eingesetzten Sachverständigen-Kommission klar, daß sich hervorragende Gelehrte für die Leitung der vorgesehenen Einzelinstitute des Krebsforschungszentrums nur dann gewinnen und auf die Dauer halten lassen würden, wenn diese die beamtenrechtliche und akademische Rechtsstellung von Lehrstuhlinhabern erhielten. Nach den geltenden beamten- und besoldungsrechtlichen Bestimmungen konnte diese Rechtsstellung nur Hochschullehrern an wissenschaftlichen Hochschulen gewährt werden. Insbesondere Bargmann und Butenandt waren aber der Meinung, daß im Hinblick auf den überregionalen Charakter des Zentrums die Berufungen nicht allein Sache der Heidelberger Fakultäten seien. Schon auf der konstituierenden Sitzung der Sachverständigen-Kommission des Kultusministeriums am 24. November 1961 vertrat Butenandt die Ansicht, es sei Aufgabe der Kommission, die Berufungsvorschläge zu erarbeiten und diese unmittelbar an den Kultusminister zu richten. Die Fakultäten würden insofern nicht übergangen, als die Dekane der Medizinischen und Naturwissenschaftlich-Mathematischen Fakultät ja Mitglieder der Kommission seien.[43]

Gegen diesen Vorschlag erhoben die beiden anwesenden Dekane (Prof. v. Baeyer und Prof. Becke) keinen Widerspruch. Wie zu erwarten war, akzeptierten die Fakultäten aber den von Butenandt vertretenen Standpunkt nicht und erwirkten auf der Senatssitzung vom 19. Dezember 1961 den Beschluß: "Für die Besetzung der Abteilungsleiterstellen des geplanten Krebsforschungszentrums hält der Senat ein Mitwirkungsrecht der betreffenden Fakultäten bzw. des Senats für erforderlich." Und in dem Protokoll der Senatssitzung vom 6. Februar 1962 heißt es: "Der Senat ist der Auffassung, daß die Entscheidung, ob die einzelnen Abteilungsleiter des Institutes Mitglieder des Lehrkörpers werden können, ihm vorbehalten bleibt."

Auf ihrer Sitzung vom 30. April 1962 waren sich die Vertreter der Sachverständigen-Kommission einig, daß die Lehrverpflichtungen der Institutsdirektoren des Krebsforschungszentrums auf das Mindestmaß beschränkt bleiben sollten, das nach den Universitätsbestimmungen notwendig ist, um die Zugehörigkeit zum Lehrkörper aufrecht zu erhalten. Die Frage der akademischen Einstufung der zu Berufenden sollte der Entschließung der Fakultäten vorbehalten bleiben.[44]

Auf der 3. Sitzung der Sachverständigen-Kommission am 20. Juli 1962 in Köln einigte sich die Kommission, daß das Institut Lettré in toto in das künftige Krebsforschungszentrum eingebaut werden sollte, ebenso das mit 380.000,- DM vom Königsteiner Abkommen dotierte Institut für Virusforschung unter Priv. Doz. Dr. Klaus Munk.

Lettré war keineswegs sofort bereit, die akademische Selbständigkeit seines Instituts aufzugeben und seiner Einbindung in den Gesamtrahmen des zukünftigen Krebsforschungszentrums ohne das Heraushandeln von erheblichen Zugeständnissen zuzustimmen. Bezeichnend dafür ist ein Brief Bauers an Hans Schneider vom 8. August 1962:

"... auch Lettré haben wir in 2stündigem Ansturm unter Zuhilfenahme vieler 'kleiner Heller' gebändigt. Allerdings hat er es fertiggebracht, wieder alles zu verdoppeln. Wenn das Kultusministerium nicht einschreitet, bringt er es auf 750.000,- DM Jahresetat".

Für die Übernahme von Prof. Kurt Scheer als Leiter der Abteilung Nuklearmedizin machte sich dessen Chef, Prof. Dr. Josef Becker, stark, der als Dekan der Med. Fakultät an der Kölner Sitzung teilnahm. Da er selbst weiterhin an einer engen Zusammenarbeit mit Scheer interessiert sei, sei er bereit, diesem in der eigenen Klinik eine Anzahl von Betten für die Nuklearmedizin zur Verfügung zu stellen. Dieser Vorschlag fand die Zustimmung der meisten Kommissionsmitglieder. Die Medizinische Fakultät schlug später auf ihrer Sitzung am 29. Januar 1963 Scheer einstimmig für diese Position vor. Die Dekane Becker und Becke unterstützten den Vorschlag Scheers, der nuklearmedizinischen Abteilung einen kleinen Forschungsreaktor zur Verfügung zu stellen.

Die Planung einer Abteilung für Statistik und Dokumentation sollte Prof. Siegfried Koller (Statistisches Bundesamt, Wiesbaden) übertragen werden mit der Bitte, einen geeigneten Kandidaten für die Leitung zu benennen.

Bezüglich der Abteilung für Geschwulstpathologie bzw. Geschwulstmorphologie (der endgültige Name sollte vorerst noch offen bleiben) konnte Bauer berichten, daß die Medizinische Fakultät einstimmig einer Berufung von Priv. Doz. Dr. Ekkehard

Grundmann (Freiburg) zugestimmt habe. An zweiter Stelle sei Prof. Walter Dontenwill diskutiert worden.

Prof. Haxel berichtete, daß man in der Naturwissenschaftlich-Mathematischen Fakultät über die Namen Beinert, Hecker und Tuppy diskutiert habe, und vorschlagen möchte, am Krebsforschungszentrum zwei biochemische Abteilungen zu schaffen und die Herren Beinert und Hecker zu berufen. Einen Lehrstuhl könne die Fakultät zur Verfügung stellen, den zweiten möge das Ministerium genehmigen. Nach reiflicher Überlegung kam die Kommission im Einvernehmen mit der Fakultät zu der Auffassung, daß die Biochemie im Krebsforschungszentrum doppelt besetzt werden sollte, einmal wegen der verschiedenen zu berücksichtigenden Arbeitsrichtungen, zum anderen, weil das Gebiet zu groß sei, um durch nur einen vertreten werden zu können. Die Kommission schlug vor: 1. ein Institut für Biochemie (Leitung: Prof. Erich Hecker), 2. ein Institut für Chemische Biodynamik (Leitung: Prof. Helmut Beinert).

Bezüglich der Abteilung Toxikologie und Chemotherapie würde nach Ansicht von K.H. Bauer die Fakultät die Berufung von Herrn Dietrich Schmähl sicherlich begrüßen. Da dieser aber soeben erst Privatdozent geworden sei, käme vorerst für ihn wohl nur ein planmäßiges Extraordinariat in Frage. Die Kommission stimmte diesem Vorschlag einstimmig zu.

Nach langer Diskussion über die Frage, ob neben der Nuklearmedizin und der Biodynamik noch eine Abteilung für Biophysik notwendig sei, kam die Kommission überein, eine solche Abteilung zwar zusätzlich mit zu planen, aber vorerst nicht zu besetzen. Man war sich auch einig, daß als einziger Kandidat für die Leitung einer solchen Abteilung Dr. Dr. Pauly, Mitarbeiter von Prof. Rajewsky, in Frage käme.

Als Vorsitzender der Sachverständigen-Kommission informierte Richard Kuhn mit Schreiben vom 25. Juni 1962 das Kultusministerium in Stuttgart über das Ergebnis der Personaldiskussion.

Auf der 4. Sitzung der Sachverständigenkommission am 18. März 1963 teilte Dekan Becker mit, daß die Berufungen der Herren Hecker und Scheer inzwischen ausgesprochen seien. Beinert hatte bereits im Oktober 1962 abgesagt, da er einen Ruf nach Madison/Wisconsin angenommen hatte. Butenandt plädierte dafür, die 2. Biochemische Abteilung zunächst in der Planungsreserve zu belassen, falls kein überzeugender Bewerber anstelle von Beinert gefunden würde. Auch die Abteilung Statistik und Dokumentation wurde weiterhin zurückgestellt, da nach Meinung einiger Heidelberger Mathematiker "voraussichtlich erst in drei Jahren geeignete deutsche Mathematiker für diese Aufgaben zur Verfügung stünden".

Grundmann, der sich inzwischen an Ort und Stelle bei K.H. Bauer eingehend über seine Rechte und Pflichten als Leiter einer Abteilung Geschwulstmorphologie am Krebsforschungszentrum informiert hatte, erteilte Bauer am 16. August 1962 eine schriftliche Absage. Er begründete diese mit der Argumentation, daß die Krebsforschung nicht das entscheidende und ausschließliche Anliegen seiner wissenschaftlichen Arbeit sei. Vielmehr sei er mit ganzem Herzen Allgemeiner Pathologe und werde sich "außerhalb der Probleme mindestens der ganzen experimentellen Pathologie nie wohlfühlen".

Die Kommission entschied sich daraufhin einstimmig für Prof. W. Dontenwill (München), Schüler von Prof. Büngeler, empfahl jedoch diese Berufungsangelegenheit erst nach der Neubesetzung des Lehrstuhls für Pathologie mit Prof. Wilhelm Doerr ab 1. April 1963 zu diskutieren.

Im Juli 1963 informierte Bauer den Leiter der Hochschulabteilung, Min.Dirig. Dr. Autenrieth, in recht optimistischem Ton, er habe Doerr "so weit gebracht, daß er ein in jeder Hinsicht positives Gutachten" über Dontenwill an die Fakultät erstellt habe. Auch halte Doerr ein Ordinariat für Experimentelle Pathologie für Dontenwill "für ohne weiteres vertretbar".[45] Er war dann höchst überrascht, als die Fakultät in ihrer Novembersitzung Bedenken gegen die Person des Kandidaten erhob und gegen die Berufung auf ein Ordinariat votierte. Kultusminister Dr. Storz erteilte Dontenwill im Januar 1964 eine Berufung zum Institutsleiter des Instituts für experimentelle Geschwulstmorphologie nach der Besoldungsgruppe B1 des Landesbesoldungsgesetzes. Dontenwill empfand dieses Angebot als eine Herabsetzung. Angesichts der um seine Person aufgekommenen Querelen lehnte er die Berufung im Juni 1964 ab.

Auch hinsichtlich der Berufung Schmähl ergaben sich insofern Schwierigkeiten, als nach Meinung der Fakultät die Arbeitsrichtung von Herrn Schmähl durch die Bezeichnung "Toxikologie" schlecht charakterisiert sei. Schließlich faßte die Fakultät mit einer Gegenstimme den Beschluß, Schmähl von Bonn nach Heidelberg umzuhabilitieren.

An den Beispielen Dontenwill und Schmähl wurde eine weitere Problematik deutlich, nämlich die Frage nach der akademischen Einstufung der an das Krebsforschungszentrum zu berufenden Direktoren. Seitens der Fakultäten wurden Bedenken geäußert, jeden

Institutsdirektor am KFZ von vornherein und automatisch zum Ordinarius einer Fakultät zu ernennen. Der Widerstand der Fakultäten wurde nicht zuletzt dadurch ausgelöst, daß eine Reihe von Lehrstuhlinhabern noch Extraordinarien waren und die "jungen Herren" des DKFZ nicht früher als diese Ordinarien werden sollten. Für junge Privatdozenten, wie z.B. für Dr. Schmähl, müsse die von der Fakultät ins Auge gefaßte Umhabilitierung zunächst als Zuordnung zur Fakultät genügen. Prof. Schneider hatte sogar den Vorschlag gemacht, im Landesbesoldungsgesetz "eine besondere Gruppe für die Abteilungsleiter bzw. Direktoren am KFZ" vorzusehen, die den Abteilungsvorstehern bei den wissenschaftlichen Hochschulen gleichgestellt bzw. in die Gruppe H2 eingruppiert werden sollten. Eine solche Änderung würde es dem Ministerium gestatten, die Berufungen unmittelbar an das KFZ auszusprechen und nicht auf dem Umwege über die Berufung auf ein Ordinariat an der Universität Heidelberg. Später rückte Schneider aber selbst von diesem Vorschlag wieder ab und plädierte für Anstellung nach B1 bzw. B3.

Wie zu erwarten war, war auch Schmähl nicht bereit, die ihm zunächst angebotene Direktorenstelle nach B1 zu akzeptieren. Er wies darauf hin, daß ihm in Bonn die Stelle eines Extraordinarius in Aussicht gestellt worden sei. Daraufhin wurde ihm auch in Heidelberg eine entsprechende Stelle nach B3 angeboten, und die Verhandlungen mit ihm konnten positiv abgeschlossen werden.

Die zunächst zurückgestellte Frage des Leiters für eine Abteilung Statistik und Dokumentation erledigte sich recht schnell und komplikationslos, nachdem Bargmann im Juni 1963 im Gespräch mit Bauer auf den Leiter der Abteilung Dokumentation und Statistik an der Medizinischen Fakultät der Universität Kiel, Prof. Gustav Wagner, früheren Oberarzt an der Universitäts-Hautklinik Kiel, als möglichen Kandidaten verwiesen hatte. Durch einen Besuch in Kiel überzeugte sich Bauer persönlich in einem mehrstündigen Gespräch von der Eignung des Vorgeschlagenen.

Nachdem alle eingeholten Auskünfte und Gutachten positiv ausfielen und die mit Wagner von Kiel her bekannten Professoren W. Doerr und H. Schipperges sowie die ihn von der Dermatologie her kennenden Professoren W. Schönfeld und J. Hämel ihn der Fakultät uneingeschränkt empfahlen, beschloß die Fakultät, dem Kultusminister eine Unico-loco-Liste mit dem Namen Wagner in Vorschlag zu bringen. Nach einem Probevortrag des Kandidaten im Kuhnschen Institut am 5. November 1963 schloß sich die

Sachverständigenkommission dem Fakultätsvorschlag an. Am 17. März 1964 wurde Wagner in echt schwäbischer Sparsamkeit ein Ruf als Direktor des Instituts für Dokumentation und Statistik mit Einstufung nach Besoldungsgruppe B1 erteilt. Da jedoch im Staatshaushaltsplan des Landes Schleswig–Holstein für 1964 ein von der Kieler Fakultät beantragtes und für Wagner vorgesehenes Ordinariat für medizinische Dokumentation und Statistik ausgebracht worden war, sah man sich in Stuttgart veranlaßt, das Angebot schnellstens zu revidieren. Bereits am 21. Mai 1964 erhielt Wagner den Ruf auf ein Ordinariat für Medizinische Dokumentation und Statistik und die Direktion des Instituts für Dokumentation, Information und Statistik des Deutschen Krebsforschungszentrums.

Eine ad hoc gebildete Berufungskommission[46] legte sehr schnell eine neue Berufungsliste für die Abteilung Geschwulstmorphologie vor, auf der Prof. Heinrich Wrba (München), Mitarbeiter von Büngeler, an erster Stelle stand. Die Verhandlungen mit Wrba verliefen erfolgreich; er wurde als Abteilungsvorsteher für Experimentelle Pathologie in eine Planstelle der Besoldungsgruppe AH 3 eingewiesen.

Damit waren die Direktoren für die sieben geplanten Institute komplett. Schon vor der Eröffnung des Zentrums trafen sie sich mehrmals zu Arbeitsbesprechungen mit K.H. Bauer im "Vorbereitenden Büro". Dabei wurden u.a. auch die Bezeichnungen für die verschiedenen Institute festgelegt. Nach dem Vorschlag der zukünftigen Direktoren einigte man sich auf:

– Institut für Biochemie
– Institut für experimentelle Pathologie
– Institut für experimentelle Geschwulsterzeugung
  und -behandlung
– Institut für experimentelle Krebsforschung
– Institut für Nuklearmedizin
– Institut für Virusforschung
– Institut für Dokumentation, Information und Statistik

Planung und Bau der Betriebsstufe I

Bei den ersten Vorbesprechungen wegen der Errichtung eines Krebsforschungszentrums zwischen Universität und Ministerien im Juli und August 1960 hatte der Leiter der Staatlichen Hochbauverwaltung, Min.Dir. Prof. Horst Linde, festgestellt, daß das Universitäts-Bauamt Heidelberg personell nicht in der Lage sei, zusätzlich zu seinen großen Bauaufgaben auch noch das Projekt Krebsforschungszentrum zu bearbeiten. Finanzminister Dr. Hermann Müller schlug wegen der Schwierigkeit der Aufgabe, die nur ein erfahrener und organisatorisch hervorragender Architekt meistern könne, den Leiter des Landtagsbaubüros in Stuttgart, Dipl.Ing. Erwin Heinle vor. Ein erster persönlicher Kontakt zwischen K.H. Bauer und Heinle fand am 15. März 1961 statt.

Erste Finanzmittel für die Planung lagen bereits vor. Bereits im April 1959 hatte die Stiftung für Krebs- und Scharlachforschung, eine Dotation der Strebel-Werke, Mannheim, die Prof. Bauer verpflichtet waren, da er kurz nach Kriegsende geholfen hatte, die Firma von der alliierten Demontageliste zu streichen, einen Kredit von 100.000,- DM für die Vorfinanzierung der Planungskosten des Krebsforschungszentrums bewilligt, die Kreditzusage aber von der Zustimmung des Kultusministeriums abhängig gemacht. Das Kultusministerium hatte am 30. März 1960 seine Zustimmung zur Gewährung des Darlehens in der vorgeschlagenen Form verweigert aus der Überlegung heraus, daß das Land möglicherweise mit der Rückzahlung des Darlehens belastet werden könnte. Stattdessen hatte es vorgeschlagen, das Darlehen in Form eines verlorenen Zuschusses zu gewähren. Tatsächlich gelang es Prof. Schneider, die Strebel-Stiftung zu bewegen, das angebotene Darlehen von 100.000,- DM in eine Spende von 50.000,- DM umzuwandeln. Mit Schreiben vom 27. April 1960 informierte der Vorstand das Kultusministerium, daß die Stiftung bereit sei, der Universität Heidelberg zu Händen von Herrn Professor Dr. Bauer eine einmalige Sonderzuwendung in Höhe von 50.000,- DM zukommen zu lassen, "sofern die Universität Heidelberg Gewähr dafür bietet, daß diese Zuwendung ausschließlich dem Interessenbereich Krebsforschung bzw. den hierfür notwendigen Aufgaben vorbereitender Art gewidmet wird und das Kultusministerium Baden-Württemberg als Aufsichtsbehörde diese Zuwendung genehmigt".

Vier Wochen später stimmte das Kultusministerium zu. Im

Erlaß des Kultusministeriums vom 27. Mai 1960 heißt es:

"Nach diesem Erlaß soll die Sonderzuwendung die Ausgaben decken, die zunächst für die zur Errichtung eines Krebsforschungszentrums in Heidelberg notwendigen vorbereitenden Maßnahmen anfallen. Hierzu gehören insbesondere die Erstellung von Unterlagen, die für die grundsätzliche Entscheidung der Landesregierung Baden-Württemberg zur Errichtung eines derartigen Instituts erforderlich sind".

In der Sitzung des Landtages vom 12. Dezember 1960 hatte Dr. Alex Möller, Fraktionsvorsitzender der SPD und Vorsitzender des Finanzausschusses, einen Antrag auf Bereitstellung von Mitteln für ein Krebsforschungszentrum in Heidelberg gestellt. Da das Krebsforschungszentrum noch keinen Titel im Landeshaushaltsplan hatte, wurden die für 1961 bei Kapitel 1208, Titel 746 h "Universität Heidelberg - Gesamtplanung" ausgebrachten 30.000,- DM auf 80.000,- DM aufgestockt, wovon 50.000,- DM für das KFZ vorgesehen waren. Damit war die Finanzierung der Planungsphase abgesichert. Der Verein schloß am 10. Juli 1963 mit Zustimmung aller beteiligten Stellen mit Dipl.-Ing. Heinle einen rechtswirksamen Architektenvertrag ab.

Neben dem ursprünglichen Konzept, die neuen Gebäude für das Krebsforschungszentrum im Zusammenhang mit den anderen Universitäts-Neubauten im Neuenheimer Feld zu errichten, standen eine Zeit lang als Alternativen auch der Ankauf der Villa Krukenberg oder der Ausbau der Herrenmühle zur provisorischen Unterbringung der neu zu errichtenden Institute (also ohne die bereits existierenden Institute Lettré und Munk) zur Diskussion.

Dieses in der Heidelberger Altstadt unmittelbar am Neckar gelegene, im Krieg weitgehend zerstörte und dann von der Stadt erworbene Grundstück war Bauer von der Stadtverwaltung angeboten worden. Dieser hatte Anfang 1963 den Heidelberger Architekten Dipl.Ing. Lothar Götz mit der Erstellung eines Gutachtens beauftragt, das zu dem Ergebnis kam, daß die Herrichtung der Herrenmühle (6 Institute einschl. Tierställe) etwa 2,6 Mio. DM, ein entsprechendes Provisorium im neuen Klinikgelände rund 3,5 Mio. DM kosten würde. Nach einer Ortsbesichtigung entschied man sich in Stuttgart für ein Provisorium in Leichtbauweise im Neuenheimer Feld. Die Akademische Baukommission stimmte in ihrer Sitzung vom 26. Juli 1963 dem vorgesehenen Platz nördlich der neuen Gebäude für das Geologisch-Paläontologische und das Mineralogisch-Petrographische Institut in der Berliner Strasse zu. Gleichzeitig erklärte sie sich für die endgültigen Gebäude mit einem Standort südlich der Neubauten der medizinisch-theoretischen Institute auf dem Neuenheimer Feld einverstanden. Das Finanzministerium überließ dem Krebsforschungszentrum 1,679 ha landeseigenes Gelände gegen Zahlung des ortsüblichen Pachtzinses von 10 DM/ar. Damit konnte der Architekt ans Werk gehen. Heinle schlug vor, zur Beschleunigung des Baus des Provisoriums (sog. Betriebsstufe I) die Gesamtbaumasse in fünf Einzelbaukörper zu untergliedern, diese mit vorgefertigten Bauelementen in Stahlskelett-Bauweise zu erstellen und die Bauten pauschal an Generalunternehmer zu vergeben. Nach Erstellung eines Vorentwurfes durch den Architekten erfolgte die Ausschreibung des Projektes im Herbst 1963.

Das Bauaufsichtsamt der Stadt Heidelberg erteilte nach nur 18 Tagen Prüfzeit am 20. Dezember 1963 die Baugenehmigung, und schon am 2. Januar 1964 schloß der "Verein" Bauverträge mit dem Architekten und am 27. Januar mit den beiden ausgewählten Generalunternehmern, den Firmen Feal/Mailand und Krupp/Essen, ab (Abb. 16). Der Vertrag sah die Errichtung von vier Fertighäusern durch die Fa. Krupp und eines fünften durch die Fa. Feal zum Festpreis von 216 DM pro Quadratmeter umbauten Raumes vor. Der Voranschlag für die Gesamtbaukosten belief sich auf rund 4 Mio. DM. Als Termin für die schlüsselfertige Übergabe wurde der 20. Oktober 1964 vereinbart.

Für das Institut für Nuklearmedizin konnte der Auftrag auf einen Forschungsreaktor Typ TRIGA Mark I zum Gesamtpreis von 1.532.000,- DM an die Gutehoffnungshütte in Sterkrade erteilt werden. Nach der Bestellung wurden dann allerdings von verschiedener Seite – insbesondere auch seitens der DFG – Zweifel an der Brauchbarkeit des bestellten Reaktortyps geäußert und die Meinung vertreten, "wegen der Nähe des Karlsruher Reaktors und des Zyklotrons bei Prof. Gentner sei es richtiger, alle radioaktiven Stoffe von dort zu beziehen" (Aktenvermerk K.H. Bauer vom 5. Juli 1964).

Als weiteres Erschwernis kamen die Auflagen des Gewerbeaufsichtsamtes hinsichtlich des Arbeitens mit radioaktiven Stoffen hinzu, womit man in der Planung nicht gerechnet hatte. Ein rasch bei der Firma Siemens & Halske eingeholtes Angebot für die notwendigen Abklinganlagen zur Abwasserbeseitigung wies Kosten von 182.576,- DM aus. Man kam im Verein überein, einen entsprechenden Antrag auf überplanmäßige Mittel beim Finanzministerium zu stellen, jedoch sollte der Verein bis zur Genehmigung formell in Vorleistung treten.

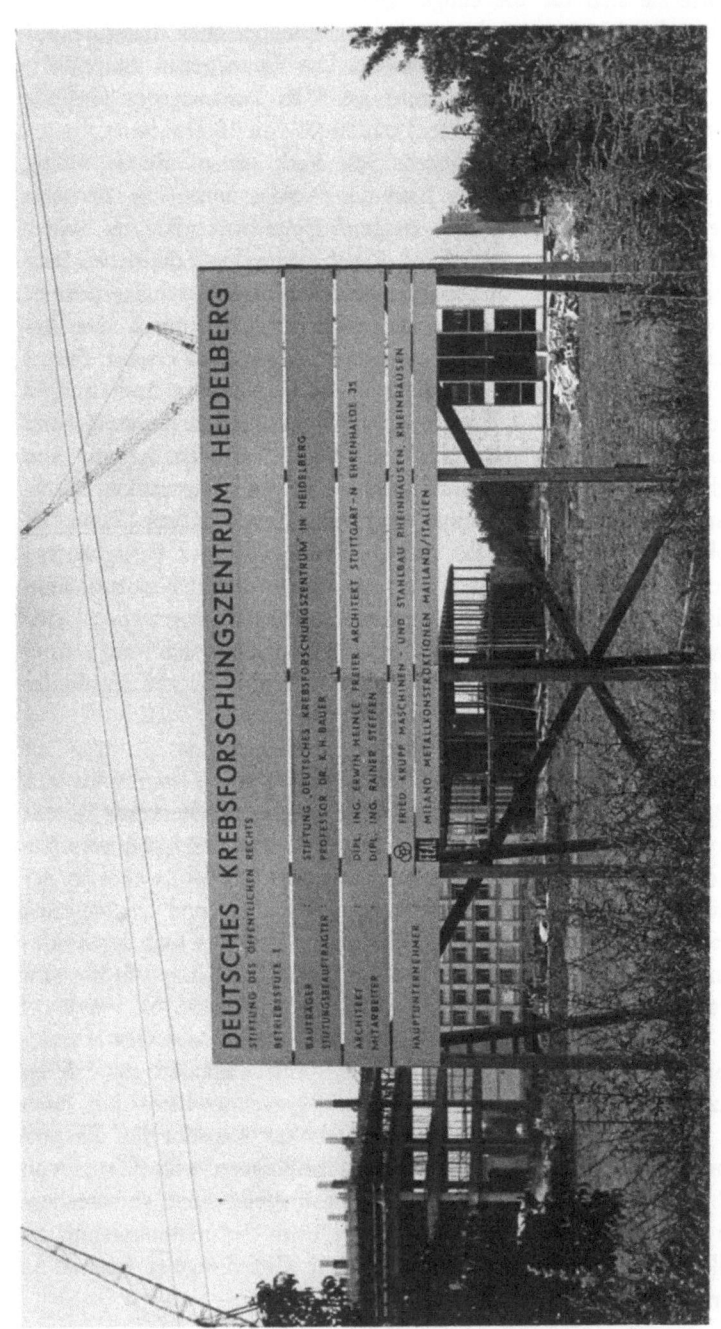

Abb. 16. Bautafel für die Betriebsstufe I

Die VW-Stiftung stellte auf Antrag des "Vereins" für das geplante Institut für Dokumentation und Statistik einen Betrag von 2 Mio. DM zur Anschaffung einer Datenverarbeitungsanlage zur Verfügung, nachdem Prof. Carl Wurster, damals Vorstandsvorsitzender der BASF, und Ministerialdirektor Dr. Karl-Friedrich Scheidemann vom Bundesministerium für Bildung und Wissenschaft den Antrag im Kuratorium der Stiftung wärmstens unterstützt hatten. Von diesem Geld wurde als erster Computer des DKFZ eine IBM 1401 angeschafft, die später der Stiftung vom Verein geschenkt wurde.

Die Erteilung der Bauaufträge an die beiden Generalunternehmer erregte in hohem Maße die Entrüstung des Landesrechnungshofes, da die Baupläne nur das Stadtbauamt, nicht jedoch die staatlichen Baubehörden passiert hatten. Es gelang Bauer jedoch, in einer "20-Mann-Besprechung" mit Präsident Dr. Tellenbach und seinen leitenden Mitarbeitern durch das Argument, daß eine Bewilligung erst im übernächsten Haushalt eine nicht mehr zu verantwortende Wartezeit von weiteren zwei Jahren gekostet hätte, das Zugeständnis zu erlangen, daß das "Experiment mit dem Verein" eben einmal gewagt werden müsse. Bauer bemerkte später: "Es ist Dr. Tellenbach hoch anzurechnen, daß er ex post bei jeder neuen Begegnung einräumte, es sei doch "das einzig Richtige" gewesen, den provisorischen Bau unkonventionell voranzutreiben" [14].

Der "erste Spatenstich" für die Betriebsstufe I erfolgte am 20. Februar 1964 durch Justizminister Dr. Haußmann (als Vertreter von Ministerpräsident Kiesinger) in Anwesenheit von Frau Bundesgesundheitsminister Dr. Schwarzhaupt. Bauers Festansprache gipfelte in dem Satz: "Machen wir aus der Not, daß die Bundesrepublik bisher als einziges Land vergleichbarer Kulturhöhe kein nationales Krebsforschungszentrum besaß, die Tugend, daß wir das modernste bekommen!"

Nach 3 $^{1}/_{2}$ Monaten Bauzeit (am 8. Juli 1964) war Richtfest, und nach genau acht Monaten Bauzeit konnten die fünf Gebäude an der Berliner Strasse am 20. Oktober termingerecht vom Architekten an die (inzwischen errichtete) Stiftung übergeben werden (Abb. 17). Weitere zwei Wochen später – am 31. Oktober 1964 – fand die Einweihungsfeier der Betriebsstufe I statt (Abb. 18).

Nach Begrüßungsworten von K.H. Bauer übergab Ministerpräsident Kurt Georg Kiesinger das Zentrum seiner Aufgabe. Weitere Ansprachen hielten der Rektor der Universität Heidelberg, Prof. Dr. Wilhelm Gallas, und der scheidende Vorsitzende der

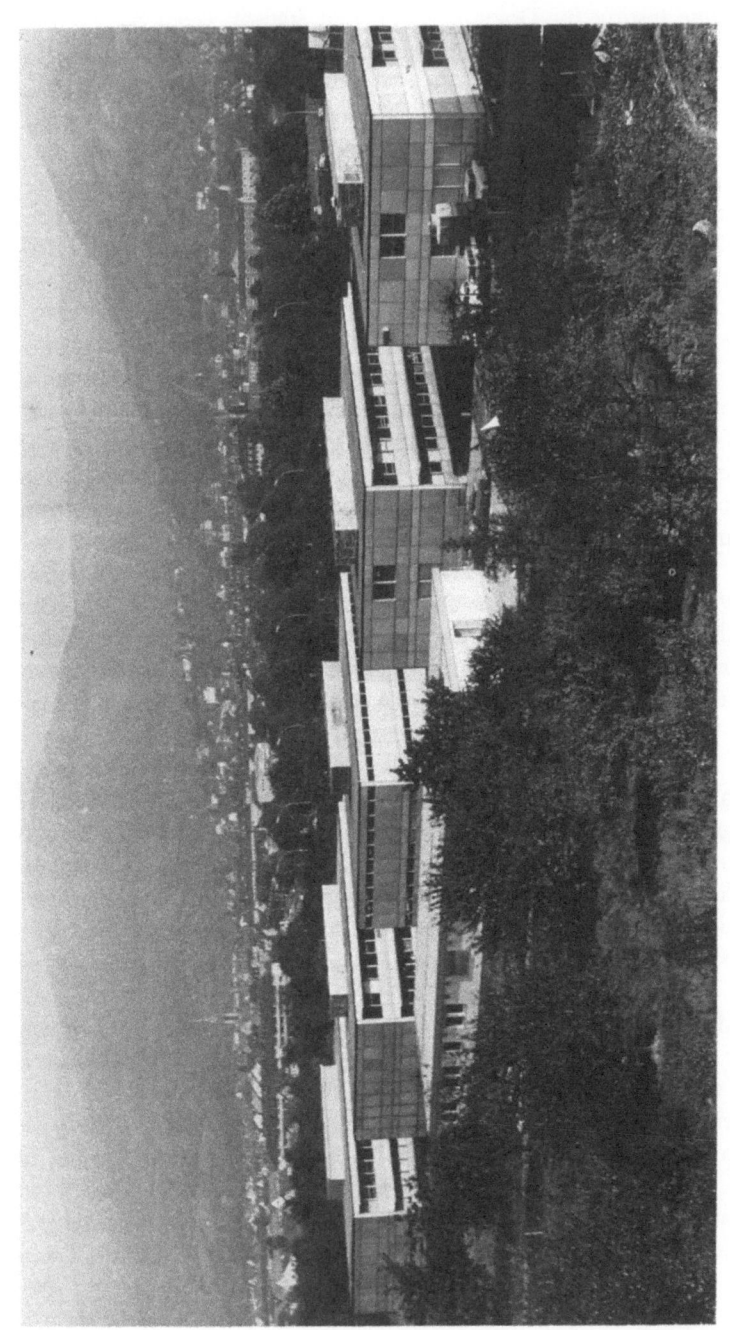

Abb. 17. Die Betriebsstufe I des DKFZ in der Berliner Strasse. Im Vordergrund die 1968 errichtete Verwaltungsbaracke

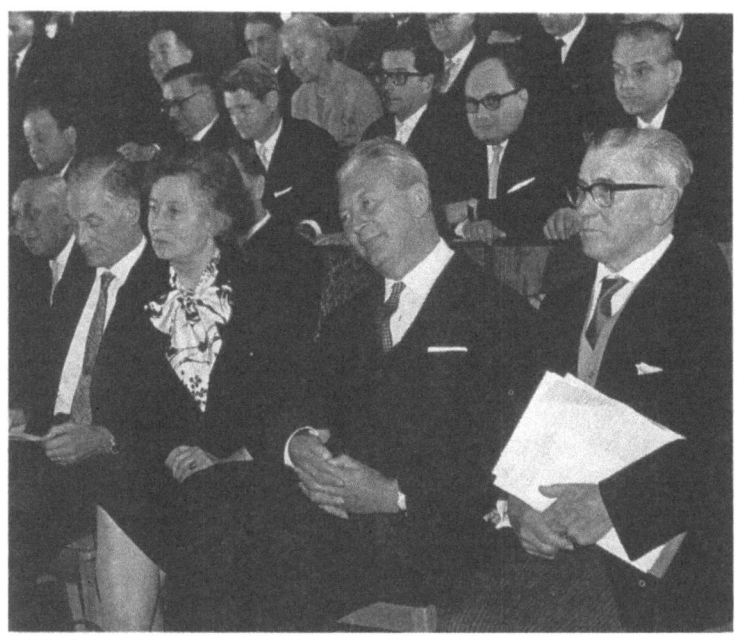

Abb. 18. Einweihungsfeier der Betriebsstufe I (31. Oktober 1964).
1. Reihe (von rechts): Prof. Bauer, Ministerpräsident K.G. Kiesinger, Frau Bundesminister E. Schwarzhaupt, Kultusminister W. Hahn, Prof. B. Mueller;
dahinter: die Direktoren des DKFZ (Wagner, Schmähl, Scheer, Munk, Lettré, Wrba)

Wissenschaftlichen Kommission des Wissenschaftsrates, Prof. Wolfgang Bargmann, Kiel.

An der Einweihungsfeier nahmen ferner teil Frau Bundesminister Dr. Schwarzhaupt, Kultusminister Prof. Hahn, Präsident Dr. Tellenbach, der als Nachfolger Prof. Bargmanns neugewählte Präsident der Wissenschaftlichen Kommission des Wissenschaftsrates, Prof. Hellmut Bredereck/Stuttgart, Prof. Wurster von der BASF, der Präsident der Heidelberger Akademie der Wissenschaften, Prof. Siegfried Reicke, Ministerialdirigent Dr. Heinz Autenrieth, erstmals die Direktoren aller 7 zum DKFZ gehörenden Institute, die Nobelpreisträger Richard Kuhn und Werner Forßmann, Architekt Erwin Heinle, viele Mitglieder des Lehrkörpers und Vertreter des öffentlichen Lebens. Die auf der Einweihungsfeier gehaltenen Reden wurden in der "Ruperto-Carola" publiziert [12].

Auf den Schlußappell von K.H. Bauer

"... der Betriebsstufe I muß die Betriebsendstufe unverzüglich folgen. Stillstand wäre Rückschritt und Rückschritt wäre tödlich ..."

antwortete Ministerpräsident Kiesinger:

"... Sie haben gesagt, es müsse nun die zweite, endgültige Stufe unverzüglich begonnen werden. Unverzüglich heißt in der Rechtssprache 'ohne schuldhaftes Zögern'. Ich verspreche Ihnen, daß wir ohne schuldhaftes Zögern vom Lande aus alles tun werden, um Ihren Wunsch zu erfüllen."

Schon am Nachmittag der Einweihungsfeier stand der Raumbedarfsplan der Betriebsendstufe auf der Tagesordnung der zweiten Arbeitssitzung des Kuratoriums der Stiftung DKFZ Heidelberg, das sich bereits am 11. Mai 1964 konstituiert hatte [14].

Das Deutsche Krebsforschungszentrum in Heidelberg

Die Stiftung DKFZ

Das Deutsche Krebsforschungszentrum (DKFZ) wurde durch Beschluß der Landesregierung Baden-Württemberg vom 28. Januar 1964 als "Stiftung des öffentlichen Rechts des Landes Baden-Württemberg" mit Sitz in Heidelberg errichtet; dieser Beschluß wurde im Gesetzblatt für Baden-Württemberg (Ausgabe vom 14. Februar 1964) bekanntgegeben. Die Satzung der Stiftung wurde in der vom Kuratorium am 7. Juli 1965 beschlossenen und von der Landesregierung am 23. November 1965 genehmigten Fassung im Gesetzblatt für Baden-Württemberg vom 1. Dezember 1965 (S. 297) publiziert. Sie führt nach allgemeinen Bestimmungen über Sitz, Stiftungszweck usw. als Stiftungsorgane das Direktorium, den Verwaltungsrat und das Kuratorium auf, umreißt deren Aufgabenbereiche sowie den des Senatsbeauftragten der Universität Heidelberg für das DKFZ und schließt mit Verwaltungsbestimmungen.

Aufgaben der Stiftung

Nach § 2, Absatz 1, der damaligen Stiftungssatzung hatte das Deutsche Krebsforschungszentrum die Aufgabe, "die Krebskrankheiten, ihr Wesen, ihre Verhütung und ihre Bekämpfung zu erforschen".

Das breite Spektrum dieser Aufgaben reicht von der Grundlagenforschung über das Wesen des Phänomens "Krebs" und die Gewinnung fundierter Angaben für präventiv-medizinische Maßnahmen bis hin zur Forschung auf den Gebieten der Krebsdiagnostik und -therapie.

Der Kampf gegen den Krebs, der in der Bundesrepublik Deutschland derzeit täglich etwa 450 Opfer fordert, zählt zu den wichtigsten wissenschaftlichen und gesundheitspolitischen Aufgaben unserer Zeit. Die sehr komplexen Probleme der Krebsforschung berühren viele Gebiete der Naturwissenschaften (z.B. Biologie, Biophysik, Biochemie, Epidemiologie und Statistik) und können mit Aussicht auf Erfolg nur in enger Zusammenarbeit von Wissenschaftlern aller dieser Disziplinen auf nationaler und internationaler Ebene bearbeitet werden.

K. H. Bauer hat die Leitgedanken bei der Planung und Errichtung des Heidelberger Krebsforschungszentrums anläßlich des Besuches des damaligen Bundespräsidenten Dr. Gustav Heinemann am 16. Februar 1971 noch einmal kurz zusammengefaßt:

1. Verwirklichung des 'Unter-einem-Dach-Prinzips' durch Vereinigung von zunächst sieben Grundlagenfächern, später auch von Abteilungen und Gruppen, in einem Zentrum;
2. volle forscherische Selbständigkeit der Einzelinstitute bei wechselseitigem Aufeinanderangewiesensein durch gegenseitige Dienstleistungen;
3. Errichtung des Zentrums inmitten hochmoderner naturwissenschaftlicher Institute der Universität und der Max-Planck-Gesellschaft sowie in direkter Nachbarschaft zu Instituten und Kliniken der Medizinischen Fakultät, beides als Voraussetzung interdisziplinärer Forschung und der Nutzanwendung am Krebspatienten;
4. Beschränkung auf epidemiologische, labormäßige und tierexperimentelle Grundlagenforschung unter ständiger Zusammenarbeit an gemeinsamen Forschungsvorhaben;
5. Ausstattung mit modernsten Forschungsapparaturen und Großgeräten - wie z.B. Forschungsreaktor, Zyklotron und Großcomputer.

"Alle äußeren Voraussetzungen für eine großzügige Forschung und einen Vorstoß in die Spitzengruppe der Krebsforschungsinstitute sind in Heidelberg geschaffen worden" [15].

Der Schwerpunkt der Arbeiten des DKFZ lag von Anfang an auf dem Sektor der Grundlagenforschung und der experimentellen Onkologie, während klinisch orientierte Krebsforschung nur in einigen wenigen Programmen, insbesondere im Bereich der Nuklearmedizin, betrieben wurde. Erst in den letzten Jahren ist im Rahmen des Tumorzentrums Heidelberg/Mannheim eine Intensivierung der Zusammenarbeit und eine Zunahme gemeinsamer Forschungsprojekte mit den Kliniken der Universität zu verzeichnen.

Organe der Stiftung

Die Stiftungssatzung vom 1. Dezember 1965 sah für die Leitung und die Kontrolle des Zentrums folgende drei Organe vor:

1. Das *Direktorium* als Leitungsorgan des Zentrums – bestehend aus den sieben Institutsdirektoren, die aus ihrer Mitte für eine Amtszeit von jeweils zwei Jahren einen Vorsitzenden und einen Stellvertreter wählen;
2. den *Verwaltungsrat* – bestehend aus zwei (ab 1967 aus drei) vom Kuratorium im Einvernehmen mit dem Direktorium zu bestellenden Persönlichkeiten, von denen mindestens eine Jurist sein soll, dem Verwaltungsdirektor der klinischen Universiätsanstalten Heidelberg und dem Vorsitzenden des Direktoriums;
3. das *Kuratorium* – bestehend aus mindestens 18 vom Kultusminister bestellten Mitgliedern (darunter der Leiter der Hochschulabteilung des Kultusministeriums Baden–Württemberg als Vorsitzender, Vertreter des Innen-, Finanz- und Kultusministeriums Baden–Württemberg, des BMJFG, des BMF, des BMFT, der Vorsitzende der wissenschaftlichen Kommission des Wissenschaftsrates, die Präsidenten der DFG und der Max–Planck–Gesellschaft, mindestens drei vom Kultusminister Baden–Württemberg im Einvernehmen mit dem BMJFG auf drei Jahre bestellte Gelehrte, die Dekane der Medizinischen und Naturwissenschaftlich–Mathematischen Fakultäten der Universität Heidelberg, der Senatsbeauftragte der Universität sowie ein Vertreter des Vereins zur Förderung des Deutschen Krebsforschungszentrums e.V.).

In die Kompetenz des *Kuratoriums* fielen die Beratung von Direktorium und Verwaltungsrat in allen die Stiftung berührenden Fragen, die Beratung und Feststellung des Haushaltsvorschlags und die Entlastung der Institusdirektoren hinsichtlich der Bewirtschaftung der Mittel, die Beratung des Geschäfts- und Rechenschaftsberichtes sowie wichtige Personalentscheidungen (wie z.B. die Berufung bzw. Einstellung von Institutsdirektoren und Abteilungsleitern). Erster Vorsitzender des Kuratoriums wurde Ministerialdirigent Dr. Heinz Autenrieth, Leiter der Hochschulabteilung des Kultusministeriums.

Das *Direktorium* hielt alle 14 Tage Arbeitsbesprechungen ab, in denen alle anstehenden Probleme kollegial durchgesprochen und mehrheitlich entschieden wurden, zunächst unter Leitung von K. H. Bauer (dem vom Kultusministerium kommissarisch das Amt des Direktoriumsvorsitzenden übertragen worden war), ab 1966 unter der Leitung des gewählten Vorsitzenden. (Erster Direktoriumsvorsitzender wurde Prof. Dr. G. Wagner.) An den Besprechungen des Direktoriums nahmen auch der Stiftungsbevollmächtigte, der Vorsitzende des Verwaltungsrates, und seit 1968 der Verwaltungsdirektor sowie zwei Vertreter der nicht dem Direktorium angehörenden Wissenschaftler teil. Daneben fanden jährlich mindestens zweimal offizielle Direktoriumssitzungen statt, zu denen auch der Senatsbeauftragte der Universität (zunächst Prof. Dr. W. Doerr, ab 1970 Prof. Dr. U. Schnyder) eingeladen wurde.

Dem *Verwaltungsrat* oblag nach der Stiftungssatzung die Verwaltung und Rechnungsführung der Stiftung, die Aufstellung und der Vollzug des Haushaltsvoranschlages, die Vorlage des Geschäfts- und Rechenschaftsberichtes sowie die Personalverwaltung. Der Verwaltungsrat wählte aus dem Kreis seiner Mitglieder für die Dauer von drei Jahren einen Vorsitzenden und einen Stellvertreter (wobei der Vorsitzende des Direktoriums nicht zugleich Vorsitzender des Verwaltungsrates sein konnte). Erster Verwaltungsratsvorsitzender war Prof. Dr. Hans Schneider. Die gerichtliche und aussergerichtliche Vertretung der Stiftung nahmen der Vorsitzende des Verwaltungsrates und der Vorsitzende des Direktoriums gemeinsam wahr.

Neben den drei in der Stiftungssatzung verankerten Organen wurde im Interesse einer koordinierten Planung für die Betriebsendstufe auf Beschluß des Kuratoriums vom 7. Juli 1965 K.H. Bauer zum "Beauftragten des Kuratoriums", ab 1967 zum "Stiftungsbevollmächtigten für den Ausbau der Endstufe" bestellt. Diese Vollmacht räumte Bauer das Recht auf Information und damit auch das Recht auf Teilnahme an den Sitzungen der Stiftungsorgane ein.

Eine nur geringfügige Satzungsänderung, die lediglich die Zusammensetzung des Verwaltungsrates betraf (5 statt 4 Mitglieder), wurde im Gesetzblatt für Baden-Württemberg Nr.13 vom 18. August 1967 bekanntgegeben. In dieser Form hatte die Satzung Geltung, bis sie von der Neufassung vom 31. August 1976 abgelöst wurde, die am 27. September 1976 in Kraft trat.

Infrastruktur der Stiftung

Die dem Zentrum per Satzung gestellten Aufgaben wurden in den ersten Betriebsjahren von insgesamt sieben Instituten bearbeitet, nämlich:

1. Institut für experimentelle Pathologie
   (Direktor: bis 31. Juli 1967 Prof. Dr. med. Heinrich Wrba; ab 1. August 1967 Prof. Dr. med. Klaus Goerttler)
2. Institut für Biochemie
   (Direktor: Prof. Dr. rer. nat. Erich Hecker)
3. Institut für experimentelle Geschwulsterzeugung und -behandlung
   (ab 1969 Institut für Toxikologie und Chemotherapie)
   (Direktor: Prof. Dr. med. Dietrich Schmähl)
4. Institut für experimentelle Krebsforschung
   (ab 1972 Institut für Zellforschung)
   (Direktor: bis 27. Juli 1971 Prof. Dr. rer. nat. Hans Lettré
   ab 1. August 1971 Priv. Doz. Dr. rer. nat. Dieter Werner)
5. Institut für Nuklearmedizin
   (Direktor: Prof. Dr. med. Kurt Ernst Scheer; von Oktober 1970 bis Oktober 1972 vertreten durch Priv. Doz. Dr. rer. nat. Walter Lorenz)
6. Institut für Virusforschung
   (Direktor: Prof. Dr. med. Klaus Munk)
7. Institut für Dokumentation, Information und Statistik
   (Direktor: Prof. Dr. med. Gustav Wagner)

Die Institutsdirektoren (Abb. 19) waren wissenschaftlich selbständig und verfügten eigenverantwortlich über die ihnen nach dem Stiftungsvoranschlag zugewiesenen Mittel. Soweit sie Ordinarien an der Universität Heidelberg waren, hatten sie von jeher volles Promotions- und Habilitationsrecht, was für die Gewinnung von Nachwuchskräften (z.B. Doktoranden) für das DKFZ außerordentlich wichtig war.

Neben den sieben Instituten gab es von Anfang an sogenannte zentrale Einrichtungen, die der möglichst engen Kooperation zwischen den Instituten dienen sollten. Hierzu gehörten das Zentrale Versuchstierlaboratorium (Leitung: Oberreg.Vet.Rat Dr. J.J. Graw), die Zentralbibliothek (zunächst Teil des Instituts für Dokumenta-

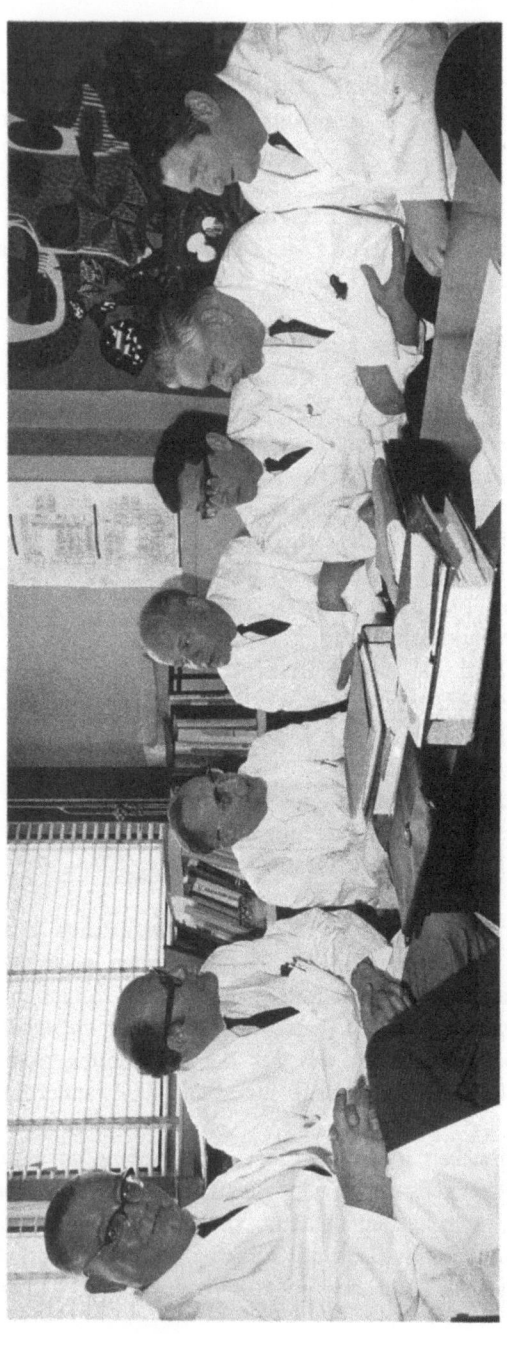

Abb. 19. Das Direktorium des DKFZ im Jahre 1966.
Von links: H. Lettré, D. Schmähl, K. Goertler, E. Hecker, K.E. Scheer, G. Wagner, K. Munk

tion, Information und Statistik, ab 1. August 1971 selbständig unter Leitung von Oberbibl.Rat Dr. M. Skibbe), die ebenfalls beim Institut für Dokumentation, Information und Statistik angesiedelten Abteilungen für Photo, Graphik, Druck sowie das Zentrale Schreibzimmer, die Dienstleistungsgruppen "Dosimetrie" und "Strahlenschutz" des Instituts für Nuklearmedizin, die zum Institut für Biochemie gehörige Gruppe "Spektroskopie", die der Verwaltung angeschlossenen Abteilungen für Technik, Chemikalienausgabe und Glasbläserei sowie schließlich das Casino.

In der Aufbauphase der Betriebsstufe I wurden die Verwaltungsgeschäfte des DKFZ von der Verwaltung der Klinischen Universitätsanstalten (Leiter: Verwaltungsdirektor Wilhelm Ernst) nebenamtlich mitbesorgt. Mit der zunehmenden Zahl der Mitarbeiter und der Ausweitung der Verwaltungsgeschäfte erschien es dem Kuratorium jedoch sinnvoll und notwendig, eine stiftungseigene Verwaltung aufzubauen. Als Verwaltungsleiter wurde Reg. Amtmann Hans-Jörg Sambel, bis dahin Mitarbeiter im Finanzministerium Baden-Württemberg, gewählt. Die Stiftungsverwaltung, die zunächst mit Teilen des Tierlabors in einer zusätzlich aufgestellten Baracke untergebracht war, nahm am 1. Januar 1968 ihre Tätigkeit auf.

Bis zur Eröffnung der Betriebsendstufe war das Personal der Verwaltung auf 56 Mitarbeiter angewachsen (davon reines Verwaltungspersonal=15, Technischer Dienst=24, Haus- und Kraftfahrpersonal=9, Zentrallager, Chemikalienausgabe=3, Casino=5). Die relativ starke Besetzung beim technischen Personal erklärt sich aus der komplizierten technischen Ausstattung der Gebäude.

Die Interessen der Mitarbeiter wurden seit 1970 durch den aus neun Personen bestehenden Personalrat des Zentrums vertreten. Wahlberechtigt und wählbar für dieses Gremium waren alle mehr als zwei Jahre am Zentrum auf einer Planstelle beschäftigten Mitarbeiter mit Ausnahme der Institutsdirektoren. Erster Personalratsvorsitzender wurde Dipl.-Phys. Otto Krauss.

Schließlich sind noch zwei weitere nicht satzungsgemäß vorgesehene Gremien aus der Betriebsstufe I zu erwähnen, einmal der sogenannte "Konvent" als Vollversammlung aller dem Direktorium nicht angehörenden Wissenschaftler des Zentrums, zum anderen die sogenannte "Wissenschaftliche Konferenz" (WiKo), auf deren regelmässigen Arbeitsbesprechungen Institutsdirektoren und Wissenschaftler gemeinsam wissenschaftliche und verwaltungstechnische Fragen diskutierten.

Die Betriebsstufe I

Aufbaujahre (1964–1967)

Unter der Betriebsstufe I des Deutschen Krebsforschungszentrums wird die Anlaufphase in den Fertigbauten in der Berliner Straße verstanden. Zeitlich reicht diese Phase vom 1. November 1964 bis zur Eröffnung der endgültigen Gebäude im Neuenheimer Feld am 25. September 1972. Diese erste Realisierungsstufe eines zentralen und überregionalen Krebsforschungszentrums in der Bundesrepublik Deutschland war von vornherein als ein arbeitsfähiges Provisorium konzipiert worden mit dem Ziel, die dort in praxi gewonnenen Erfahrungen für die später zu errichtenden definitiven Gebäude zu nutzen.

Mit dem Einzug in die Fertigbauten wurde das "Vorbereitende Büro zur Errichtung des Krebsforschungszentrums" im Schwesternhaus I aufgelöst; gemäß Verfügung von Kultusminister Dr. Storz übernahm K. H. Bauer vorübergehend (bis Ende 1965) kommissarisch die Aufgaben eines Vorsitzenden des Direktoriums.

Neben den beiden älteren Instituten jenseits des Neckars – dem aus einer während des Zweiten Weltkriegs nach Heidelberg verlagerten Abteilung der Biologischen Reichsanstalt hervorgegangenen und 1948 verselbständigten Institut für Virusforschung in der Thibautstraße 3 (Leitung: Doz. Dr. K. Munk) sowie dem schon 1906 von Geheimrat Czerny errichteten, 1935 geschlossenen, 1948 dank der Initiative von K. H. Bauer wiedereröffneten und seitdem von Prof. H. Lettré geleiteten Institut für experimentelle Krebsforschung in der Voßstraße 3 – die am 1. Januar 1966 in den Verbund des DKFZ eingegliedert wurden, mußten die fünf neuen Institute in der Berliner Straße ab ovo aufgebaut werden. Diese Institute waren folgendermaßen untergebracht:

Haus 1 – Institut für Nuklearmedizin mit Reaktor
Haus 2 – Institut für Biochemie
Haus 3 – Tierhaus
Haus 4 – Institut für experimentelle Geschwulsterzeugung
und -behandlung
Institut für Dokumentation, Information und Statistik
Haus 5 – Institut für experimentelle Pathologie

Der Beginn der Arbeit war durch die Tatsache erschwert, daß buchstäblich am Punkt Null angefangen werden mußte. Es gab keinen Stuhl, keinen Schreibtisch, und die Zentralbibliothek besaß noch kein Buch; alles mußte erst einmal angeschafft werden. Aber die Beschaffung funktionierte unbürokratisch und reibungslos, und die Mitarbeiter der ersten Stunde waren mit vollem Einsatz am Aufbau und an der Einrichtung der Institute beteiligt.

Neben der viel Zeit beanspruchenden rein organisatorischen und administrativen Tätigkeit galt es für die Institutsdirektoren vor allem, einen Stab von geeigneten Mitarbeitern aufzubauen. Auch dies ging selbstverständlich nicht von heute auf morgen. Ende 1964 betrug die Gesamtzahl der Mitarbeiter im Zentrum 49 (davon 17 Wissenschaftler); bis Ende 1966 war die Mitarbeiterzahl auf 199 (davon 57 Wissenschaftler) angestiegen, und weitere zwei Jahre später (Ende 1968) hatte das Zentrum insgesamt 289 Mitarbeiter (davon 69 Wissenschaftler). Der damals aufgestellte Personalstufenplan konnte in den folgenden Jahren allerdings nie erreicht werden.

Von Beginn an gliederten sich die einzelnen Institute als die betrieblichen Einheiten des Zentrums in jeweils vier bis fünf Abteilungen als wissenschaftlich selbständige Grundeinheiten. Außerdem gab es über den Rahmen einzelner Institute hinausreichende interinstitutionelle Projektgruppen. Die von den Institutsdirektoren konzipierten Forschungsprogramme sahen bei Aufnahme der Arbeit etwa folgendermaßen aus:

Das *Institut für experimentelle Pathologie* bearbeitet Probleme der formalen und kausalen Tumorentstehung, von der klassischen Histologie über die Histochemie bis hin zur Untersuchung des ultrastrukturellen und molekularen Bereichs. Neben der patho-morphologischen Diagnostik gehören dazu unter anderem die diaplazentare Induktion bösartiger Tumoren, Sensibilitätstestungen von Tumoren gegenüber Chemotherapeutika in vitro, qualitative Analysen krebsig entarteter Zellen, Untersuchungen zur Immunabwehr von embryonalem Gewebe und Tumorzellen, zur Entkopplung der normalen Wachstumsregulation bei der Tumorzelle und zur Pathochemie des Krebsgeschehens.

Das *Institut für experimentelle Geschwulsterzeugung und -behandlung* befaßt sich zum einen mit der chemischen Karzinogenese, zum anderen mit chemotherapeutischen Problemen. Zum ersteren Komplex gehören die Auffindung pharmakodynamischer Gesetzmäßigkeiten der Krebsentstehung, Struktur-Wirkungs- und Dosis-Zeit-Bestimmungen, die Probleme der Abhängigkeit der Karzinogenese von hormonellen, immunologischen und Umweltfaktoren, die Fragen der additiven bzw. überadditiven Wirkung mehrerer Karzinogene (sogenannte Synkarzinogenese), die perinatale und embryonale Toxikologie und schließlich die Erarbeitung von Standardmethoden zum Nachweis von Karzinogenen.

Die chemotherapeutischen Aktivitäten konzentrieren sich auf die Aufklärung der pharmakodynamischen Wirkungsmechanismen von Zytostatika, deren Nebenwirkungen sowie deren Verträglichkeitssteigerung und die Entwicklung neuer chemotherapeutischer Substanzen bzw. wirksamerer Therapieschemata durch Kombination bekannter antineoplastischer Stoffe. (Dem Institut angeschlossen war in den ersten Jahren die zentrale Versuchstieranlage.)

Das *Institut für Biochemie* untersucht die molekularen Mechanismen der Krebsentstehung am Modell der Karzinogenese in der Mäusehaut, die Chemie und Verbreitung von Ko- und Antikarzinogenen in der Pflanzenwelt und befaßt sich mit der Strukturanalyse und Partialsynthese kokarzinogener Phorbolester aus dem Crotonöl. Weitere Arbeitsgruppen sind mit der Differenzierung und Karzinogenese in epidermalen Zellkulturen sowie der Biochemie gewebsspezifischer Regulationsstoffe (sogenannte Chalone) beschäftigt. (Dem Institut angeschlossen war die zentrale Arbeitsgruppe für Spektroskopie.)

Die Arbeitsgruppen des *Instituts für experimentelle Krebsforschung* untersuchen die Möglichkeiten der Beeinflussung normalen und pathologischen Wachstums auf der zellulären und molekularen Stufe und befassen sich mit der Herstellung neuer organischer Verbindungen und deren Wirkung auf das Wachstum von Zellen. Als In-vitro-Testsystem dient dabei der von Lettré wieder eingeführte Ehrlich'sche Mäuse-Aszites-Tumor. Weitere Wissenschaftler des Instituts bearbeiten die Probleme der Mitose und ihrer Störung durch Mitosegifte (wie z.B. Colchicin), die Beeinflussung zellulärer Synthesen durch chemische und physikalische Agentien sowie die Fragen der Struktur und Funktion des Chromatins.

Das *Institut für Nuklearmedizin* bemüht sich um die Nutzbarmachung radioaktiver Nuklide für die Krebsdiagnostik und -behandlung unter Anwendung von klinischen, biologischen, biophysikalischen, kernphysikalischen und radiochemischen Verfahren und Methoden. Dazu gehören beispielsweise die Entwicklung operativer Methoden zur Lokaltherapie mit Radionukliden, die Erarbeitung neuer Verfahren zur Krebsfrüherkennung und zur verbesserten Lokalisationsdiagnostik mit Radioisotopen (z.B. Computertomographie, Positronenkamera), Untersuchungen zur Kinetik neuer Radiopharmaka, der Nachweis von Spurenelementen im Gewebe mittels der Neutronenaktivierungsanalyse, die Erzeugung von Radionukliden mit Hilfe des zentrumseigenen Reaktors sowie die Speicherung und Verarbeitung nuklearmedizinischer Meßdaten.

Gemeinsam mit dem Institut für Dokumentation, Information und Statistik des DKFZ, dem Institut für Biophysik der Universität des Saarlandes und der Nuklearmedizinischen Abteilung des Klinikums Steglitz der Freien Universität Berlin wird eine vom BMFT und von Euratom geförderte Studie zur Aufklärung des Spätschicksals von in den dreißiger und vierziger Jahren mit dem Röntgenkontrastmittel Thorotrast behandelten Patienten durchgeführt.

Das *Institut für Virusforschung* fahndet nach Anhaltspunkten für eine Virusätiologie bei menschlichen Tumoren und befaßt sich mit den Mechanismen der virusbedingten Krebsentstehung auf molekularer Ebene. Eine Arbeitsgruppe verfolgt die Mechanismen der Transkription bei DNS-Tumorviren; andere Arbeitsgruppen befassen sich mit dem Studium von RNS-Tumorviren, Herpesviren sowie der Genetik von Tumorviren.

Das *Institut für Dokumentation, Information und Statistik* hat die Aufgabe, die gesamte Datenerfassung und -bearbeitung des DKFZ zu koordinieren, ein Zentralregister für alle Fälle von Knochentumoren in der Bundesrepublik Deutschland aufzubauen und die Institute des DKFZ bei der Planung und statistischen Auswertung von Beobachtungsreihen und therapeutischen Studien zu beraten. Daneben befaßt sich das Institut mit der Entwicklung mathematischer Modelle der Kanzerogenese sowie mit epidemiologischen Studien. In Zusammenarbeit mit dem französischen Krebsforschungszentrum in Paris wird ein computerbetriebenes Krebsliteratursystem aufgebaut, das Anfragen interessierter Ärzte und Krebsforscher aus der gesamten BRD beantworten soll. (Dem Institut angegliedert waren die Zentralbibliothek sowie die Abteilungen Foto, Graphik und Druck und später das Zentrale Schreibzimmer.)

Trotz der in dieser kurzen Aufzählung wohl deutlich werdenden Breite des Forschungsprogramms[47] konnten natürlich längst nicht alle – nicht einmal alle wesentlichen – Aspekte der Krebsforschung abgedeckt werden. Schon am Tage der Eröffnung der Betriebsstufe I stellte beispielsweise Wolfgang Bargmann die Frage, wo denn eigentlich die Krebsgenetik etabliert werden solle. Es sollte noch mehr als zehn Jahre dauern, bis endlich eine solche Abteilung am Zentrum eingerichtet werden konnte.

Die Arbeit in der Betriebsstufe I war von vornherein im Verbund zwischen den verschiedenen Instituten sowie mit Heidelberger und auswärtigen Institutionen geplant. Die wissenschaftliche Verzahnung und Kooperation innerhalb des DKFZ wurde gefördert durch die gemeinsam zu benutzenden sogenannten zentralen Einrichtungen wie z.B. Zentralbibliothek, Fotoabteilung, Tierlabor sowie gewisse Dienstleistungen einzelner Institute für die übrigen. So führte beispielsweise das Institut für experimentelle Pathologie die gesamte histologische Tumordiagnostik der Tierversuche durch; das Institut für Nuklearmedizin stellte Radionuklide für alle anderen Institute her; das Institut für Dokumentation, Information und Statistik half bei der Versuchsplanung und -auswertung, der Verarbeitung der anfallenden Daten und vermittelte die neuesten Ergebnisse des einschlägigen Schrifttums.

Die für die wissenschaftliche Arbeit erforderlichen Apparaturen und Laboratoriumsgeräte konnten zügig angeschafft werden. Schon nach einem Jahr betrug der Buchbestand der Zentralbibliothek mehrere tausend Bände, und 130 einschlägige Fachzeitschriften konnten laufend gehalten werden. Das Tierlabor war schnell mit rund 16.000 Versuchstieren besetzt.

Ein erster größerer wissenschaftlicher Kongreß fand am 24. und 25. September 1965 anläßlich des 75. Geburtstags von K. H. Bauer statt, auf dem Finanzminister Dr. Hermann Müller in Vertretung von Ministerpräsident Kurt Georg Kiesinger dem verdienten Jubilar das ihm vom Bundespräsidenten verliehene "Große Verdienstkreuz der Bundesrepublik Deutschland" überreichte. Nach einer eingehenden Würdigung der Person K. H. Bauers durch den Senatsbeauftragten Wilhelm Doerr überbrachten zahlreiche Freunde und Amtsträger Grüße und Glückwünsche, so z.B. Prorektor Wilhelm Gallas für die Universität, Oberbürgermeister Robert Weber für die Stadt Heidelberg, Ministerialdirigent Dr. Heinz Autenrieth für das Kuratorium des DKFZ, Prof. Kurt Mothes für die Leopoldina, Prof. Hermann Krauss für die Deutsche Gesellschaft für Chirurgie,

Prof. Wilhelm Flaskamp für den Deutschen Zentralausschuß für Krebsbekämpfung, Dr. Giacomo Neff für alle ausländischen Chirurgengesellschaften, Prof. Heinrich Bürkle de la Camp namens der Deutschen Gesellschaft für Unfallheilkunde, Prof. Kurt Lindemann im Auftrag der Deutschen Gesellschaft für Orthopädie sowie schließlich Prof. Fritz Linder im Namen aller Freunde und Schüler. Anschließend fand eine Podiumsdiskussion über moderne Krebsbehandlung unter Beteiligung von F. Linder (Heidelberg), L. C. Strong (San Diego), K. H. Bauer (Heidelberg), H. P. Gummel (Berlin–Buch) und R. Kirsch (Dresden) statt. Die wissenschaftliche Sitzung am 25.9. behandelte in elf später als Kongreßband publizierten Vorträgen aktuelle Probleme aus zahlreichen Gebieten der Onkologie [64].

Weitere Veranstaltungen gleicher Art zum Generalthema "Aktuelle Fragen aus dem Gebiet der Kanzerologie" fanden unter Beteiligung ausländischer Experten auch in den Jahren 1967 und 1969, jeweils in zeitlichem Zusammenhang mit dem Geburtstag K. H. Bauers, statt [98, 99].

Zur Förderung der Kommunikation zwischen den Instituten des DKFZ wurden seit Mai 1966 regelmäßig zentrumsinterne Kolloquien durchgeführt, auf denen Mitarbeiter des Zentrums, aber auch eingeladene Gastredner, über ihre Forschungsergebnisse berichteten. Der anfangs sehr rege Besuch dieser Veranstaltungen nahm leider im Laufe der Jahre ständig ab, so daß sich die Leitung des Zentrums 1973 entschloß, den regelmäßigen Turnus einzustellen und Gastvorträge in zwangloser Folge einzuführen.

Zum 1. Januar 1966 übernahm G. Wagner als erster gewählter Direktoriumsvorsitzender für zwei Jahre die Leitung des Zentrums; sein Stellvertreter wurde E. Hecker. Zum gleichen Termin erfolgte die Eingliederung der Institute für Virusforschung und für experimentelle Krebsforschung in den Verbund des DKFZ. Bis zuletzt hatte Lettré versucht, nominell neben seinem, dem DKFZ angeschlossenen Institut noch ein universitätseigenes Institut weiterzuführen. Es bedurfte massiver Vorhaltungen des Kuratoriums und des Ministeriums in Stuttgart, um ihn endlich auf der Kuratoriumssitzung vom 13. Januar 1966 zum Verzicht auf seine Forderung zu bewegen, allerdings unter der Bedingung, daß seiner Frau eine eigene Abteilung an seinem Institut zugesprochen würde, womit sich das Kuratorium einverstanden erklärte.

Im Zuge der Gleichstellung der Direktoren konnten Munk und Wrba auf ordentliche Lehrstühle der Fakultät berufen werden; für

Schmähl, der zunächst nur ein Extraordinariat erhielt, wurde diese Anhebung für 1967 zugesagt, da das Land keinen dritten Lehrstuhl zur Verfügung hatte.

Ein für das DKFZ wichtiges Datum war die Inbetriebnahme des DKFZ-eigenen Forschungsreaktors TRIGA-Mark I, der am 25. April 1966 erstmals "kritisch" wurde, d.h. Energie zu liefern begann. Dieser bereits im Oktober 1964 bei der Firma Gutehoffnungshütte (GHH) zum Festpreis von 1,532 Mio. DM bestellte Schwimmbadreaktor mit einer thermischen Dauerleistung von 250 KW war zur Herstellung von Radionukliden für Forschung, Diagnostik und Therapie sowie für die Bestrahlung von Gewebsproben für die Neutronenaktivierungsanalyse vorgesehen. Der Anschaffung dieses Reaktortyps hatte der Arbeitskreis "Reaktoren" der Deutschen Atomkommission unter Vorsitz von Prof. Dr. Heinz Maier-Leibnitz am 10. Februar 1965 zugestimmt; die Errichtungsgenehmigung hatte das Wirtschaftsministerium Baden-Württemberg am 31. März 1966 erteilt.

An der Übergabefeier am 24. Oktober 1966 nahmen unter anderem Frau Bundesminister Dr. Schwarzhaupt, der Präsident des Landesrechnungshofes Dr. Tellenbach und der Generalbevollmächtigte der Firma Krupp, Berthold Beitz, teil. Letzterer machte bei dieser Gelegenheit einen akzeptablen Kompromißvorschlag für einen Vergleich zwischen der Stiftung DKFZ und der Firma Krupp (siehe auch S. 142) (Abb. 20).

Die Auslastung des Reaktors lag hoch; bis Mitte 1972, d.h. bis zum Umzug in die Betriebsendstufe, war der Reaktor 7.500 Stunden in Betrieb, mehr als 3.300 Bestrahlungsexperimente wurden in dieser Zeit durchgeführt.

Am 25. August 1966 fand eine Mitgliederversammlung des "Vereins" statt, auf der K. H. Bauer das seit dem Rücktritt von Prof. Schneider am 17. Juni 1965 wahrgenommene Amt des Ersten Vorsitzenden niederlegte. Zum neuen Vorsitzenden wurde Dr. Bernhard Timm, Vorstandsvorsitzender der BASF, gewählt. Zweiter Vorsitzender wurde K. H. Bauer; das Amt des Schatzmeisters übernahm Bankdirektor Dr. Fritz Lamb. Da der ursprüngliche Zweck des Vereins – die Errichtung des Krebsforschungszentrums – inzwischen erfüllt war, wurde bei Änderung der Satzung eine Namensänderung in "Verein zur Förderung der Krebsforschung in Deutschland e.V." beschlossen. Seither werden vom Verein auch auswärtige Anträge auf Förderung von Forschungsprojekten unterstützt.

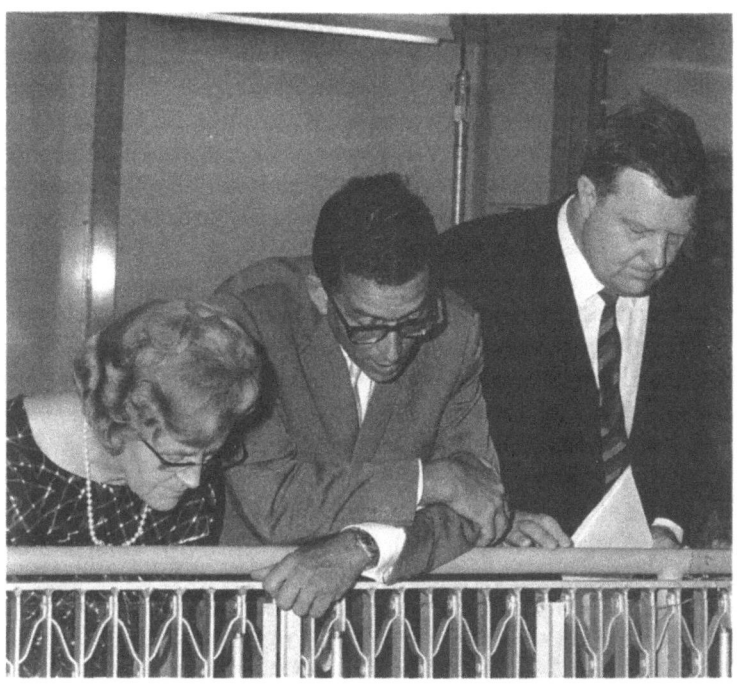

Abb. 20. Frau Bundesminister Strobel, Prof. Scheer und Staatssekretär Prof. v. Manger-König am Reaktor des DKFZ (1967)

Der erste Institutsdirektor, der das DKFZ verließ, war Prof. Heinrich Wrba, der Anfang 1966 einen Ruf auf den Lehrstuhl für Krebsforschung und als Leiter des Instituts für Krebsforschung der Universität Wien erhalten hatte. Man war in Heidelberg sehr bemüht, Wrba durch Verleihung eines Ordinariats zu halten. Da in Stuttgart aber keine freie Ordinariatsstelle zur Verfügung stand, hatten Kultusministerium und Kuratorium Prof. Doerr gebeten, einen der vier ihm anläßlich seiner Berufung zugesagten und noch nicht besetzten Lehrstühle in Personalunion mit dem DKFZ für Wrba bereitzustellen. Doerr hatte sich dazu bereit erklärt, jedoch die von Bauer vorgeschlagene Benennung "Lehrstuhl für experimentelle Geschwulstforschung" ohne dessen Wissen in "Lehrstuhl für vergleichende Pathologie" abgeändert.

Trotz dieses Angebotes verließ Wrba Heidelberg. Die Frage seiner Nachfolge beschäftigte in den nächsten Monaten insbesondere das Direktorium. Doerr erklärte, daß das für Herrn Wrba zur Verfügung gestellte Ordinariat selbstverständlich bei seinem Institut verbleiben und er sich bei der Auswahl der Kandidaten ein Vetorecht vorbehalten müsse. Nach langen Diskussionen und mühsamen Verhandlungen entschied man sich schließlich für eine Dreierliste mit primo loco: Prof. Dr. Klaus Goerttler (Heidelberg), secondo loco: Prof. Dr. Alfred Gropp (Bonn), tertio loco: Prof. Dr. Hans-Joachim Löblich (Hannover).

Das Kultusministerium berief Goerttler, der am 1. April 1967 die Doppelfunktion seines Vorgängers Wrba übernahm.

Differenzen mit der Universität und der Verwaltung der Klinischen Universitätsanstalten, die seit Eröffnung des Zentrums die Verwaltungsgeschäfte für das DKFZ miterledigt hatte, gab es, als K. H. Bauer im Juli 1966 sein Amt als Vorsitzender des Verwaltungsrates niederlegte und Bankdirektor Dr. Fritz Lamb als neues Mitglied dieses Gremiums berufen wurde.

Aufgrund der bisher für das DKFZ geleisteten Arbeit beanspruchte Verwaltungsdirektor Wilhelm Ernst den Vorsitz im Verwaltungsrat. Bei der von den vier Mitgliedern des Verwaltungsrates (Prof. Wagner – als Direktoriumsvorsitzender nicht wählbar –, Verwaltungsdirektor Ernst, Rechtsanwalt Dr. Grieser und Bankdirektor Dr. Lamb) am 17. August 1966 durchgeführten Wahl erhielten Ernst und Grieser je zwei Stimmen. Ernst, der seine Wahl mit allen Mitteln erzwingen wollte, schaltete mehrere Bundestagsabgeordnete zur Vertretung seiner Interessen ein und richtete ein achtseitiges Schreiben an den Rektor der Universität, Frau Prof. Margot

Becke, in dem er detailliert auf die bisher von ihm und seiner Dienststelle für das DKFZ geleistete Arbeit verwies und die Rechnung aufmachte, daß bei einer ausschließlichen Beschäftigung mit Verwaltungsaufgaben der Stiftung neben ihm selbst und seiner Sekretärin "mindestens neun Bedienstete mit einer entsprechenden Qualifikation zum Einsatz kommen" müßten. Da sowohl Grieser als auch Lamb Außenstehende seien, käme nach seiner Überzeugung nur er selbst als Vorsitzender des Verwaltungsrates in Betracht. Für den Fall, daß die Stiftungsaufsichtsbehörde seine Ansicht nicht teile und eines der beiden anderen wählbaren Mitglieder mit dem Vorsitz im Verwaltungsrat beauftrage, bitte er darum, die Stiftungsverwaltung aus der Verwaltung der Klinischen Universitätsanstalten herauszulösen und bis zur Selbständigkeit einer anderen Staatsverwaltung – z.b. dem Akademischen Rektorat der Universität – anzugliedern.

Das Direktorium schlug im Interesse einer reibungslosen Weiterführung der Verwaltungsgeschäfte dem Kultusministerium die Berufung von Ernst vor; Bund und Land machten jedoch Bedenken dagegen geltend und sprachen sich für die Wahl von Lamb aus. In einer eigens dafür angesetzten Besprechung mit den maßgeblichen Vertretern aus Bonn und Stuttgart am 30. November 1966 wurde das Direktorium "überzeugt", dieser Lösung zuzustimmen, was wiederum den Rektor der Universität auf den Plan rief. Frau Becke erklärte in einem Gespräch mit den Institutsdirektoren und dem Senatsbeauftragten am 2. Dezember, daß sich aus der Wahl des Direktors einer Bank ein einseitiges Übergewicht eines Kreditinstitutes gegenüber anderen Banken ergebe und die vorgesehene Lösung dazu führen müßte, daß der Rektor der Universität das Rektorat II künftig nicht mehr für Verwaltungsaufgaben des DKFZ zur Verfügung stelle. Sollte die Wahl gegen den Willen der Universität doch erfolgen, würde der Senat in Zukunft nicht mehr bereit sein, Ordinariate für die Direktoren des Deutschen Krebsforschungszentrums zu beantragen.

Die Situation wurde weiter dadurch erschwert, daß sich der Landesrechnungshof Baden-Württemberg in seinem Prüfbericht vom 8. November 1966 aus Gründen der Kostenersparnis gegen eine eigene Verwaltung des DKFZ ausgesprochen hatte. Das federführende Bonner Ministerium erklärte dagegen eine eigene, nur auf die Belange des DKFZ ausgerichtete Verwaltung für unabdingbar. Hinsichtlich der Kostenfrage sei der Prüfbericht vom Verwaltungsleiter der Universitätskliniken offenbar mit Erfolg einseitig beeinflußt worden. Ministerialdirigent Autenrieth teilte seinem Minister, Prof. Wilhelm Hahn, mit, daß er den Vorsitz im Kuratorium solange niederlege, bis die Einflußnahme außenstehender Stellen auf die Belange des DKFZ unterbunden sei, und bat, Verwaltungsdirektor Ernst auf sein unkorrektes Verhalten hinzuweisen.

Die Vertreter von Bund und Land beschlossen in einer Besprechung am 16. Februar 1967 in Bad Godesberg, dem Kuratorium eine Änderung der Satzung (§ 8, Abs. 1) vorzuschlagen, nach der die Vertretung des Verwaltungsdirektors der Klinischen Universitätsanstalten Heidelberg im Verwaltungsrat kraft Amtes nicht mehr vorgesehen sein sollte. Statt dessen sollte Prof. Karl Lackner, derzeitiger Dekan der Juristischen Fakultät, als Mitglied des Verwaltungsrates berufen werden. Der vom Kuratorium bereits in Aussicht genommene Reg. Amtmann Hans-Jörg Sambel, Mitarbeiter von Dr. Boulanger im Stuttgarter Finanzministerium, sollte sein Amt als zukünftiger Verwaltungsleiter des DKFZ spätestens zum 1. Juli 1967 antreten. Bis zum Tätigwerden einer eigenen Verwaltung solle das DKFZ der Klinikverwaltung die für die Führung seiner Geschäfte anfallenden Kosten erstatten. Bis zur Neuwahl solle der nach der unentschieden ausgegangenen Wahl von der Stiftungsaufsichtsbehörde eingesetzte Dr. Grieser weiter als kommissarischer Vorsitzender des Verwaltungsrates im Amt bleiben.

Die vorgeschlagene Satzungsänderung wurde vom Kuratorium in seiner Sitzung vom 9. Juni 1967 beschlossen; Prof. Lackner wurde gleichzeitig als Mitglied des Verwaltungsrates berufen und am 1. Juli 1967 zu dessen Vorsitzendem gewählt.

Am 24. April 1967 besuchte erstmalig eine russische Ärztedelegation unter Leitung des stellvertretenden Gesundheitsministers Prof. Dr. Pershin das Zentrum. Sie war eine der ersten ausländischen Wissenschaftler-Besuchsgruppen, der in den nächsten Jahren zahlreiche weitere folgten.[48]

Am 27. November 1967 erfolgte die satzungsgemäße Neuwahl des Direktoriumsvorsitzenden für die Amtsjahre 1968/69. Gewählt wurde K. E. Scheer; Stellvertreter wurde K. Munk.

Entwicklungsjahre (1968 – 1972)

Für die am 1. Januar 1968 in Betrieb genommene eigene Verwaltung des DKFZ wurde im März eine Baracke unmittelbar hinter den fünf Institutsgebäuden errichtet. Für die Bauendstufe wurden für Verwaltungszwecke 180 qm Bürofläche bei entsprechender Verkleinerung des Hörsaalbereiches vorgesehen.

Der März 1968 brachte die ersten personellen Veränderungen im Kuratorium. Nach Ablauf ihrer Amtszeit schieden die Professoren Bargmann, Büngeler und Kuhn aus; neu berufen wurden die Professoren H.-W. Altmann, Chr. Schmelzer, C. G. Schmidt und Th. Wieland; Dr. Kaiser ersetzte Dr. Kurzwelly als Vertreter des Bundesfinanzministeriums.

Am 11. November 1968 informierte Prof. Lackner die Gremien der Stiftung, daß er beabsichtige, sein Amt als Vorsitzender des Verwaltungsrates niederzulegen und dem Kuratorium eine Änderung der Satzung vorzuschlagen. Er begründete seinen Entschluß mit der Argumentation, daß der ursprünglich als Gegenpol zum Direktorium gedachte Verwaltungsrat in seiner derzeitigen Zusammensetzung seine Funktion als Kontrollorgan der Wissenschaftler nicht wahrnehmen könne. Außer dem Sprecher des Direktoriums könne sich kein Mitglied des Verwaltungsrates ein umfassendes Urteil bilden. Das Direktorium beschließe über die Personalanforderungen, und die Sachmittel würden vom Direktorium selbst bewirtschaftet. Der Verwaltungsrat treffe Entscheidungen nur im Einvernehmen mit dem Direktorium. Das Direktorium sei stets im Vorteil, und die Mitglieder des Verwaltungsrates seien nur schlichte "Ja-Sager". Wenn das Kuratorium ein solches Kontrollorgan wünsche, dann müsse dieses Organ aus den Wissenschaftlern des Kuratoriums gebildet werden. Die Entscheidungen über die Korrektheit von Verwaltungsakten könnten dagegen viel besser durch einen Verwaltungsfachmann vorgenommen werden. Herr Sambel besitze die Fähigkeiten, als Verwaltungsdirektor die bisher vom Verwaltungsrat wahrgenommenen Aufgaben zu erledigen. Im Falle einer Satzungsänderung, die den bisherigen Verwaltungsrat auflöse, solle das DKFZ einen Juristen gewinnen, der dem Direktorium und dem Verwaltungsleiter bei juristisch schwierigen Entscheidungen beratend zur Seite stehen könne.

Das Kuratorium folgte dem Vorschlag Lackners nicht, obwohl sich das Direktorium diesem Votum angeschlossen hatte. Als

Nachfolger Lackners wurde K. H. Bauer ins Gespräch gebracht, der aber ablehnte und den Verwaltungsrat ebenfalls für überflüssig erklärte, wenn Sambel Verwaltungsdirektor mit entsprechenden Vollmachten würde. Man einigte sich schließlich auf den gerade aus dem Kuratorium ausgeschiedenen Ministerialrat a. D. aus dem Bundesfinanzministerium Dr. Friedrich-Wilhelm Kurzwelly, der sein Amt Anfang 1969 antrat. Seine Bezahlung übernahm der "Verein".

Der 60. Geburtstag von Prof. Lettré (29. November 68) konnte gemeinsam mit dem zwanzigjährigen Bestehen des Instituts für experimentelle Krebsforschung am 30. November mit einem wissenschaftlichen Symposium gefeiert werden, auf dem Freunde, Schüler und Mitarbeiter aus aller Welt zu Wort kamen. Eine kleine Festschrift mit neun dem Jubilar gewidmeten Arbeiten erschien als Sonderheft der Materia Medica Nordmark (Vol. XX, Heft 11, 1968). Seit dem Neubeginn vor 20 Jahren hatten sich am Institut sieben Mitarbeiter habilitieren können, 272 Diplomarbeiten bzw. Dissertationen waren durchgeführt und 467 wissenschaftliche Arbeiten publiziert worden.

Mit Ende des Jahres 1968 schied der bisherige Kuratoriumsvorsitzende, Ministerialdirigent Dr. Heinz Autenrieth, der sich dem Krebsforschungszentrum stets besonders verbunden gefühlt hatte, aus. Neuer Vorsitzender des Kuratoriums wurde sein Stuttgarter Amtsnachfolger, Ministerialdirigent Karl-Otto Schlau. Die Verdienste Autenrieths um das DKFZ wurden in der Kuratoriumssitzung am 23. Oktober 1969 mit der Verleihung der K. H. Bauer-Medaille (Abb. 21) gewürdigt.

Die von Zeit zu Zeit immer wieder einmal auftretenden Spannungen zwischen dem Stiftungsbevollmächtigten für den Bau der Betriebsendstufe und den jüngeren Amtsträgern des DKFZ nahmen heftigere Formen an, als Bauer wegen der Aufnahme des Instituts für Systematische Botanik mit der Universitätsverwaltung verhandelte, ohne die für den Überlassungsvertrag zuständigen Gremien (Direktorium und Verwaltungsrat) davon zu unterrichten bzw. sie zu diesen Gesprächen einzuladen. Kurzwelly führte darüber Beschwerde bei der Dienstaufsichtsbehörde.

Weitere Verärgerung löste Bauers anfängliche Weigerung aus, die nachträgliche Errichtung einer von den Mitarbeitern und den Gremien gewünschten Cafeteria zu betreiben.

Auf seiner 16. Sitzung am 28. März 1969 stellte das Kuratorium der Universität aus den "Reserveflächen" des DKFZ 1.200 qm für das Institut für Systematische Botanik (Direktor: Prof. Werner

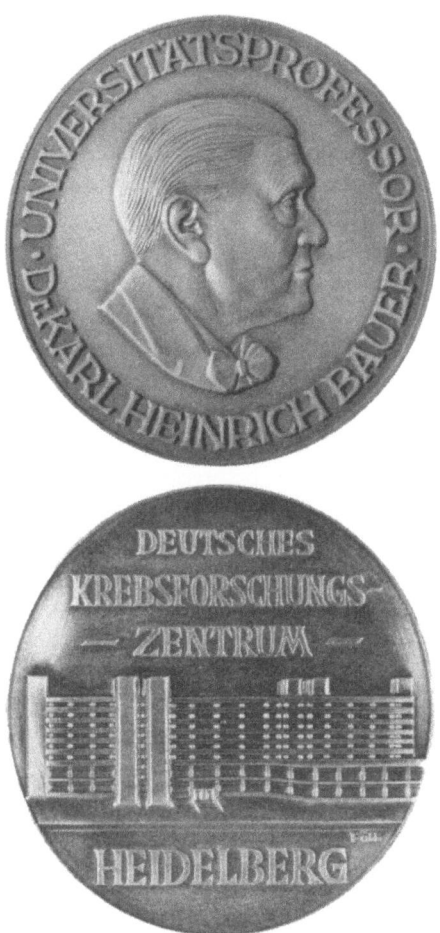

Abb. 21. Karl-Heinrich-Bauer-Medaille

Rauh) auf fünf Jahre zur Verfügung. Gleichzeitig wurde die Errichtung eines Instituts für Tumorimmunologie und -genetik sowie die Erweiterung des Tierlabors um maximal 1.000 qm beschlossen. Empfohlen wurde dem Direktorium die Einrichtung von Arbeitsgruppen für Zytometrie, Zellkinetik, Spektroskopie, Versuchsplanung, Mathematische Modelle und Human-Virus-Forschung. In seiner Sitzung vom 24. Oktober 1969 genehmigte das Kuratorium die Umbenennung des Instituts für experimentelle Geschwulsterzeugung und -behandlung in "Institut für Toxikologie und Chemotherapie".

Mitte November wurde Erich Hecker als neuer Direktoriumsvorsitzender für die Amtszeit 1970/71 gewählt. Sein Stellvertreter wurde Klaus Goerttler. Hecker und Munk wurden als Vertreter des Direktoriums in die Strukturkommission des Kuratoriums delegiert.

Direktorium und wissenschaftliche Mitarbeiter des DKFZ kamen im Herbst 1969 überein, im Vorgriff auf die geplante zukünftige Satzung die wissenschaftlichen Probleme des Zentrums in demokratischer Form zwischen Direktorium und gewählten Vertretern der Wissenschaftler zu besprechen. Das Kuratorium erklärte sich mit einem solchen Versuch einverstanden und schlug die Bezeichnung "Wissenschaftliche Konferenz" (WiKo) vor.

Die WiKo konstituierte sich am 2. Dezember 1969 und wählte H. Lettré zum Vorsitzenden, W. Maier-Borst und D. Werner zu stellvertretenden Vorsitzenden. Mit Ausnahme der Beratungen über Personalangelegenheiten waren die Sitzungen der WiKo öffentlich; sie wurden stets von zahlreichen Mitarbeitern besucht. Bis zu ihrer Ablösung durch den Wissenschaftlichen Rat (WiRa) im Oktober 1973 hat die WiKo sich in rund 80 Sitzungen als Forum der demokratischen Meinungsbildung der Wissenschaftler des DKFZ bewährt.

Anfang 1970 erhielt Prof. Scheer von der "International Atomic Energy Agency" in Wien ein Angebot als Direktor der Abteilung "Life Sciences" für die Dauer von zwei Jahren. Das Kuratorium genehmigte seine temporäre Beurlaubung ohne Bezüge am 30. Juni 1970 und ernannte Priv. Doz. Walter J. Lorenz für die Zeit seiner Abwesenheit zum geschäftsführenden Direktor des Instituts für Nuklearmedizin.

Im September 1970 bildete das Kuratorium eine Kommission, die unter Leitung von Prof. Chr. Schmelzer das Konzept der Datenverarbeitungsanlagen in der Betriebsendstufe erarbeiten sollte.[49] Eine Kommission der WiKo mit dem gleichen Auftrag wurde von Priv. Doz. Dr. Herbert Immich geleitet.

Feierlich begangen wurde der 80. Geburtstag von K. H. Bauer. Ministerpräsident Kurt Georg Kiesinger überreichte dem Jubilar das ihm vom Bundespräsidenten verliehene "Große Verdienstkreuz der Bundesrepublik Deutschland mit Stern und Schulterband". Zahlreiche Grußworte und Dankadressen füllten eine mehrstündige, gut besuchte akademische Feierstunde, auf der – wie später im Zentrum kritisch geäußert wurde – lediglich fast alle Mitglieder des Kuratoriums fehlten. Die Zeitschrift für Krebsforschung widmete dem Jubilar ein Sonderheft mit 16 Beiträgen von Schülern und Freunden (Z. Krebsforsch. 74 (1970) 309–466); die Direktoren verfaßten eine Gemeinschaftsarbeit mit dem Titel "Was gibt es Neues in der Krebsforschung?", die in der "Umschau" erschien [77].

Im Interesse besserer Kontakte mit der Öffentlichkeit und den Medien regte das Direktorium die Einrichtung einer Pressestelle im DKFZ an. Das Kuratorium stimmte diesem Plan zu. Hans Hietzker, bisher als Sekretär der Gesellschaft für Medizinische Dokumentation und Statistik (GMDS) bei Prof. Wagner tätig, wurde gebeten, diese Aufgabe zu übernehmen.

Im November 1970 gab W. Doerr das Amt des Senatsbeauftragten für das DKFZ ab. Im Dezember wurde er für seinen Einsatz für das Zentrum mit der K. H. Bauer–Medaille geehrt. Sein Amtsnachfolger wurde Prof. Urs Schnyder.

Am 16. Dezember 1970 besuchte der Generaldirektor der WHO, Dr. Candau, das DKFZ. Weitere prominente Besucher waren im Januar 1971 Prof. I. Berenblum (Rehovot) und am 16. Februar 1971 Bundespräsident Heinemann.

Ende 1970 schied Prof. Stralau altershalber aus dem Kuratorium aus. Sein Nachfolger (ab November 71 auch als stellvertretender Vorsitzender des Kuratoriums) wurde Ministerialdirektor Dr. R. Rachold (BMJFG), der ein Jahr später seinerseits von Min. Dirigent Dr. H. Lösken abgelöst wurde.

Erheblichen Wirbel verursachte ein Brief des Präsidenten der Deutschen Forschungsgemeinschaft, Prof. Julius Speer, an Prof. Theodor Wieland, Mitglied des Kuratoriums und designierter Vorsitzender der geplanten Wissenschaftlichen und Berufungskommission des Kuratoriums (WiBeKo) vom 18. Dezember 1970. Speer, der dem DKFZ nicht sehr wohlgesinnt war, äußerte sich in diesem Schreiben besorgt um die Zukunft des Krebsforschungszentrums, beklagte das Fehlen eines wissenschaftlichen Gesamtkonzeptes, mangelnde Kooperationsbereitschaft unter den Wissenschaftlern und bezeichnete einen "Teil der Assistenten" als "ständige Unruhestifter", die ihrer

Verpflichtung gegenüber dem Bürger nicht gerecht würden. Wieland gab das Schreiben den Institutsdirektoren zur Kenntnis, und die WiKo beauftragte nach ausführlicher Diskussion der angeschnittenen Punkte ihren Vorsitzenden Lettré, Speer zu antworten. Dessen mit dem Briefkopf des WiKo-Vorsitzenden versehenes Schreiben vom 2. Februar 1971 enthielt einige so undiplomatische Passagen, daß Lettré gezwungen wurde, einen Tag später den ersten Antwortbrief nachträglich als rein privates Schreiben zu deklarieren.[50] Speer wurde zu einer Diskussion mit den Wissenschaftlern des DKFZ eingeladen. Er antwortete unter dem Datum des 8. Februar 1971, daß er die Einladung gern annähme und daß es ihm bei seiner Kritik allein darum gegangen sei, daß im Krebsforschungszentrum gediegene wissenschaftliche Arbeit nach modernen Gesichtspunkten geleistet werden könne. "... Die Frage der Mitbestimmung, die heute so sehr in den Vordergrund geschoben wird, scheint mir von durchaus zweitrangiger Bedeutung zu sein gegenüber der alle Beteiligten verpflichtenden Forderung, daß jede, wie auch immer zu wählende Organisation und Form dem Ziel zu dienen hat, daß mit billigsten Mitteln bestmögliche wissenschaftliche Forschungsarbeit geleistet wird".

Die Versuche des Direktoriumsvorsitzenden, einen Gesprächstermin mit dem vielbeschäftigten Präsidenten der Deutschen Forschungsgmeinschaft festzulegen, waren in den nächsten beiden Jahren nicht erfolgreich. Durch Vermittlung von Butenandt konnte endlich für den 13. Januar 1973 ein Gespräch vereinbart werden, an dem auch Butenandt, Schnyder und Wieland teilnehmen wollten. Speer bat kurzfristig um Verlegung auf den 18. Januar, sagte aber auch diesen Termin am Tag zuvor ab. Als er schließlich auch den geplanten Termin vom 5. Februar 1973 platzen ließ, beschloß das Direktorium, auf weitere Einladungen zu verzichten.

Am 19. März 1971 beauftragte das Kuratorium eine aus zehn Wissenschaftlern (H.-W. Altmann, K.H. Bauer, H. Bredereck, A. Butenandt, Chr. Schmelzer, C.G. Schmidt, G. Quadbeck, H. Schildknecht, U. Schnyder und Th. Wieland) bestehende Kommission mit der künftigen Beratung aller wissenschaftlichen Angelegenheiten des DKFZ. Die "Wissenschaftliche und Berufungskommission" (WiBeKo) des Kuratoriums trat am 11. Juni 1971 zu ihrer ersten Sitzung zusammen und wählte Prof. Theodor Wieland zu ihrem Vorsitzenden. In den folgenden Monaten arbeitete die WiBeKo Richtlinien für die interne und externe Qualifikation der Wissenschaftler am Zentrum aus. Seither werden alle Wissenschaftler mit Besoldungsgruppen ab AH 2 bzw. BAT 1 durch öffentliche Ausschreibung gewonnen. Die Anstellung erfolgt nach Einholung von mindestens zwei externen Gutachten sowie Anhörung der Kandidaten.

In den folgenden Jahren machte die WiBeKo Vorschläge für das wissenschaftliche Gesamtprogramm des Zentrums sowie zur Einrichtung neuer und zum Abbau nicht mehr produktiv arbeitender Arbeitsgruppen und empfahl die Neueinstellung und Höhergruppierung qualifizierter Mitarbeiter. Mit Inkrafttreten der neuen Satzung wurde die WiBeKo 1976 durch den Wissenschaftlichen Beirat abgelöst.

Im Hinblick auf die vom Lande Baden-Württemberg im Februar 1971 beantragte 90 %ige Bundesbeteiligung am DKFZ und die damit anstehende Änderung der Finanzträgerschaft verfaßte das Direktorium im Juli 1971 ein dreiseitiges Memorandum zur Frage des für das Zentrum in Zukunft federführenden Bundesministeriums, in dem der Übergang aus der Zuständigkeit des BMJFG in die des BMBW empfohlen wurde. "... Wegen der schwerpunktmäßigen Ausrichtung des DKFZ auf Grundlagenforschung und wegen der allgemeinen Entwicklung auf wissenschaftspolitischem Gebiet halten es das Direktorium und die Wissenschaftler des Krebsforschungszentrums ... für zweckmäßig, daß zukünftig das Bundesministerium für Bildung und Wissenschaft die Federführung übernimmt ...". Der Übergang wurde durch Organisationserlaß des Bundeskanzlers vom 19. Dezember 1972 genehmigt.

Auf Initiative von G. Wagner kam die deutsche Mitarbeit an dem seit 1969 unter Vorsitz des Oxforder Pathologen Prof. Robb-Smith laufenden CIOMS-Projekt[51] zur internationalen Standardisierung der medizinischen Fachsprache zustande. Das BMJFG bestellte G. Wagner zum Projektleiter und W. Jacob zu seinem Stellvertreter und stellte Mittel für den Aufbau einer deutschsprachigen CIOMS-Geschäftsstelle im DKFZ zur Verfügung. Ab 1. Mai 1971 fungierte Dr. Dorothea Scheida als hauptamtlicher CIOMS-Sekretär, ab 1. Juli 1977 Dr. Folker Amelung.

Seit 1973 hat das Deutschsprachige CIOMS-Sekretariat, das im Januar 1981 zum Collaborating Centre des CIOMS ernannt wurde, unter Mitarbeit von mehr als 450 Wissenschaftlern aus der BRD, der DDR, Österreich und der Schweiz zahlreiche Publikationen zur Vereinheitlichung der medizinischen Nomenklatur erarbeitet, wobei die Nomenklatur der Tumoren einen wesentlichen Teilaspekt darstellte (z. B. [87]).

Vom 21.-23. April 1971 fand in Heidelberg das von H. Lettré als Leiter des Organisationskomitees vorbereitete "Fourth International Symposium on the Biological Characterization of Human Tumours" der UICC statt. Der ohnehin sehr labile Gesundheitszustand Lettré's verschlechterte sich infolge der damit verbundenen Anstrengungen rapide; er verstarb am 27. Juli im Alter von 63 Jahren an einem Lungeninfarkt. D. Schmähl und H. Wrba widmeten ihm Nachrufe [127,168]. Seine Schüler veranstalteten in den kommenden Jahren mehrere Hans-Lettré-Gedächtnisvorlesungen.[52]

Mitte 1971 fragte die Bundesregierung an, ob das DKFZ bereit sei, das evtl. in Heidelberg anzusiedelnde Laboratorium der European Molecular Biology Organization (EMBO) unter Leitung von Nobelpreisträger Sir John Kendrew bis zur Fertigstellung eigener Gebäude vorübergehend aufzunehmen.[53] Benötigt würden für 1972 Räume für den Aufbau eines Planungsstabes, ab 1973 zusammenhängende Laborflächen für die ersten drei wissenschaftlichen Abteilungen. Erwünscht sei ferner die Mitbenutzung der zentralen Werkstätten des DKFZ. Direktorium und WiKo erklärten sich im September 1971 mit den Wünschen der EMBO einverstanden und stellten insgesamt 552 qm Reserveflächen der Betriebsendstufe unter Rückstellung der eigenen Pläne für das Institut für Tumorimmunologie und -genetik zur Verfügung. Das Entgegenkommen des DKFZ trug maßgeblich dazu bei, daß die Europäische Konferenz für Molekularbiologie auf ihrer Sitzung am 13./14. Oktober 1971 in Genf beschloß, den Regierungen der Mitgliedstaaten die Errichtung des Europäischen Laboratoriums für Molekularbiologie (EMBL) in Heidelberg zu empfehlen.

Daß es auch wegen Formalien der Unterbringung der EMBO zu Auseinandersetzungen zwischen K.H. Bauer und Kurzwelly kam, ist bezeichnend für die in dieser Zeit schwelenden Spannungen zwischen dem Stiftungsbevollmächtigten einerseits und den Vorsitzenden von Direktorium und Verwaltungsrat andererseits.

Bei der Neuwahl des Direktoriumsvorsitzenden am 14. Oktober 1971 wurde G. Wagner für die Amtszeit 1972/73 erneut zum Vorsitzenden, W. Lorenz zu seinem Stellvertreter gewählt.

Der Plan des Kuratoriums, eine Abteilung Strahlenbiologie am DKFZ einzurichten, der bei den Wissenschaftlern des Instituts für Nuklearmedizin auf wenig Gegenliebe gestoßen war, wurde endgültig fallengelassen, als sich drei bekannte auswärtige Gutachter negativ dazu äußerten. Auf der gleichen Sitzung (5. November 1971) des

Kuratoriums wurde D. Werner zum kommissarischen Leiter des Instituts für experimentelle Krebsforschung bestellt. Auf einer Sondersitzung am 20. Dezember 1971 in Stuttgart beschloß das Kuratorium aufgrund der Vorkommnisse anläßlich der Pressekonferenz von Direktorium und WiKo am 15. November 71 (siehe S. 160) die Strukturkommission aufzulösen.

Das Jahr 1972 brachte etliche Veränderungen in den Gremien. Ministerialrat Dr. H. Brieskorn (BMBW) löste Dr. Klinke ab, Prof. G. Thews kam als neuer Vorsitzender der Wissenschaftlichen Kommission des Wissenschaftsrates in das Kuratorium. Im Frühjahr 1972 stand die Neuwahl des Verwaltungsratsvorsitzenden an. Wegen der in den vorangegangenen Monaten zwischen dem amtierenden Vorsitzenden Kurzwelly und mehreren Direktoren sowie insbesondere dem Stiftungsbeauftragten aufgetretenen Spannungen beschloß das Direktorium, seine Stimme nicht mehr Kurzwelly, sondern Rechtsanwalt Dr. Ernst Grieser, Mannheim, zu geben. Dieser wurde dann auch als neuer Vorsitzender gewählt. Kurzwelly schied Ende März 1972 aus, ebenso Dr. Bengeser (BMBW), der dem Verwaltungsrat nur wenige Monate angehört hatte. Die vom Direktorium vorgeschlagenen Kandidaten (Direktor W. Boll, Heidelberg, und Prokurist E. Haas, Weinheim) wurden vom Kuratorium nicht berücksichtigt. Vielmehr delegierte das Kultusministerium Stuttgart gegen die Bedenken des Direktoriums[54] Min.Rat H. Roesinger als neues Mitglied in den Verwaltungsrat. Bankdirektor Dr. Lamb stellte sich nach anfänglichem Zögern für eine weitere Amtsperiode zur Verfügung.

Erneuten Wirbel gab es um die Person des Stiftungsbevollmächtigten. Ende 1971 hatte K.H. Bauer nach vorheriger Absprache mit Butenandt an den Kuratoriumsvorsitzenden Schlau einen Antrag auf Entlastung bis Ende März 1972 (dem geplanten Termin der Fertigstellung der Gebäude der Betriebsendstufe) gestellt. Offenbar war Bauer aber nur an einem Wegfallen seiner Verantwortung in allen Bauangelegenheiten gelegen, nicht aber an der Beendigung seiner amtlichen Tätigkeit. Als Schlau mit ihm Einzelheiten seiner Verabschiedung diskutieren wollte, fühlte sich Bauer vom Kuratoriumsvorsitzenden "unter Druck gesetzt" und tief gekränkt und sprach von einem "Tiefpunkt" seiner akademischen Karriere. Ministerialdirigent Schlau mußte sich gegen den gezielten Vorwurf des Konvents, er habe den "verdientesten Mann der deutschen Krebsforschung" zum "Rücktritt aufgefordert", durch ein öffentliches Dementi (z. B. Rhein–Neckar–Zeitung vom 2. Dezember 1971) verwahren. Im

Interesse der Beilegung der unerquicklichen Situation schlug das Direktorium vor, den Text der Vollmacht Bauers als "Stiftungsbevollmächtigter für den Ausbau der Endstufe des Deutschen Krebsforschungszentrums " neu zu fassen und nicht mit der Übergabe der Betriebsendstufe zu beendigen, sondern auf die Erfüllung aller abgeschlossenen Bauverträge und die Abwicklung eventueller Rechtsstreitigkeiten zu erweitern. Nachdem der Senatsbeauftragte der Universität, Prof. Schnyder, und der Verwaltungsrat dem von Prof. Hans Schneider formulierten Vorschlag zugestimmt hatten, bestätigte das Kuratorium in seiner Sitzung vom 17. März 1972 eine entsprechende Neufassung der Vollmacht Bauers.

Der "Konvent" löste sich im Frühjahr 1972 selbst auf: Er "verstarb", wie es in einer vom Konventsvorstand verschickten "Todesanzeige" hieß, an "akuter Pragmatitis".

Im Mai wurde Renate Lettré in den Ruhestand verabschiedet. Das Institut für experimentelle Krebsforschung wurde in "Institut für Zellforschung" umbenannt.

Einen geharnischten Protest des Direktoriums löste der Vorschlag der Finanzkommission aus, für den Posten eines hauptamtlichen Vorsitzenden des Verwaltungsrates eine hochdotierte Wissenschaftlerstelle zu verwenden. Die Pikanterie dieses Ansinnens wird erst richtig deutlich, wenn man berücksichtigt, daß die für 1972 im Hinblick auf den Bezug der Betriebsendstufe beantragten 100 Stellen restlos gestrichen worden waren und die für 1971 bewilligten, aber noch nicht dotierten Stellen nicht - wie ursprünglich vereinbart - zum 1. Januar, sondern erst zum 1. April 1972 besetzt werden durften.

Der Beschreiber des nach ihm benannten tropischen Lymphoms, Dr. Denis Burkitt, besuchte am Tage vor der Entgegennahme des ihm verliehenen Paul-Ehrlich-Ludwig-Darmstädter-Preises in der Paulskirche in Frankfurt das DKFZ (Abb. 22), wo er über Hypothesen zur Ätiologie des Darmkrebses sprach. Als seiner Überzeugung nach wertvolles Prophylaktikum erwähnte er die verschiedenen in Deutschland erhältlichen Sorten von Vollkornbrot.

Der rumänische Arzt und Mathematiker Petre Tautu wurde eingeladen, als Gastwissenschaftler für 2 Jahre eine Arbeitsgruppe für mathematische Modelle in der Onkologie aufzubauen.

Aus Wien kam Anfang Juni 1972 der Antrag, die Beurlaubung von Prof. Scheer an die International Atomic Energy Agency (IAEA) um ein Jahr zu verlängern. Das Direktorium lehnte dies ab; Scheer kam Anfang Oktober nach Heidelberg zurück und nahm

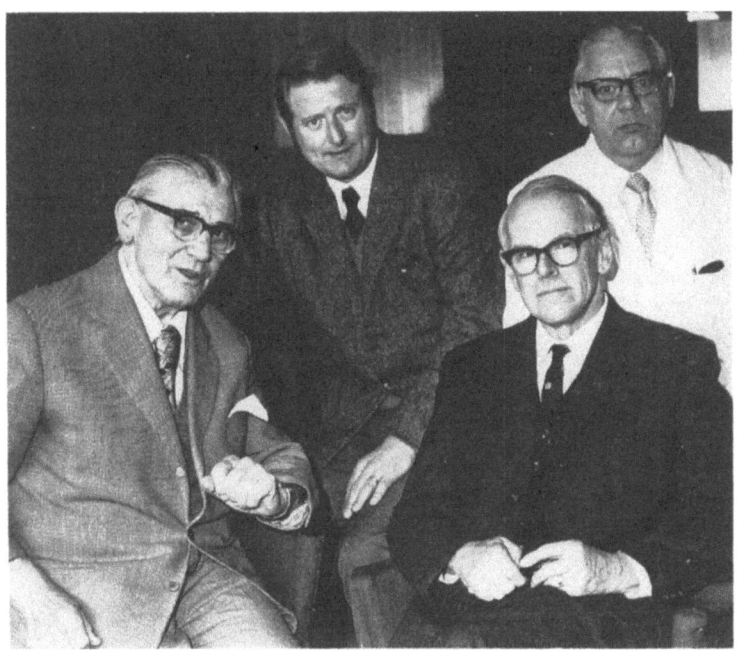

Abb. 22. Besuch von Prof. Denis P. Burkitt, London, im DKFZ am 13. März 1972, am Vortage der Verleihung des Paul–Ehrlich–Ludwig–Darmstädter–Preises in Frankfurt.
Von links: K.H. Bauer, K. Munk, D.P. Burkitt, G. Wagner

seine Tätigkeit als Direktor des Instituts für Nuklearmedizin wieder auf. W. Lorenz mußte als stellvertretender Vorsitzender des Direktoriums ausscheiden; D. Schmähl wurde für den Rest der Amtsperiode als sein Nachfolger gewählt.

In den Monaten Juni und Juli 1972 vollzog sich der Umzug der Institute in die Gebäude der Betriebsendstufe. Die offizielle Einweihungsfeier fand am 25. September, am Tage vor K.H. Bauers 82. Geburtstag, statt. Der Verlauf der Feier ist auf S. 146 näher beschrieben.

Am 19. Dezember erfolgte der Übergang der federführenden Zuständigkeit für das DKFZ vom Bundesministerium für Jugend, Familie und Gesundheit auf das Bundesministerium für Bildung und Wissenschaft. Die offizielle Übergabefeier fand am 10. Juli 1973 im Rahmen eines Besuches der Bundesminister Katharina Focke (BMJFG) und Horst Ehmke (BMBW) im DKFZ statt.

Das für das DKFZ so bedeutungsvolle Jahr fand mit der Ernennung des Instituts für Nuklearmedizin als "Internationales Referenzzentrum für Nuklearmedizin" der WHO einen würdigen Abschluß.

Planung und Errichtung der Betriebsendstufe

Die Planung des Krebsforschungszentrums in zwei Baustufen erwies sich als zweckmässig und für die schnelle weitere Entwicklung des Zentrums vorteilhaft. Die Betriebsendstufe konnte so gewissermaßen im Modell getestet werden; funktionelle Schwachstellen konnten erkannt und in der weiteren Planung vermieden werden, die Zusammenarbeit zwischen den Instituten und mit den zentralen Einrichtungen erprobt und die Pläne für den endgültigen Bau in Kooperation mit den Architekten und der Bauleitung zügig, aber ohne Zeitdruck entwickelt werden. Die Institutsdirektoren erhielten so die fast einmalige Chance, die räumliche Gestaltung ihrer Institute nach ihren eigenen Vorstellungen mitzubestimmen.

Auch die Universität versuchte, ihren Teil von den zukünftigen Verheißungen abzubekommen. Bereits auf der am Nachmittag der Einweihung der Betriebsstufe I (31. Oktober 1964) stattfindenden 2. Sitzung des Kuratoriums stellte Prof. Hubert Niederländer als Baubeauftragter der Universität unter Hinweis auf die Raumnot der Universität den Antrag, dieser in den anfangs noch nicht genutzten

Räumen für die vorübergehende Unterbringung von Chemie und Systematischer Botanik drei Stockwerke mit einer Gesamtfläche von 5.400 qm zu überlassen.

Das Kuratorium erkannte sehr schnell die Zweckmäßigkeit bzw. Notwendigkeit, sich durch einen am Bauort stets verfügbaren Beauftragten vertreten zu lassen. Mit Beschluß vom 7. Juli 1965 wurde der durch den Bau der Betriebsstufe I gut in die Materie eingearbeitete K. H. Bauer als "Baubeauftragter des Kuratoriums" bestellt. Durch Verfügung der Stiftungsaufsichtsbehörde vom 25. August 1967 wurde er zum "Stiftungsbevollmächtigten für den Ausbau der Endstufe" ernannt. Als solcher war er ermächtigt, rechtsverbindliche Erklärungen in allen Baufragen abzugeben und entgegenzunehmen sowie an den Sitzungen der drei Stiftungsorgane teilzunehmen. Seine Vollmacht sollte, wie das Kuratorium am 17. März 1972 beschloß, nicht mit der Übergabe der Betriebsendstufe enden, sondern sich auch noch auf weitere Maßnahmen aus Baumitteln, auf die Erfüllung abgeschlossener Verträge und eventuelle Rechtsstreitigkeiten bis zum definitiven Abschluß der Prüfungsfeststellungen durch den Bundesrechnungshof erstrecken.

Noch bevor mit den Vorarbeiten für die Endstufe begonnen werden konnte, gab es Ärger mit den beiden Generalunternehmern für die erste Betriebsstufe. Die Firma Krupp/Rheinhausen erhob über den ursprünglich ausgehandelten Festpreis von 3.243.114,- DM hinaus Nachforderungen in Höhe von 2,3 Mio. DM und begründete diese Mehrforderungen mit Vergrößerung des Bauvolumens, zusätzlichen Bauwünschen der Direktoren, der nachträglichen Versenkung der Kühlanlagen, baulichen Auflagen durch das Gewerbeaufsichtsamt usw. (So waren beispielsweise die Kosten der zur Beseitigung des radioaktiven Abwassers geforderten Abklinganlagen weder bau- noch einrichtungsseitig mitveranschlagt worden.) Nach Schätzung des Architekten waren von den Nachforderungen etwa 1 Mio. DM berechtigt, worauf das Kuratorium Mitte Mai 1965 eine Abschlagszahlung von 800.000,- DM veranlaßte. Die Fa. Krupp drohte mit der Einklagung von Verzugsschäden; auf der anderen Seite verwies die Oberfinanzdirektion Karlsruhe auf die Nichteinhaltung der vertraglichen Verpflichtung der Fa. Krupp, die sich aus Auflagen und nachträglichen Forderungen ergebenden Kostenänderungen und Mehrkosten in Form von Nachtragsangeboten einzureichen. Zudem ergaben sich bei der Abnahme bzw. Inbetriebnahme der Gebäude eine große Anzahl von zum Teil erheblichen Beanstandungen, die zum Großteil aus der vom Auftraggeber geforderten außerordentlich kurzen Bauzeit von nur acht Monaten zu erklären waren. Die Institutsdirektoren wurden gebeten, gemeinsam mit dem Architekten die Mängel am Bau schriftlich niederzulegen. Allein für den Bau II (Biochemie) beispielsweise hatte die Liste der baulichen Mängel einen Umfang von 13 Schreibmaschinenseiten. Der Bundesrechnungshof machte nach Kenntnis der Mängellisten Minderungsansprüche gegen die Fa. Krupp in Höhe von 115.171,- DM geltend. Bauer schrieb am 3. Februar 1965 einen Brief an den Generalbevollmächtigten der Fa. Krupp, Berthold Beitz, und lud ihn ein, sich an Ort und Stelle von den Baumängeln zu überzeugen. Dieser kam tatsächlich Ende November 1966 anläßlich der "Reaktorfeier" nach Heidelberg und machte einen annehmbaren Vorschlag zur Bereinigung der Angelegenheit. Am 24. November 1966 schlossen die Stiftung DKFZ und die Fa. Krupp/Rheinhausen einen Vergleich, worin die Fa. Krupp auf noch nicht bezahlte Restforderungen in Höhe von 765.063,88 DM, das DKFZ auf die Rückzahlung des nach seiner Ansicht überzahlten Betrages von 58.360,91 DM verzichteten. Leider kam es wegen der Nachforderungen der Fa. Krupp zu persönlichen Spannungen zwischen K. H. Bauer und Hans Schneider, der am 17. Juni 1965 sein Amt als Vorsitzender des Verwaltungsrates niederlegte.

Eine Nachforderung der Fa. Feal/Mailand in Höhe von 60.000,- DM wurde anerkannt, wobei ein Teilbetrag sofort, ein Restbetrag von 24.585,88 DM erst nach Zustimmung des Bundesministeriums für wissenschaftliche Forschung (BMwF) bezahlt wurde.

In einem abschließenden Bericht über die Vorzüge und Nachteile der bei der Betriebsstufe I angewandten Fertigbauweise kam der Landesrechnungshof zu dem Urteil, daß "eine Wiederholung dieses Verfahrens bei den heutigen Baumethoden nicht vertretbar" sei.

Den Beginn der Planungsarbeiten für die Bauendstufe hat K. H. Bauer später so geschildert:

"Wie nicht anders zu erwarten, wurden bei der Planung, der Vergabe der Bauleistungen und bei der Errichtung der Betriebsstufe II vom Bundesrechnungshof und vom Finanzminister die Zügel der Staatlichen Hochbauverwaltung straff gespannt. Es stellte sich im weiteren Verlauf heraus, daß die Grundsatzverfügung des Finanzministeriums von Baden-Württemberg vom 29. Juli 1965 (gez. Staatssekretär Vohwinkel) sich nur segensreich ausgewirkt hat. Nach dieser 'magna charta', wie sie von den Betroffenen genannt wurde, erfolgte die Einschaltung des Universitäts-Bauamts Heidelberg für die Abgrenzung der Aufgaben zwischen dem Bauamt, dem Architekten und den Fach-Ingenieuren, für die Architekten- und Ingenieurverträge, für die Überprüfung der zu erbringenden Leistungen, die Feststellung aller Kostenrechnungen usw.

Von schlechthin schicksalhafter Bedeutung war die Bestellung des damaligen Reg.-Baurates und heutigen Reg.-Baudirektors Kropp vom Univ.-Bauamt Heidelberg als Berater der Stiftung DKFZ und damit des Stiftungsbevollmächtigten. Gleichzeitung wurde die Oberfinanzdirektion Karlsruhe, vertreten durch Oberreg.-Baudirektor Knorre, bauaufsichtlich und baurechtlich mit eingeschaltet. Es ist schlicht und recht Pflicht des Berichterstatters zu bekennen, daß die Zusammenarbeit mit Baudirektor Kropp und seinen Mitarbeitern, insbesondere in schwierigen Situationen, durch die ganzen Jahre hindurch eine geradezu ideale gewesen ist" [14].

Die Stiftung war an die Bauauflagen der Universitätsbauverwaltung gebunden, die für die Einordnung des DKFZ in die bereits konzipierte Gebäudegruppe der Theoretischen Medizin zuständig war. Die fachliche Betreuung des Projektes lag damit bei Oberreg. Baudirektor Ulrich Werkle und Reg. Baudirektor Heinz Kropp. Der Vorentwurf von Kropp sah zunächst ein zehnstöckiges Gebäude von 110 m Länge und 26,5 m Breite mit einem niedrigen Nebengebäude vor. Das Raumprogramm konnte alle Wünsche des Direktoriums voll erfüllen; daneben blieb noch eine Raumreserve von zwei bis drei Stockwerken für die nächsten Jahre verfügbar, die der Universität vorübergehend mietweise zur Verfügung gestellt werden sollte. Der voraussichtliche Gesamtaufwand für den Neubau wurde auf rund 80 Mio. DM geschätzt.

Planung und Bauleitung wurden dem Architekturbüro Heinle, Wischer und Partner, Stuttgart übertragen. Für die Rationalisierung und Terminplanung wurde die Gesellschaft für wirtschaftliches Bauen AG, Leonberg, bestellt. Die Statik oblag dem Büro Prof. Leonhardt und Andrä, Stuttgart, die Verantwortung für Heizungs-, Lüftungs-, Kälte-, Sanitär- und Laboreinrichtungen der Ingenieurgesellschaft Brandi, Echterdingen; für Starkstrom-, Blitzschutz-, Fernmelde- und Aufzugsanlagen war die BMS Ingenieurgesellschaft mbH, Karlsruhe, zuständig.

Der Vorschlag von Prof. Heinle, den Auftrag wie bei der ersten Betriebsstufe nach festen Raummeterpreisen an einen Generalunternehmer zu vergeben, stieß beim Bundesrechnungshof, der darin eine Einschränkung des Wettbewerbs und den Verlust echter Vergleichsmöglichkeiten für die Preisbildung sah, auf Widerspruch und mußte fallengelassen werden. Wegen der bei der Betriebsstufe I nicht optimalen Abstimmung mit der staatlichen Bauverwaltung verlangte der Bundesrechnungshof eine rechtzeitige Abgrenzung zwischen dem Universitäts-Bauamt, dem Architekten und den Sonderfachleuten, wobei das Bauamt folgende Leistungen übernehmen sollte:

1. Aufstellung des Architektenvertrages und der Verträge mit den Sonderfachleuten,
2. Überprüfung aller Architekten- und Ingenieurleistungen auf termingemäße Durchführung,
3. Beteiligung und Entscheidung bei den Ausschreibungen,
4. Stichprobenhafte Überwachung der Bauausführung,
5. Feststellung aller Rechnungen in sachlicher Hinsicht,
6. Beratung der Stiftung bei der Führung der Baurechnung,
7. Prüfung des Verwendungsnachweises.

Weiter wurde empfohlen, für die fachtechnische Vorprüfung der Baurechnung die Prüfungsstelle der Oberfinanzdirektion Karlsruhe einzuschalten.

Die vom Kuratorium eingesetzte Kommission zur Ermittlung des Baubedarfs, die 1965 und 1966 unter Leitung von Ministerialrat Dr. Schulz vom Kultusministerium Baden-Württemberg mehrfach tagte, erarbeitete das endgültige Raumprogramm, das zunächst eine Nettonutzfläche von ca. 29.000 qm (später 26.000 qm) vorsah, wovon das DKFZ primär ca. zwei Drittel zugesprochen bekommen sollte.

Einen wegen der schlechten Finanzlage des Landes Baden-Württemberg von Ministerialrat Dr. Boulanger im Kuratorium vorgebrachten weiteren Kürzungsvorschlag des Raumprogramms lehnten die Vertreter des Bundes ab. Auch die Vertreter des Landes sprachen sich dagegen für die Errichtung einer Bettenstation mit 20 Betten aus, wobei das Problem der Bewirtschaftung zunächst ausgeklammert wurde.

Im Juli 1966 wurden die Institutsdirektoren unvermittelt mit der Auflage konfrontiert, aus dem geplanten Raumprogramm ihrer Institute jeweils en bloc 18 % in unmittelbarer Verbindung zu den Verkehrswegen für eine anderweitige Benutzung auszuklammern. Das Direktorium verwies auf die damit notwendigerweise verbundenen erheblichen Beeinträchtigungen der Institutsfunktionen und empfahl, stattdessen die vorgesehene Bettenstation (ca. 1.250 qm) den Universitätskliniken zur Verfügung zu stellen, eine Argumentation, die allerdings im Kuratorium nicht überzeugte. Jedoch konnte der Vorstoß aus Stuttgart, die Abtretung von 18 % der Raumreserve in die Planung der Institute mit einzubeziehen, durch einen energischen Protest von Oberreg. Baudirektor Werkle abgewehrt werden.

Am 7. Dezember 1966 konnten der Vorentwurf und der Kostenvoranschlag für die Bauendstufe vorgelegt werden. In

Anpassung an den städtebaulichen Gesamtaspekt und die Planungen der Universität hatte sich Baudirektor Kropp schließlich für einen siebengeschossigen Hochbau mit verbindenden Flachbauten für die gemeinsam zu nutzenden Einrichtungen entschieden. Der dafür notwendige Gesamtaufwand wurde auf 84.125.000,– DM veranschlagt. Das Jahr 1967 verging mit der Überarbeitung des Vorentwurfes, der Erstellung des Architektenentwurfes und seiner Diskussion und Prüfung mit den beteiligten Wissenschaftlern. Anfang 1968 erfolgten die Ausschreibungen und die Submissionen der interessierten Firmen.

Bei der Größe des Projektes und dem enormen Umfang der Planungsarbeiten erwies sich recht bald die Einstellung eines Koordinators zur Entlastung des Stiftungsbevollmächtigten als notwendig. Es gelang, im Juni 1968 für diese Position den aus der Industrie stammenden Dipl.-Kfm. Horst Grade zu gewinnen, der sich in den folgenden Monaten zur vollen Zufriedenheit des Stiftungsbevollmächtigten als guter Organisator bewährte.

Am 23. Oktober 1968 wurde zwischen dem Land Baden-Württemberg und der Stiftung DKFZ – vertreten durch den Stiftungsbevollmächtigten – ein Überlassungsvertrag geschlossen, der dem DKFZ unter genau festgelegten Auflagen bezüglich Planung und Bebauung 3,1 Hektar Nutzungsfläche im Neuenheimer Feld überließ. Am 2. Dezember 1968 erfolgte in einer schlichten Zeremonie der Baubeginn mit dem "Ersten Spatenstich" durch den Stiftungsbevollmächtigten. Richtfest konnte am 10. Dezember 1970 – nach genau zweijähriger Bauzeit – gefeiert werden. Nach Begrüßungsworten von K.H. Bauer überbrachte Frau Bundesgesundheitsminister Käte Strobel die Glückwünsche des Bundes. Als Direktoriumsvorsitzender sprach Prof. Hecker, als Vertreter des Personalrats Dipl.-Physiker Krauss.

Am 16. Februar 1971 besichtigte Bundespräsident Dr. Gustav Heinemann die Betriebsstufe I sowie den Rohbau der Betriebsendstufe. K.H. Bauer sprach dabei über "Grundgedanken bei der Planung und Errichtung des Deutschen Krebsforschungszentrums Heidelberg". Diese Rede wurde später in die Festschrift zur Einweihung der Betriebsendstufe aufgenommen [15].

Wie schon bei der Betriebsstufe I kam es auch beim Bau der definitiven Gebäude des DKFZ zu Streitigkeiten mit den größten an Bau und Einrichtung beteiligten Firmen. Die Baufirma STRABAG erhöhte ihre Forderungen um 1,77 Mio. DM; die Gutehoffnungshütte, Lieferant des neuen Reaktors, machte wegen verspäteter

Auftragserteilung für die Wasserrohrpost 1,74 Mio. DM Mehrkosten geltend. In beiden Fällen kam es zu jahrelang dauernden Prozessen, die schließlich mit Vergleichen endeten.

Der 3. Juli 1972 war der Termin der Baufertigstellung. Nach fast vierjähriger Bauzeit übergab der Projektleiter, Architekt Dipl.-Ing. Rainer Steffen, in feierlicher Zeremonie den Schlüssel für den Neubau. Über Planung und Durchführung des Baus haben die Architekten ausführlich berichtet [82, 133]. Dabei wurde darauf verwiesen, daß das Bauobjekt mit 220.000 cbm volumenmäßig die doppelte Größe des Heidelberger Schlosses habe.

Auch die "Kunst am Bau" wurde hinreichend berücksichtigt. Eine eigene Kunst-Kommission unter Vorsitz des Kunsthistorikers Prof. Peter Anselm Riedl wählte die Bronzeplastik "Stahl und Strahl" von Prof. Hoflehner, Stuttgart, aus, die das Wasserbecken vor dem Haupteingang des Zentrums ziert. Eine weitere Bronzeplastik von Prof. Loth, Stuttgart, (Figur 1/62), fand im Innenhof Aufstellung. Die Aluminiumwand der Kunstschüler W. Hähnel und D. Pretsch trennt das Casino vom Eingangsfoyer; schließlich wurden drei Wandteppiche für die Außenwand des Hörsaals, den Konferenzraum und den Lesesaal der Zentralbibliothek angeschafft.

Erwähnenswert ist – last not least –, daß die definitiven Baukosten für die Errichtung der Betriebsendstufe mit einer Nettonutzfläche von 26.000 qm statt der ursprünglich veranschlagten 84,125 Mio. DM letztlich nur 81,5 Mio. DM betrugen. Die Einrichtung und apparative Ausstattung des Zentrums kostete weitere 42 Mio. DM. Noch während des gestaffelten Einzugs der Institute in die neuen Gebäude wurden im August und September 1972 die ersten drei Gebäude der Betriebsstufe I der Universität kostenlos zur Verfügung gestellt. K. H. Bauer nannte diese Übergabe ein "Gegengeschenk" des DKFZ für die jahrelange Förderung und Hilfe der Universität bei der Verwirklichung des Krebsforschungszentrums.

Die offizielle Einweihungsfeier nach fast vierjähriger Bauzeit fand am 25. September 1972, am Vortage von Bauers 82. Geburtstag, statt (Abb. 23). Das Kuratorium hatte diesen Termin gewählt, um den Initiator des Zentrums damit zu ehren. Die Gestaltung des Programms lag beim Stiftungsbevollmächtigten und beim Direktoriumsvorsitzenden. Insgesamt waren 14 Festredner vorgesehen. Dem Ersuchen des Vorsitzenden des Konvents der wissenschaftlichen Mitarbeiter, Dr. Maier-Borst, ihm selbst, dem Vorsitzenden der WiKo, Prof. Munk, sowie dem Vorsitzenden des Personalrates, Dipl.-Phys. Krauss, Zeit für kurze Reden einzuräumen, kam Bauer nicht nach.

Man einigte sich schließlich, daß Prof. Wagner als Vorsitzender des Direktoriums im Namen aller Mitarbeiter des Zentrums sprechen sollte. Die Feier fand im Foyer des Hauptgebäudes statt. Nach der Begrüßung der Gäste durch K.H. Bauer sprachen Bundesminister Frau Käte Strobel sowie Ministerialdirektor Dr. Scheidemann für den verhinderten Bundesminister für Bildung und Wissenschaft, Dr. Klaus von Dohnanyi. Als Vertreter des Landes Baden-Württemberg wiesen Ministerpräsident Dr. Hans Filbinger und Kultusminister Prof. D. Dr. Wilhelm Hahn auf die noch ungeklärte Situation hinsichtlich der laufenden Kosten für das Zentrum hin und baten den Bund um Unterstützung. Anschließend übergab der Architekt den "Goldenen Schlüssel" an Prof. Bauer (Abb. 24), der ihn an den Vorsitzenden des Direktoriums, Prof. Wagner, weiterreichte. Dieser brachte den Dank der Mitarbeiter an alle am Zustandekommen des Zentrums beteiligten Persönlichkeiten zum Ausdruck und betonte die für die zukünftige Arbeit des Zentrums essentielle Klärung der Finanzierungsfrage und Anerkennung als "Großforschungseinrichtung". Weitere Grußworte überbrachten der Rektor der Universität Heidelberg, Prof. Dr. Rudolf Rendtorff, der Erste Bürgermeister der Stadt Heidelberg, Dr. Karl Korz, der Ehrenpräsident der Max-Planck-Gesellschaft, Prof. Adolf Butenandt, von seiten der EMBO Herr Marc Delauche (als Vertreter von Prof. John C. Kendrew), Dr. John Higginson, der Direktor der International Agency for Research on Cancer in Lyon, für das Regionalbüro Kopenhagen der WHO Prof. Dr. A.V. Chaklin und schließlich als alter Freund K.H. Bauers Prof. Dr. Georgio-Alberto Chiurco vom "Centro Internationale Studio Precancerosi e Condizioni Premorbidichi" in Rom, der ihm den "Premio Esculapio" in Gold der Accademia Tiberiana überreichte.

Besonders eindrucksvolle Worte fand Prof. Butenandt in seinem Rückblick auf die historische Entwicklung und den jahrelangen Meinungsstreit um die Finanzierung des Zentrums, die manchen anfangs begeisterten Förderer der Idee müde und verzagt gemacht hätten, nicht aber K.H. Bauer, ohne dessen unermüdliche Initiative "wir heute dieses Institut nicht einweihen" könnten. Wörtlich fuhr er fort:

"Er hat in eigener Verantwortung und mit der nur ihm eigenen Tatkraft und Überzeugungsfähigkeit die Gründung des Instituts in Heidelberg beschlossen und durchgesetzt. Natürlich wurden alle Schritte legalisiert, aber – sehr zum Vorteil der guten Sache – oft erst, nachdem irreversible Fakten geschaffen waren. Durch

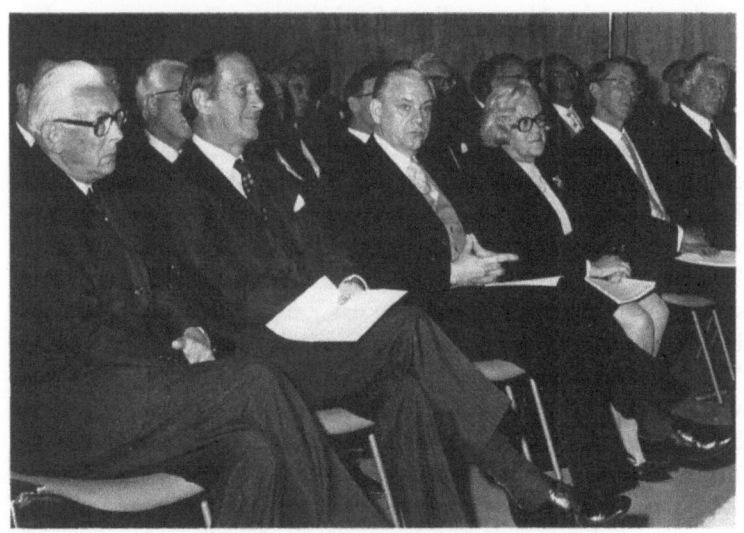

Abb. 23. Einweihung der Betriebsendstufe am 25. September 1972.
1. Reihe von links: Prof. Butenandt, Ministerpräsident Filbinger, Prof. Wagner, Frau Minister Strobel, Staatssekretär Scheidemann, Minister Prof. Hahn

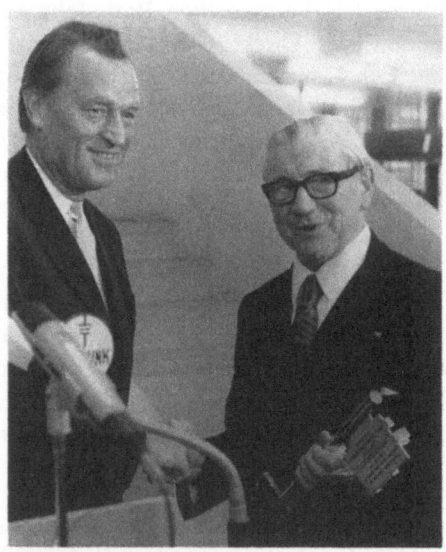

Abb. 24. Architekt Prof. E. Heinle übergibt den "Goldenen Schlüssel" für die Betriebsendstufe an K. H. Bauer

Gründung eines Vereins zur Förderung des Deutschen Krebsforschungszentrums schuf er sich Kapital und eine eigene Hausmacht, überzeugte die Universität – seine Universität Heidelberg –, daß sie ihm zu folgen habe, gewann alle einflußreichen Politiker des Landes Baden-Württemberg und später des Bundes, mobilisierte die Öffentlichkeit, vergab als Vorsitzender des Vereins Bauaufträge, bevor die vorgeschriebenen Genehmigungen erteilt waren, steckte manchen Tadel und Vorwurf gelassen ein, gewann das Land zur Finanzierung der 'Stiftung Deutsches Krebsforschungszentrum' und veranlaßte den Bund, nun seinerseits nachzuziehen. Wahrlich ein eindrucksvolles Beispiel, was ein einzelner in einer Demokratie zu leisten und durchzusetzen vermag, wenn er verantwortungsfreudig mit Leidenschaft und Hingabe einer großen und guten Sache dient, die dem Wohl des ganzen Volkes, ja der Menschheit zugute kommen soll" [38].

Mit einem Stehempfang im Casino des Zentrums klang die Feier aus. Alle bei dem Festakt gehaltenen Ansprachen und Grußadressen wurden in einer kleinen Broschüre zusammengefaßt publiziert [16]. Eine erste Beschreibung der Organisation, der Ausstattung und der Arbeitsprogramme des Zentrums erfolgte in den Heidelberger Jahrbüchern [154]; einen weiteren Bericht veröffentlichte Prof. Chiurco in der spanischen Fachzeitschrift "Folia Clinica Internacional" [45].

Das DKFZ auf dem Weg zur Großforschungseinrichtung

Anfang der 1960er Jahre – zu der Zeit also, als die Konzeption des Zentrums mit dem Land ausgehandelt wurde – kündigte sich ein grundlegender Wandel in der Wissenschafts- und Forschungsförderung an. Nachdem diese usprünglich als Domäne der Länder konzipiert und nur aufgrund des Engagements einiger hervorragender Wissenschaftler, wie besonders des Atomphysikers Werner Heisenberg, 1949 in den Katalog der konkurrierenden Gesetzgebung nach Art. 74 Grundgesetz (GG) aufgenommen worden war, hatten sich mit Beginn der offiziellen Kernforschungsförderung seit 1955 und der Errichtung eines besonderen "Bundesministeriums für Atomfragen" (BMAt) im Oktober des gleichen Jahres Anfänge einer Forschungsförderung durch den Bund institutionalisiert. Die hohen Finanzmittel, die durch dieses Ministerium zur Verfügung gestellt wurden und die in besonderem Maße den sechs zwischen 1956 und 1960 gegründeten Kernforschungszentren zugute kamen, zeigten deutlich, in welche Richtung die moderne Forschungsförderung in der Bundesrepublik in Zukunft gehen würde. Allerdings waren die Länder erst Anfang der 1960er Jahre ernsthaft bereit, in Verhandlungen einzutreten, um die finanziellen Leistungen des Bundes auf eine rechtliche Grundlage zu stellen und einen Einschnitt in die grundgesetzlich garantierte Kulturhoheit hinzunehmen. 1962/63 geriet die Diskussion darüber in den eskalierenden Konflikt um eine generelle Neuordnung der finanzpolitischen Beziehungen zwischen Bund und Ländern. Mit der Einsetzung der "Kommission für die Finanzreform" im Jahre 1964, der sogenannten "Troeger-Kommission", zeichnete sich ab, daß es in Zukunft zu einer verfassungsrechtlichen Verankerung der schon seit Mitte der 1950er Jahre betriebenen Praxis der gemeinschaftlichen Forschungsfinanzierung durch Bund und Länder kommen würde.

Unter den während der ersten Rezession der Bundesrepublik Mitte der 1960er Jahre herrschenden Bedingungen erwies sich die vom Land Baden-Württemberg im Vorgriff auf die Empfehlungen der "Troeger-Kommission" 1965 durchgesetzte 50 : 50-Finanzierung des Heidelberger Zentrums durch Bund und Ländergemeinschaft als entwicklungshemmmend und sogar den Aufbau gefährdend. Als Ausweg bot sich Bonn an. Im Zuge der Schaffung der sogenannten "Gemeinschaftsaufgaben" (1969; Art. 91 a und b GG) von Bund und Ländern etablierte sich eine neue Kategorie außeruniversitärer Einrichtungen: die "Großforschungseinrichtungen". Ursprünglich waren damit nur die Kernforschungszentren gemeint, aber bereits mit dem Ausbau des BMAt zum "Bundesministerium für wissenschaftliche Forschung" (BMwF) 1962 hatte sich die Palette der vom Bund geförderten Forschungsgebiete über die Kernforschung hinaus auf Bereiche wie die Weltraumforschung, die Datenverarbeitung und die Neuen Technologien erweitert. Der Organisationstyp der Großforschungseinrichtung mit seiner charakteristischen gemeinschaftlichen 90 : 10-Finanzierung durch Bund und Sitzland, der Verwendung von Großgeräten und der interdisziplinären Zusammenarbeit unterschiedlicher Fächer ließ sich auf alle Förderbereiche des Forschungsministeriums übertragen und führte zu einer "zweiten Generation" von Großforschungseinrichtungen [40].

Die hochschulpolitischen Entwicklungen der endsechziger Jahre schlugen auch auf die außeruniversitäre Forschung durch. Die wissenschaftlichen Mitarbeiter der Kernforschungszentren forderten Mitwirkung in Aufsichts- und Leitungsgremien sowie die Schaffung interner wissenschaftlicher Ausschüsse. Zum Sprachrohr für diese Ansprüche machte sich der 1964 im Zusammenhang mit der Einführung des BAT an den Kernforschungszentren gegründete "Verband der Wissenschaftler in Forschungseinrichtungen" (VWF), der 1969 annähernd zwei Drittel der dort tätigen wissenschaftlichen Mitarbeiter vertrat, aber auch mit der Bundesassistentenkonferenz (BAK) – also den Hochschulen – eng zusammenarbeitete. Im DKFZ waren es besonders die im VWF organisierten jungen Wissenschaftler, die mehr Mitverantwortung und Mitbestimmung und eine Vertretung ihrer Interessen in den Gremien des Zentrums forderten.

In der Stiftungssatzung vom 23. November 1965 war nur den Direktoren der Institute und den Leitern selbständiger Abteilungen wissenschaftliche Selbständigkeit zuerkannt worden; die übrigen Wissenschaftler waren ihren Dienstvorgesetzten weisungsgebunden unterstellt. Dieser Zustand erschien den wissenschaftlichen Mitarbeitern nicht mehr zeitgemäß und mit demokratischen Vorstellungen nicht vereinbar. Die Direktoren standen den Forderungen der

Wissenschaftler prinzipiell durchaus positiv gegenüber; man war sich darüber einig, daß im Hinblick auf den Bezug der Betriebsendstufe eine Strukturreform des Zentrums angemessen und wünschenswert sei. Über den Weg dahin und die Art der Reformen gab es allerdings unterschiedliche Meinungen.

Im März 1969 konstituierte sich der "Konvent der wissenschaftlichen Mitarbeiter des Deutschen Krebsforschungszentrums", der sich selbst als die "wirksame Vertretung der wissenschaftlichen Mitarbeiter in allen Gremien des DKFZ" bezeichnete und als seine Hauptaufgaben die Mitarbeit bei der Lösung von Strukturproblemen, die Stellungnahme zu allen Problemen der Zielsetzung des DKFZ und die Intensivierung der interdisziplinären Zusammenarbeit der Wissenschaftler formulierte. Der aus dem Vorstand (zwei Sprecher und zwei Schriftführer), der Vertretung (sieben von den Instituten entsandte und sieben von der Vollversammlung gewählte Mitglieder) sowie der Vollversammlung (alle wissenschaftlichen Mitarbeiter des DKFZ) bestehende Konvent wählte am 7. März 14 Vertreter, die ihrerseits die Herren Maier-Borst und Fusenig zu Sprechern und Köhler und Schreiber zu Schriftführern bestimmten.

Der Konvent forcierte die bereits mehrfach im Zentrum erörterte Frage, ob und in welcher Form Vertreter der Mitarbeiter an den Arbeitssitzungen des Leitungsorgans des DKFZ teilnehmen könnten. Angesichts der noch ungeklärten künftigen Grundordnung der Heidelberger Universität und der Bestrebungen, die Struktur des DKFZ zu verändern, hatten sich die Institutsdirektoren und der Vorsitzende des Verwaltungsrates Lackner für eine Übergangslösung ausgesprochen: Vertreter des Mittelbaus sollten zwar nicht an den ordentlichen Direktoriumssitzungen, aber an den Arbeitsbesprechungen des Leitungsorgans teilnehmen. Mit Beschluß vom 30. Juli 1968 wurden zwei Vertreter der Mitarbeiter zu diesen Besprechungen eingeladen.

Dieses Entgegenkommen von seiten der Leitung des DKFZ wurde nicht zuletzt durch die Absichten des Landes Baden-Württemberg gefördert. Aus Stuttgart war schon seit längerem Kritik an der Arbeitsorganisation des Zentrums erhoben worden. Unter dem Eindruck der eskalierenden Situation an den Universitäten drängte das Land auf eine Reform der inneren Organisation des Zentrums. In einer dazu im November 1968 anberaumten Besprechung im Bonner Gesundheitsministerium mit Vertretern der Finanzträger und des DKFZ wies der Vorsitzende des Kuratoriums, Dr. Autenrieth vom Stuttgarter Kultusministerium, die Richtung, in die die

Überlegungen des Landes gingen: man müsse nachdenken, "ob eine weitgehende 'Demokratisierung' des DKFZ oder ein Präsidialprinzip zweckmäßiger sei". Er selbst sprach sich für die Präsidialverfassung aus, wobei der Präsident auch die Aufgaben des Verwaltungsrates wahrnehmen sollte. Allerdings konnte sich das Bonner Gesundheitsministerium in seinem Bestreben, den gerade in der Ausarbeitung befindlichen Vorstellungen zur zukünftigen Struktur von Großforschungseinrichtungen nicht vorzugreifen, mit seinem Vorschlag für eine Übergangslösung durchsetzen.

Weder die Vertreter des Bundes noch die des Landes hatten auch nur andeutungsweise die Alternative diskutiert, eine Kontrolle der Direktorialverfassung durch ein erweitertes Selbstverwaltungsgremium aus Mitgliedern des Mittelbaus zu schaffen. Im Gegenteil schien ihnen die "Präsidialverfassung" angesichts der Situation an den Hochschulen das Gebot der Stunde, wenn auch im Moment nicht durchsetzbar. Um solchen Tendenzen zu begegnen, machte das Direktorium im Januar 1969 den Vorschlag, eine paritätisch besetzte Kommission aus Vertretern von Zentrumsleitung und wissenschaftlichen Mitarbeitern zu bilden, die bis zum Herbst 1969 einen gemeinsamen Strukturvorschlag für die im Bau befindliche Betriebsendstufe vorlegen sollte.

Obwohl der "Konvent" in den folgenden Wochen immer wieder unter harter Attackierung des Direktoriums die Forderung nach Mitwirkung der wissenschaftlichen Mitarbeiter in allen Organen der Stiftung erhob, blieb die Interessenallianz von Mitarbeitern und Leitung zunächst erhalten. Als deren deutlichster Ausdruck ist der Beschluß der DKFZ-internen Strukturbesprechung vom 22. Juli 1969 zu werten, einen vorläufigen Wissenschaftlichen Rat aus Vertretern des Konvents und des Direktoriums zu bilden. Als Modell eines obersten wissenschaftlichen Gremiums des DKFZ sollte er die Arbeitsbesprechungen des Direktoriums ersetzen und nach Ansicht des Konvents alle notwendigen Entscheidungen treffen. Das Direktorium sah sich allerdings nicht in der Lage, Entscheidungen eines solchen, nicht satzungsgemäßen Gremiums auszuführen, wenn diese nicht von der Mehrheit der Direktoren mitgetragen würden. Auf entschiedenen Widerspruch der Direktoren stieß natürlich auch das Verlangen der Konventsvertreter nach völliger Abschaffung des Direktoriums.

Seit dem Sommer 1969 kollidierte das Bestreben des Direktoriums, ein Gegengewicht zu den Strukturvorstellungen der Stiftungsträger zu schaffen und damit die alte Satzung in ihren Grundzügen zu retten, auch mit der Forderung der Mitarbeiter nach grundlegender Strukturreform. Dennoch nötigte das gemeinsame Interesse an verstärkter Bundesfinanzierung, d.h. an Anerkennung als Großforschungseinrichtung, immer wieder zu Kompromissen.

Im Oktober unterrichtete das Direktorium den Kuratoriumsvorsitzenden von der bevorstehenden Wahl eines "Vorläufigen Wissenschaftlichen Rates", dessen Aufgabe die Koordinierung wissenschaftlicher Fragen des DKFZ sein sollte. Das Gremium sollte nur Modellcharakter haben und nur bis zur Fertigstellung der Betriebsendstufe tätig sein. Man habe es daher bewußt als "vorläufig" deklariert.

Der Konvent vertrat seine Forderung nach umfassender Strukturreform trotzdem unverändert weiter. Im Vorfeld der 17. Sitzung des Kuratoriums am 23. Oktober 1969 betonte die Vertretung der wissenschaftlichen Mitarbeiter in einem Schreiben an den Kuratoriumsvorsitzenden, Ministerialdirigent Karl-Otto Schlau, daß die Bereitschaft zur Mitarbeit im Wissenschaftlichen Rat nur dann bestände, wenn die "kollegiale Leitung der Institute in Analogie zu den Institutsräten der Grundordnung der Universität Heidelberg als Modell eingeführt wird". In der Sitzung selbst sprach sich das Kuratorium gegen die Bezeichnung "Wissenschaftlicher Rat" aus, da dieser Terminus bereits im Entwurf der neuen Satzung für die Betriebsendstufe festgelegt sei. Als mögliche Alternative schlug es vor, das zu bildende Modellgremium "Wissenschaftliche Konferenz" (WiKo) zu benennen. Konventsvertreter im Kuratorium lehnte der neue Kuratoriumsvorsitzende, Ministerialdirigent Schlau, Nachfolger von Dr. Autenrieth, als nicht satzungskonform ab.

Ähnliche Entwicklungen wie die an den Hochschulen befürchtend, sprach sich Schlau dafür aus, Maßnahmen zu ergreifen, "wie sie von Herrn Butenandt für die Max-Planck-Gesellschaft vorgetragen wurden". In der MPG war bereits Ende 1968 auf Initiative des Senats eine Strukturkommission gebildet worden, in der neben den Leitern von Max-Planck-Instituten ernannte – nicht gewählte – Vertreter der wissenschaftlichen Mitarbeiter saßen. Charakteristisch war das Bestreben Butenandts, notwendige Reformen im Rahmen der Satzung durchzuführen.

In seiner Sitzung vom 23. Oktober 1969 beschloß das Kuratorium des DKFZ die Einsetzung einer Strukturkommission, die sich aus je einem Vertreter von Bund und Land, dem Vorsitzenden des Verwaltungsrates sowie je zwei Vertretern des Kuratoriums, des Direktoriums und der wissenschaftlichen Mitarbeiter zusammensetzen sollte. Das Direktorium wurde beauftragt, eine Vollversammlung der Wissenschaftler einzuberufen und die Wahl der beiden Vertreter durchzuführen.

Der Konvent war der Ansicht, daß es seine Sache sei, die zu delegierenden Wissenschaftler zu wählen, und rief zum Boykott der vom Direktorium einberufenen Vollversammlung auf. Tatsächlich erschienen so wenige Mitarbeiter, daß eine Wahl nicht möglich war. Zu einer kurze Zeit später vom Konvent angesetzten Versammlung erschienen dagegen fast 80 % der wissenschaftlichen Mitarbeiter. Die beiden hierbei gewählten Vertreter für die Strukturkommission wurden vom Kuratoriumsvorsitzenden jedoch nicht akzeptiert, da sie nicht ordnungsgemäß gewählt worden seien.

Ministerialdirigent Schlau erklärte sich zur Aufnahme der Konventskandidaten bereit, falls eine Umfrage des Direktoriums bei allen wissenschaftlichen Mitarbeitern keine Einwände gegen diese Personen ergäbe und der Konvent erkläre, daß er nicht beabsichtige, die von ihm gewählten Vertreter während der Dauer der Arbeit der Strukturkommission abzuberufen. Zur Klärung der verfahrenen Situation kam er am 22. Januar 1970 zu einem Gespräch mit dem Konvent nach Heidelberg, das leider einen unerfreulichen Verlauf nahm. Unter dem Druck der Bundesvertreter, die an einer Beilegung des Konfliktes interessiert waren, ließ sich das Kuratorium durch eine Befragung aller Mitarbeiter des Zentrums die Aufnahme der Konventsvertreter (Dr. Wolfgang Maier-Borst und Dr. Neidhard Paweletz) legitimieren.

Inzwischen hatte man sich im Zentrum auf die Bildung einer Wissenschaftlichen Konferenz (WiKo) geeinigt, der die sieben Institutsdirektoren, sieben von den Direktoren benannte wissenschaftliche Mitarbeiter, sieben weitere, von den Wissenschaftlern jedes Instituts gewählte Vertreter sowie der Verwaltungsdirektor des DKFZ (nach seiner Ernennung) angehören sollten. Auf ihrer konstituierenden Sitzung am 2. Dezember 1969 wählte die WiKo Prof. Lettré zum Ersten Vorsitzenden, Dr. Maier-Borst zum Ersten Stellvertreter und Dr. Werner zum Zweiten Stellvertreter. Die alten Strukturdifferenzen – hier: vollständiger Abbau aller Hierarchien und kollegiale Leitung bei Mitsprache und Kontrolle aller am Team beteiligten Wissenschaftler, dort: Departmentstruktur unter kollegialer Leitung selbständiger Abteilungsleiter und eines geschäftsführenden Direktors – waren damit auf eine neue Diskussionsebene verlagert worden.

Als Strukturpapier des Konvents erschien im Frühjahr 1970 das sogenannte "Heidelberger Modell", in dessen Präambel die in Artikel 5, Absatz 3 des Grundgesetzes garantierte Freiheit der Forschung als "Freiheit aller am Erkenntnisprozeß beteiligten Wissenschaftler" ausgelegt wurde. "Das Strukturprinzip für die Forschung kann daher nicht die Hierarchie sein, sondern nur die Kollegialität."
Folgende Grundsätze wurden den Strukturvorstellungen vorangestellt:

1. *Satzungsautonomie*
   Das DKFZ gibt sich eine Satzung, die von der Mehrzahl aller am DKFZ Beschäftigten gebilligt werden muß. Sie ist veränderten Gegebenheiten anzupassen.
2. *Individuelle Freiheit*
   Die wissenschaftlich Tätigen sind frei in der Wahl der Arbeitsrichtung innerhalb des gegebenen Rahmens und frei in der Wahl der Methoden.
3. *Kollegialität*
   Alle wissenschaftlich Tätigen sind gleichgestellt.
4. *Wissenschaftsspezifische Besoldung*
   Die Besoldung ist von Funktionsmerkmalen unabhängig. Sie orientiert sich an der wissenschaftlichen Leistung (Tarifvertrag des VWF).
5. *Kollegiale Leitung*
   Die Leitung des Zentrums und der Einzelinstitute erfolgt durch Kollegien, die auf Zeit gewählt werden.
6. *Qualifizierte Mitbestimmung*
   Alle Beschäftigten am DKFZ sind an allen Entscheidungen verantwortlich zu beteiligen.
7. *Recht auf Information*
   Alle Gremien, einschließlich der Aufsichtsorgane, tagen grundsätzlich öffentlich.

Als organisatorische Strukturen des Zentrums wurden (von unten nach oben aufsteigend) vorgeschlagen:

1. *Die Gruppe,*
   worunter die *Arbeitsgruppe* als kleinste wissenschaftliche Einheit, die *Projektgruppe* als Zusammenschluß mehrerer Arbeitsgruppen und die *zentralen Einrichtungen* des Zentrums verstanden wurden.

2. *Die Abteilung* als Zusammenschluß mehrerer thematisch oder methodisch verwandter Arbeitsgruppen (in der Regel vier bis fünf) mit der *Abteilungskonferenz* als Vollversammlung aller wissenschaftlich in der Abteilung Tätigen.
3. *Das Institut* als organisatorischer und betrieblicher Zusammenschluß mehrerer Abteilungen mit einem auf drei Jahre gewählten *Institutsdirektor*, der *Institutskonferenz* als Vollversammlung aller Wissenschaftler eines Instituts und dem *Institutsrat*, der aus den Abteilungssprechern und dem geschäftsführenden Direktor besteht und das Institut leitet.

Als zentrale Organe wurden vorgeschlagen:

1. Der Wissenschaftliche Rat,
2. Die Geschäftsführung,
3. Der Konvent.

Die Position des Abteilungsleiters war im "Heidelberger Modell" nicht mehr vorgesehen; statt dessen sollte ein gewählter Abteilungssprecher mit "Manager-Funktion" den technischen und organisatorischen Arbeitsablauf koordinieren. Das Direktorium erklärte sich bereit, die im "Heidelberger Modell" empfohlenen Gremien bis zum Inkrafttreten einer neuen Satzung, mit der zum Einzug in die Betriebsendstufe gerechnet wurde, in praxi zu erproben und auf ihre Tragfähigkeit zu prüfen.

Erst im Juni 1970 konnte die Strukturkommission des Kuratoriums ihre Arbeit aufnehmen. Allerdings gingen die ersten beiden Sitzungen kaum über die gemeinsame Bekundung hinaus, zunächst Fragen der äußeren Struktur des Zentrums auszuklammern und auf die im Entstehen begriffenen "Leitlinien" des Bundesministers für Bildung und Wissenschaft (BMBW) zur künftigen Struktur von Großforschungseinrichtungen zu warten. Dies machte die Kommission nahezu verhandlungsunfähig. Lediglich in der vierten Sitzung am 19. und 20. November 1970 kam es, zumindest für den Bereich der inneren Struktur, zu intensiven Diskussionen und einer deutlichen Meinungsbildung. Zum zentralen Diskussionspunkt wurden Stellung, Funktion und Zusammensetzung des künftigen Wissenschaftlichen Rates. Im Gegensatz zum Direktorium forderten die wissenschaftlichen Mitarbeiter Kompetenzen, die weit über die eines Beratergremiums hinausgingen: das DKFZ brauche ein "oberstes wissenschaftliches Entscheidungsgremium, das nicht der

Weisungsbefugnis des Direktoriums unterliegt". Im Verlauf der Tagung erarbeitete man einen Kompromiß: Der WiRa sollte sich aus sieben geschäftsführenden Direktoren, sieben gewählten Abteilungsleitern, sieben gewählten sonstigen wissenschaftlichen Mitarbeitern und zwei gewählten Vertretern der nichtwissenschaftlichen Mitarbeiter zusammensetzen. Über seine Stellung heißt es im Protokoll: "Der Wissenschaftliche Rat ist verantwortlich für die wissenschaftliche Leitung".

Einige Tage nach dieser Besprechung stellte der Bundesminister für Bildung und Wissenschaft, Prof. Hans Leussink, die Überlegungen zur künftigen Struktur der Großforschungseinrichtungen in einem ersten Entwurf der Öffentlichkeit vor.

Noch unter Minister Stoltenberg hatte sich das "Bundesministerium für wissenschaftliche Forschung" (BMwF) seit dem Herbst 1968 unter dem politischen Druck aus den Hochschulen für eine stärkere Beteiligung der wissenschaftlichen Mitarbeiter in außeruniversitären Forschungseinrichtungen ausgesprochen. Im März 1969 erstellte das Ministerium eine Synopse der verschiedenen Mitwirkungsregelungen, die sich in der Praxis der Arbeit der Großforschungseinrichtungen herausgebildet hatten. Mit dem Regierungsantritt der Sozialliberalen Koalition im Herbst 1969 wurden die Bewegungen an den Hochschulen und auch an den außeruniversitären Forschungseinrichtungen kanalisiert und entsprechenden Rahmenrichtlinien bzw. -gesetzen entgegengeführt. Hinsichtlich der Großforschungseinrichtungen einigte man sich im nunmehr in Bundesministerium für Bildung und Wissenschaft (BMBW) umbenannten Forschungsministerium auf eine Unterscheidung zwischen Zentren der Grundlagenforschung und F+E-Zentren, wobei in grundlagenorientierten Einrichtungen das Prinzip der Selbstverwaltung insgesamt stärkere Berücksichtigung finden sollte. Nach umfangreichen Anhörungen der verschiedenen Gruppierungen in den Zentren veröffentlichte das BMBW Ende November 1970 die "Leitlinien zu Grundsatz-, Struktur- und Organisationsfragen von rechtlich selbständigen Forschungseinrichtungen", die der Vereinheitlichung der Kategorie "Großforschungseinrichtungen" galten [36].

Im Mittelpunkt der Reform stand die Regelung der Mitwirkungsfrage für die technisch-wissenschaftlichen Mitarbeiter sowie die Regelung der staatlichen Einflußnahme auf die Forschungseinrichtungen. Das Bonner Ministerium hatte für die Mitwirkungsproblematik zwei Varianten vorgeschlagen: Im Falle der anwendungsorientierten F+E-Zentren sollte der Wissenschaftlich-Technische

Rat Mitentscheidungskompetenz erhalten, die Leitung der Einrichtung allerdings der Geschäftsführung verbleiben. Anders bei den Zentren der Grundlagenforschung, bei denen die Leitung den Wissenschaftlern selbst verbleiben sollte und dem Wissenschaftlichen Rat nur Mitberatungskompetenzen zugestanden wurden. Die Forderung der im VWF organisierten wissenschaftlichen Mitarbeiter nach Schaffung neuer Leitungsorgane aus Geschäftsführung und Wissenschaftlichem Rat – wie sie ebenfalls vom Konvent für das DKFZ erhoben worden war – lehnte Leussink ab.

In den "Leitlinien" formulierte der Staat seinen Anspruch auf "Globalsteuerung" der Forschungseinrichtungen klar und deutlich:

"Er (der Staat) legt auf der Grundlage einer umfassenden Forschungsplanung die generellen Forschungsziele und die finanziellen Gesamtzuwendungen fest. Er setzt die Prioritäten, koordiniert die Arbeit der Forschungseinrichtungen, sorgt für eine objektive und wirksame Erfolgskontrolle und achtet auf den sparsamen Einsatz öffentlicher Mittel ... Die Verlagerung des Schwergewichts der Entscheidungen von der Gesellschafterversammlung auf das Aufsichtsorgan soll die Transparenz der Entscheidungen erhöhen. Dem Aufsichtsorgan gehören neben Vertretern der Gesellschafter Repräsentanten aus Wissenschaft und Wirtschaft sowie nicht mit der Geschäftsführung betraute Vertreter der Forschungseinrichtungen selbst an. Da der Bund und die Länder die wesentliche politische und finanzielle Verantwortung tragen, wird die Sitzverteilung so gehalten, daß ihre Vertreter, insbesondere bei Beschlüssen von finanzieller Tragweite, nicht überstimmt werden können" [37].

In Heidelberg stellte man die Kritik, die von allen Gruppierungen des Zentrums an den "Leitlinien" laut wurde, zunächst zurück. Minister Leussink hatte eine zweite Fassung für das Jahr 1971 angekündigt, die die umfangreichen Anhörungen in den Zentren berücksichtigen würde. Angesichts der großen Finanzierungsschwierigkeiten, denen sich das DKFZ für 1971/72 gegenübersah und die den Einzug in die Betriebsendstufe zu gefährden drohten, stimmten alle Beteiligten darin überein, daß es zu der Umwandlung des Zentrums in eine Großforschungseinrichtung keine Alternative geben könne.

Eine am 22. Dezember 1966 ohne Wissen des Direktoriums an das BMwF gerichtete Anfrage des Direktors des Instituts für Nuklearmedizin, K.E. Scheer, war vom Kultusministerium in Stuttgart gerügt worden, da die Frage der Anerkennung "in dem erstrebten Sinne" in der Zuständigkeit des Verwaltungsrates liege; ein weiterer gemeinsamer Antrag von Direktorium und Verwaltungsrat vom 6. Juni 1967 war vom Finanzministerium und vom Kultusministerium in Stuttgart mit der Argumentation zurückgewiesen worden, das DKFZ sei (noch) nicht mit einer Großforschungseinrichtung vergleichbar. Jetzt, im Februar 1971, wandte sich das Land Baden-Württemberg offiziell an den Bund mit dem Ziel, eine künftig erhöhte Bundesbeteiligung an den laufenden Kosten des DKFZ zu erreichen. Wie Ministerialdirigent Schlau bei der 20. Sitzung des Kuratoriums am 19. März 1971 berichtete, sei Kultusminister Hahn bereit, dafür im Gegenzug ein verstärktes Mitspracherecht des Bundes zu akzeptieren.

Im DKFZ flankierte man den Vorstoß des Landes mit einem "Memorandum des Direktoriums", das der Forderung nach einem Wechsel der Federführung vom Bonner Gesundheitsministerium zum Wissenschaftsministerium Nachdruck verleihen sollte.

In der zweiten Hälfte des Jahres 1971 schien die von den "Leitlinien" befürwortete und von den Mitarbeitern des DKFZ seit 1969 geforderte Vertretung der wissenschaftlichen Mitarbeiter im Aufsichtsorgan der Stiftung, dem Kuratorium, den gewünschten Wandel zu gefährden. Das Land Baden-Württemberg weigerte sich, "an einem Forschungszentrum mitzuwirken, bei dem im Aufsichtsgremium die zu Beaufsichtigenden mit Sitz und Stimme verankert wären". Allerdings bewirkte der Druck der Finanzierungsschwierigkeiten auch hier ein Einlenken. Anläßlich der achten Sitzung der Strukturkommission des Kuratoriums am 8. Oktober 1971 konnten die Vertreter des BMBW, Rembser und Deneke, den Vorsitzenden des Kuratoriums mit Hinweisen auf die Verhältnisse bei DESY auch in diesem Punkt von den "Leitlinien" überzeugen.

In der gleichen Sitzung hatte die Strukturkommission eine Sub-Kommission, bestehend aus den Herren Maier-Borst, Kurzwelly und Eberhardt (KuMin Stuttgart), beauftragt, einen Satzungsentwurf auf der Basis der Beschlüsse der Strukturkommission zu erstellen. Diese Sub-Kommission trat nie zusammen, jedoch legten Eberhardt und Kurzwelly Anfang November 1971 einen Satzungsentwurf vor, der von den Zentrumsvertretern in der Strukturkommission rundweg abgelehnt wurde.

Auf einer im Hinblick auf die fatale Finanzsituation des Zentrums gemeinsam von Direktorium und WiKo am 15. November 1971 veranstalteten Pressekonferenz erhob der Sprecher des Konvents, Maier-Borst, massive Vorwürfe gegen die Vertreter von Bund und Land. Vor allem die Stuttgarter Kultusbürokratie wurde für den schleppenden Fortgang der Strukturdiskussion verantwortlich gemacht: Moderne naturwissenschaftliche Forschung könne nicht "vor tyrannischen Bürokraten kapitulieren". Der gleichzeitige erneute Appell des Konvents an das Bonner Gesundheitsministerium, das DKFZ als Großforschungseinrichtung zu übernehmen, belegt eindrucksvoll die Reformhoffnungen, die mit der Brandt/Scheel-Regierung verknüpft wurden.

In Stuttgart nahm man die öffentlichen Angriffe zum Anlaß, die gemeinsame Strukturdebatte mit den Wissenschaftlern des Zentrums als gescheitert anzusehen. In der extra dazu einberufenen 22. außerordentlichen Sitzung des Kuratoriums vom 20. Dezember 1971 erfolgte die förmliche Auflösung der Strukturkommission. Auf Vorschlag von Schlau beauftragte das Kuratorium die Stuttgarter Kultusbehörde, in Abstimmung mit den Bundesministerien eine neue Satzung des DKFZ auf der Basis der "Leitlinien" des BMBW und unter Berücksichtigung der Ergebnisse der Strukturkommission zu entwerfen.

Bereits mit Schreiben vom 7. Februar 1972 legte das Kultusministerium einen ersten Satzungsentwurf vor, bei dem – so Stuttgart – drei Zielsetzungen im Vordergrund stünden: die Konzentration von Leitung und Verwaltung, die Regelung der Mitwirkung der wissenschaftlichen Mitarbeiter und die Schaffung eines externen wissenschaftlichen Beratungsgremiums.

Dieser Referentenentwurf stieß im DKFZ auf einhellige Ablehnung. Vom Direktorium bis zu den wissenschaftlichen Mitarbeitern, von der Wissenschaftlichen Konferenz bis zum Personalrat, reichten die Proteste, die in ungewöhnlicher Übereinstimmung kritisierten, daß in dem Papier die "Beschlüsse der Strukturkommission, die Leitlinien und die Strukturvorstellungen des Zentrums" nicht wiederzufinden seien. Allerdings stellte das Bonner Wissenschaftsministerium zufrieden fest, daß der Satzungsentwurf des Landes "in seinem Inhalt voll mit den Leitlinien übereinstimmt". Die Wissenschaftler des DKFZ mußten zur Kenntnis nehmen, daß sich die Vorstellungen von Bund und Land über die künftige Struktur des Zentrums weit näher standen, als es in Heidelberg erwünscht war. Es sollte sich in der nunmehr folgenden, noch jahrelang andauernden Satzungsdebatte deutlich zeigen, daß die mit dem Übergang in die Bundeszuständigkeit verbundenen Hoffnungen sich nur zu einem Teil erfüllten.

Die Kritik an dem Stuttgarter Referentenentwurf konzentrierte sich auf die Vorschläge zur Reform des Leitungsorgans sowie die Stellung und die Kompetenzen des Wissenschaftlichen Rates. Der Entwurf des Kultusministeriums sah vor, das Direktorium um ein hauptamtliches administratives Mitglied zu erweitern, das die

Aufgaben des ehemaligen Verwaltungsrates wahrnehmen sollte. Offiziell blieb die Leitung des Zentrums zwar noch dem Direktorium überlassen, aber einem veränderten Direktorium, das über das administrative Mitglied in direkter Verbindung zum Aufsichtsorgan der Finanzträger, dem Kuratorium, stehen würde.

Gleichzeitig sollte der Katalog der Entscheidungsbefugnisse des Kuratoriums erweitert werden, wobei insbesondere neue Kompetenzen in verwaltungs- und forschungspolitischen Angelegenheiten für die Wissenschaftler des DKFZ schwer zu schlucken waren. Der Direktoriumsvorsitzende Wagner kommentierte den Vorschlag – in zwar pointierter Formulierung, aber keineswegs unberechtigterweise – so, daß "bei objektiver Betrachtung praktisch alle in der bisherigen Satzung definierten Rechte des Direktoriums im neuen Entwurf auf das Kuratorium übergegangen sind".

Mit Schrecken registrierten die Wissenschaftler des DKFZ auch die Konsequenzen des in den Leitlinien verankerten Anspruchs des Bundes auf "Globalsteuerung". Das DKFZ beeilte sich anzuzweifeln, ob die "speziell für Großforschungseinrichtungen auf den Gebieten der Kernenergie, der Luft- und Weltraumforschung sowie der Datenverarbeitung" aufgestellten Leitlinien im Falle des DKFZ mangels analoger Voraussetzungen überhaupt anwendbar seien. Im Falle der Krebsforschung müsse sich die Einflußnahme des Staates auf ein Minimum beschränken:

"Der Grundsatz der Eigenständigkeit und der Eigenverantwortlichkeit der Forschungseinrichtung sollte betont werden. Außerdem sollte die Leitung der Forschungseinrichtung durch Wissenschaftler gewährleistet sein. Die für den Betrieb der Einrichtung notwendige Verwaltung sollte eine untergeordnete Rolle spielen und darf keineswegs gleichrangig mit der wissenschaftlichen Leitung sein. ... Die Bandbreite, die die Leitlinien für die Realisierung der Struktur einer Forschungseinrichtung der Grundlagenforschung zulassen, muß daher unter dem Gesichtspunkt der größtmöglichen Freiheit in der Organisation und Durchführung der wissenschaftlichen Arbeit im Rahmen des Stiftungsauftrags des DKFZ gewährleistet sein, ähnlich wie die Freiheit der Forschung an der Universität durch den Gesetzgeber gewährleistet wird". (Stellungnahme des Direktoriums zur 23. Sitzung des Kuratoriums des DKFZ am 17. März 1972.)

Ein weiteres Angriffsziel der Kritik aus dem DKFZ bot die im Referentenentwurf vom 7. Februar 1972 vorgesehene Stellung des künftigen Wissenschaftlichen Rates. Die Stuttgarter Reformer hatten diesem Gremium zwar die Stellung eines Stiftungsorgans verliehen, es aber auf Beratungskompetenzen beschränkt und ihm kein Mitentscheidungsrecht eingeräumt, übrigens in schöner Übereinstimmung mit den Bonner Leitlinien.

Obwohl unter den Bedingungen der alten DKFZ-Satzung – in der ein solches Gremium nicht vorgesehen war – die WiKo dem Direktorium Empfehlungen gab, hatte sich in der Praxis des komplizierten und im Aufbau begriffenen Forschungsbetriebs die WiKo längst auch als Mitentscheidungsorgan qualifiziert. Von seiten der wissenschaftlichen Mitarbeiter wurden schwere Bedenken geäußert, ob sich angesichts der im Satzungsentwurf des Kultusministeriums angeführten geringen Kompetenzen des Organs überhaupt noch Wissenschaftler für die außerordentlich zeitaufwendige Mitarbeit bereit finden würden. Die Enttäuschung aller Erwartungen, ja die Zerstörung der inzwischen eingespielten und von allen internen Gruppierungen als zufriedenstellend empfundenen Praxis, würde das dringend benötigte Engagement der wissenschaftlichen Mitarbeiter zum Erliegen bringen.

Allerdings bestanden erhebliche Unterschiede in den Vorstellungen von Mittelbau und Direktorium über das künftige Zusammenwirken von Wissenschaftlichem Rat und Zentrumsleitung: Die wissenschaftlichen Mitarbeiter betrachteten den WiRa als "oberstes wissenschaftliches Entscheidungsgremium des Zentrums" (wobei das Direktorium lediglich als eine Art von Exekutivorgan gedacht war); die Direktoren beharrten dagegen auf ihrer tradierten Leitungsfunktion, die sie nun auch noch gegen die Reformvorstellungen der staatlichen Organe zu verteidigen hatten. Wie sich allerdings später herausstellte – und dies hätte auch bei Beibehaltung des Direktoriums gegolten –, bedeutete allein schon die Organstellung des Wissenschaftlichen Rates in der Praxis eine über eine reine Beratungskompetenz hinausgehende Position, da keine Leitung es sich in Zukunft würde leisten können, in einem Dauerkonflikt mit diesem Mitwirkungsorgan der Wissenschaftler zu leben.

Neben dem Referentenentwurf aus Stuttgart wurden im Laufe des Jahres 1972 zwei weitere Satzungsentwürfe vorgelegt: derjenige des DKFZ sowie der des BMBW (sogenannter "Deneke-Entwurf"). Mit Befriedigung konnte man in Stuttgart feststellen, daß das Bonner Papier "nach Aufbau und Regelungsinhalt" grundsätzlich mit dem Entwurf des Kultusministeriums übereinstimme. Differenzen ergaben sich allerdings hinsichtlich der Stellung des Wissenschaftlichen Rates, für den man, über den strikten Wortlaut der Leitlinien im Falle der Grundlagenforschungseinrichtungen hinausgehend Mitentscheidungskompetenzen befürwortete.

Die Feststellung des Direktoriums von Anfang 1972, daß der Referentenentwurf des Ministeriums durchgehend eine geistige

Grundkonzeption erkennen lasse, die sich mit den Vorstellungen der Wissenschaftler von einer fortschrittlichen Struktur nicht decke und zweifellos längerer und eingehender Diskussionen bedürfe, um auszuloten, ob dieser aus der Optik eines ministerialbürokratischen Dirigismus gesehene Entwurf überhaupt so verbesserungsfähig sei, daß daraus ein auch für das Zentrum akzeptabler Kompromiß hervorgehen könne, erwies sich am Ende der Satzungsdebatte als eine bemerkenswerte Fehleinschätzung der Kräfteverhältnisse.

Wegen der im Zusammenhang mit der Errichtung des "Bundesministeriums für Forschung und Technologie" (BMFT) 1973 erfolgten organisatorischen Veränderungen im federführenden Ministerium wurde die Satzungsdiskussion erst 1974 intensiv weitergeführt.

Nachdem das DKFZ in einem weiteren Memorandum im Juli 1973 nochmals eindringlich die Anerkennung als Großforschungseinrichtung gefordert hatte, konnten die Verhandlungsführer auf Bundesseite um so eher auf die Verbindlichkeit der in den "Leitlinien" vorgelegten Strukturvorstellungen verweisen.

Die Satzungsentwürfe der Finanzträger beließen 1974 die Leitung der Stiftung zwar noch dem um ein administratives Mitglied erweiterten Direktorium; jedoch schlugen sich die Steuerungsansprüche des Bundesforschungsministeriums in der Stärkung der Stellung des Kuratoriums (§ 8 der Entwürfe bzw. der endgültigen Satzung in der Fassung des Beschlusses des Kuratoriums vom 9. März 1976) deutlich nieder:

"Es (das Kuratorium) entscheidet über die allgemeinen Forschungsziele und die wichtigen forschungspolitischen und finanziellen Angelegenheiten der Stiftung. Es kann dem Direktorium (seit 1976: dem Stiftungsvorstand) in wichtigen forschungspolitischen, finanziellen und personellen Angelegenheiten und für die Durchführung der Erfolgskontrolle der wissenschaftlichen Arbeiten Weisungen erteilen ...".[55]

Allerdings hatte sich das Land mit seinen Bedenken gegen einen mit Entscheidungskompetenzen ausgestatteten Wissenschaftlichen Rat (WiRa) durchsetzen können. Seit 1974 wurde dieses Mitbestimmungsgremium als lediglich beratendes Organ diskutiert und so auch in der Satzung vom 9. März 1976 verankert. Obgleich die praktische Zusammenarbeit von Zentrumsleitung und Wissenschaftlichem Rat zu Konsensfindung zwingen würde, war somit dennoch klargestellt, daß weder das Direktorium noch der spätere Stiftungsvorstand in seinen Entscheidungen an die Zustimmung des Wissenschaftlichen Rates gebunden war.

Ende des Jahres 1974 war abzusehen, daß das DKFZ erneut in

eine schwierige Finanzierungssituation geraten würde, denn einerseits sollte das mehrfach verlängerte "Königsteiner Abkommen" hinsichtlich der Forschungseinrichtungen der Länder vom 1. Januar 1975 an keine Anwendung mehr finden, andererseits war die aufgrund des Art. 91 b GG konzipierte und in Verhandlung mit den Ländern befindliche "Rahmenvereinbarung Forschungsförderung" gegen alle Erwartungen zu diesem Zeitpunkt noch nicht abgeschlossen. Der Stiftungshaushalt für das Jahr 1975, der im Entwurf erhebliche Zuwachsraten verzeichnete, schien ungesichert, und das Land Baden-Württemberg mußte befürchten, schlimmstenfalls 50 % der laufenden Kosten – annähernd 28 Mio. DM – selbst aufbringen zu müssen. Allerdings hatte der Bund die Bereitschaft signalisiert, im Vorgriff auf die Rahmenvereinbarung ab 1. Januar 1975 80 %, ab 1. Juli 1975 90 % des DKFZ-Haushalts zu tragen. Bund und Land kamen überein, zunächst ein Verwaltungsabkommen zu schließen, das das Zusammenwirken von Bund und Land Baden-Württemberg bei der gemeinsamen Förderung des DKFZ regeln und nach dem Abschluß der "Rahmenvereinbarung" die Funktion einer Ausführungsvereinbarung erhalten sollte.

Ende 1975 fiel auch das aus der alten Satzung bis dahin gerettete Direktorium dem Bonner Druck nach Anpassung an die "Leitlinien" zum Opfer: Zukünftig sollte das Zentrum durch einen Stiftungsvorstand mit Management-Funktionen geleitet werden. Angesichts der gleichzeitig erneut bekräftigten reinen Beratungsfunktion des Wissenschaftlichen Rates setzten sich die Verhandlungsführer des DKFZ für ein Übergewicht der Wissenschaft im künftigen Stiftungsvorstand ein: Im Gegensatz zu den Vorstellungen des BMFT plädierten sie dafür, dem Administrativen Stiftungsvorstand zwei wissenschaftliche Mitglieder an die Seite zu stellen.

Im Bestreben, die jahrelangen Satzungsdebatten mit den renitenten Heidelberger Krebsforschern endlich zu beenden, präsentierte das Bonner Forschungsministerium einen überzeugenden Verbündeten für seine Strukturvorstellungen. Mit Schreiben vom 21. Januar 1975 an das BMFT widersprach der Bundesfinanzminister "der von der Satzungskommission des DKFZ vorgeschlagenen Fassung von § 14 Abs. 1 des Satzungsentwurfs, wonach der Stiftungsvorstand aus mindestens 3 Mitgliedern zu bestehen hat". Eine Vergrößerung des Leitungsorgans über einen wissenschaftlichen und einen administrativen Stiftungsvorstand hinaus käme nur dann in Frage, wenn sich der Aufgabenkreis des DKFZ erheblich erweitere.

Der Wissenschaftliche Rat des DKFZ stimmte in seiner

14. Sitzung am 11. März 1975 dem Satzungsentwurf des BMFT grundsätzlich zu, empfahl den Verhandlungsführern des Zentrums allerdings, in einigen Punkten auf Veränderungen zu drängen. Dazu gehörte auch die Formulierung über die Zusammensetzung des Stiftungsvorstandes, die der WiRa folgendermaßen gefaßt sehen wollte: (§ 14 Abs. 1) "Der Stiftungsvorstand besteht aus mindestens einem wissenschaftlichen sowie einem administrativen Mitglied".

Im Gegensatz zu diesem Vorschlag, der eine Erweiterung der Leitung nur für die wissenschaftliche Seite ermöglicht hätte, wurde in der Satzung vom März 1976 das Wort 'sowie' durch das Wort 'und' ersetzt.

Neu geschaffen wurde der externe "Wissenschaftliche Beirat", der die übrigen Organe des DKFZ "in wissenschaftlichen Angelegenheiten von grundsätzlicher Bedeutung" beraten sollte. Auf Antrag von Prof. Reimar Lüst bei der 30. Sitzung des Kuratoriums am 22. Oktober 1975 erhielt dieses Gremium Organstellung. So umfaßte die neue Satzung des DKFZ, beschlossen vom Kuratorium der Stiftung am 9. März 1976, schließlich vier Organe: das Kuratorium, den Stiftungsvorstand, den Wissenschaftlichen Rat und den Wissenschaftlichen Beirat.

Die neue Satzung trat allerdings erst nach der formellen Anerkennung des DKFZ als Großforschungseinrichtung im September 1976 in Kraft. Der Abschluß des Verwaltungsabkommens zwischen Bund und Land Baden-Württemberg hatte sich im Laufe des Jahres 1976 verzögert, da die Vertragspartner sich nicht auf ein für beide Seiten akzeptables Verfahren im Falle einer nicht einheitlichen Meinungsbildung der Finanzträger einigen konnten. Nachdem in dieser Frage ein Kompromiß gefunden worden war (§ 4 Abs. 2 des Abkommens), stand der Umwandlung des Zentrums in eine Großforschungseinrichtung nichts mehr im Wege.

Am 28. September 1976 unterzeichneten der Bundesminister für Forschung und Technologie, Hans Matthöfer, und der Kultusminister des Landes Baden-Württemberg, Wilhelm Hahn, in Heidelberg das Abkommen zur gemeinsamen Förderung der Stiftung DKFZ nach dem Finanzierungsschlüssel 90 : 10.

Die Betriebsendstufe

Die Jahre 1973–1979

Ende Januar 1973 wurde Dr. Attenberger (BMJFG) in den Ruhestand verabschiedet; neuer stellvertretender Vorsitzender des Kuratoriums wurde Dr. Hans Brieskorn (BMFT). Die zweite bisher vom BMJFG besetzte Stelle im Kuratorium ging nach dem Wechsel der Federführung an das BMFT und wurde mit Reg.Rat Dr. Binder, ab November 1973 mit Min.Rat D. Zurhorst besetzt. Prof. H. Schildknecht löste Prof. Chr. Schmelzer ab.

Als höchst unbefriedigend wurde von den Mitarbeitern am Zentrum die weiterhin ungeklärte Satzungsfrage empfunden. Immerhin konnte erreicht werden, daß ab Mitte 1973 zwei Vertreter der Wissenschaftler (Hecker und Maier-Borst) als Gäste zu den Sitzungen von Kuratorium und WiBeKo zugelassen wurden.

Am 15. und 16. März 1973 fand die von Direktorium und WiBeKo gemeinsam vorbereitete erste wissenschaftliche Präsentation des Zentrums statt, auf der das DKFZ einem Gremium von in- und ausländischen Gutachtern sein wissenschaftliches Programm vorstellte. Von den eingeladenen Gästen wurden insbesondere die unzureichende Hörsaal-Situation und das Ausbleiben der Mitglieder des Kuratoriums bemängelt. Der Tenor der Kritik konzentrierte sich auf folgende Feststellungen:

– Das wissenschaftliche Programm des DKFZ ist insgesamt gut, aber zu "dicht gepackt". Man faßt zuviel gleichzeitig an; daher besteht die Gefahr der Zersplitterung;
– es müssen deutlichere Schwerpunkte der Forschung gesetzt und dafür erfahrene Forscher angeworben werden;

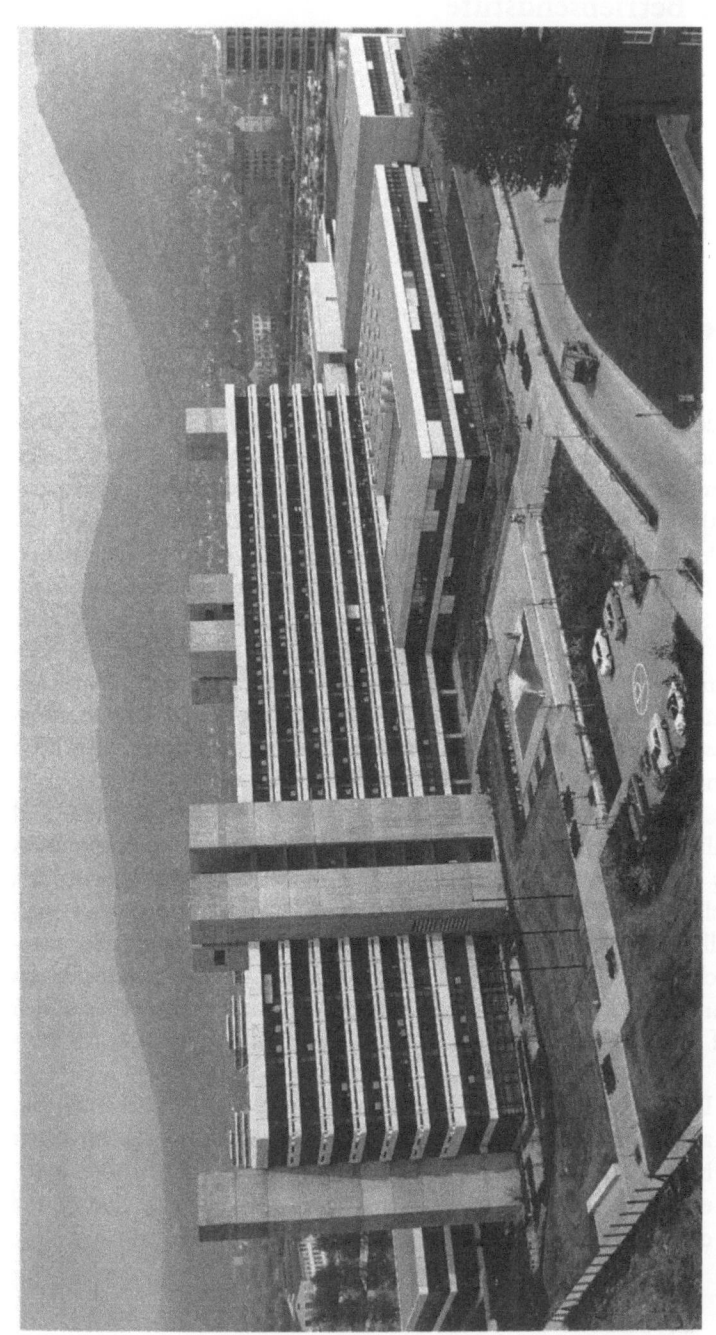

Abb. 25. Die Gebäude der Betriebsendstufe (April 1973)

- die Akademikerstellen sind für qualifizierte Wissenschaftler nicht attraktiv genug; zumindest fehlen höher dotierte Stellen für Spitzenkräfte;
- erforderlich ist eine flexiblere Personalpolitik mit Belohnung der wissenschaftlichen Leistung;
- das Fehlen einer Abteilung für Immunologie ist ein echtes Manko;
- eine bessere Kooperation der einzelnen Institute untereinander sowie eine stärkere Anbindung an die klinische Medizin wird dringend empfohlen.

Ein ausführlicher Bericht mit Schilderung der vorgestellten Projekte wurde in den "Naturwissenschaften" veröffentlicht [160].

Im Februar erklärten sich Direktorium und WiKo mit der vorübergehenden Aufnahme der Abteilung Hoffmann-Berling (Max-Planck-Institut für medizinische Forschung) wegen Umbaus der Arbeitsräume im MPI einverstanden. Die Abteilung erhielt 300 qm Laborfläche im 7. Stock, die sie bis zum 1. Juli 1975 belegte. Prof. H. Schaller fand mit der Mikrobiologie der Universität von März 1974 an ebenfalls für einige Monate Aufnahme im 6. Stock.

Die verbesserte Raumsituation in der Betriebsendstufe (Abb. 25) ließ in der Folgezeit trotz des angespannten Stellenkegels auch die Einrichtung neuer Abteilungen und Arbeitsgruppen zu. So konnte Peter Bannasch am 1. Juli 1973 berufen und mit dem Aufbau einer Abteilung für Zytopathologie beauftragt werden; am 1. September wurde Werner Franke zum Leiter der neu zu errichtenden Abteilung für Membranbiologie und im Mai 1974 Constantin Sekeris zum Leiter der Abteilung "Molekularbiologie der Zelle" berufen.

Aufbauend auf jahrelangen Vorarbeiten von K.H. Bauer und Hans Hellner, dem Göttinger Ordinarius für Chirurgie, gründeten K.H. Bauer, E. Uehlinger und G. Wagner die internationale "Arbeitsgemeinschaft Knochentumoren" mit dem Ziel, das Wissen um diese relativ seltenen Tumoren zu mehren und die schwierige histopathologische Diagnostik zu verbessern. An der konstituierenden Sitzung der Arbeitsgemeinschaft am 3. Mai 1973 nahmen 16 Knochentumorexperten aus 5 Ländern teil. Der wohl erfahrenste Knochentumorpathologe Europas, Prof. Erwin Uehlinger (Zürich), übernahm die wissenschaftliche Leitung der zweimal jährlich stattfindenden Arbeitstagungen, auf denen Pathologen, Radiologen, Chirurgen, Orthopäden und Epidemiologen aus der BRD, der DDR, Österreich, der Schweiz, der CSSR, Ungarn und Polen Erfahrungen austauschten und diagnostisch unklare Problemfälle diskutierten. Daneben wurden die von den teilnehmenden Referenzzentren gesammelten Fälle an das zentrale Knochentumor-Register in Heidelberg gemeldet, bis dieses nach wiederholten Einsprüchen der Landesdatenschutzbeauftragten 1985 eingestellt werden mußte.

Nach dem Tode von Prof. Uehlinger übernahm für einige Jahre Frau Prof. Mechthild Salzer-Kuntschik (Wien) den wissenschaftlichen Vorsitz der Gruppe; im Oktober 1988 wurde Prof. Wolfgang Remagen (Basel) ihr Nachfolger. G. Wagner gab sein Amt als geschäftsführender Vorsitzender der Arbeitsgemeinschaft im April 1986 an D. Komitowski ab.

Bis zum Frühjahr 1989 hat die AG Knochentumoren 33 Arbeitstagungen (bei auf rund 40–50 Personen limitiertem Teilnehmerkreis) durchgeführt, erheblich zum Fortschritt in der Erkennung und Behandlung von Knochen- und Weichteiltumoren beigetragen und international Anerkennung gefunden.

Als erste große internationale Veranstaltung des DKFZ fand vom 4. bis 8. Juni 1973 gemeinsam mit der American Association for the Study of Neoplastic Diseases und dem Onkologischen Arbeitskreis der Universitätskliniken Heidelberg ein Kongreß mit dem Rahmenthema "Trends in Theoretical and Clinical Oncology" statt. Das Programm umfaßte 9 Paneldiskussionen und 70 Vorträge, darunter 23 von ausländischen Rednern, in denen über den neuesten Stand der Krebsforschung berichtet wurde.

Die vom DKFZ unter Federführung von K. Goerttler organisierte und mit Unterstützung durch Presse, Rundfunk und Fernsehen vom 30. September–6. Oktober 1973 durchgeführte "Woche der Krebsvorsorge" in Baden–Württemberg fand ein unerwartet positives Echo in der Bevölkerung. Sie erhöhte die Inanspruchnahme der seit dem 1. Juli 1971 angebotenen kostenlosen gesetzlichen Krebsvorsorgeuntersuchungen im 4. Quartal des Jahres 1973 auf Landesebene um rund 25.000 Frauen und 13.000 Männer. In einer Kosten–Nutzen–Analyse [78] konnte für die Aktion ein Nutzen–Kosten–Verhältnis von ca. 3:1 errechnet und damit gezeigt werden, daß sich der Einsatz auch volkswirtschaftlich gelohnt hat.

Die wissenschaftliche Konferenz (WiKo) wurde am 30. Oktober 1973 vom Wissenschaftlichen Rat (WiRa) abgelöst. Mit Genehmigung des Kuratoriums sollte der WiRa entsprechend dem Satzungsentwurf des DKFZ so lange als Beratungsorgan für das Direktorium fungieren, bis eine offizielle Satzung in Kraft trat. Neben den sieben Institutsdirektoren gehörten dem WiRa 21 von den Institutskonferenzen gewählte Wissenschaftler an. Der Personalratsvorsitzende und der Verwaltungsdirektor nahmen an den Sitzungen als Gäste teil. Zum Vorsitzenden des WiRa wurde E. Hecker, zum 1. Stellvertreter W. Maier-Borst und zum 2. Stellvertreter D. Werner gewählt.

Der Vorsitz im Kuratorium ging von K.-O. Schlau auf dessen Stuttgarter Amtsnachfolger, Min.Dirig. Hans-Joachim Szotowski, über, der am 9. November 1973 erstmals eine Kuratoriumssitzung leitete. In der Direktoriums-Wahl vom 5. November 1973 wurde K. Munk zum Direktoriumsvorsitzenden, G. Wagner zu seinem Stellvertreter gewählt.

Bundeskanzler Willy Brandt besuchte das DKFZ am 4. Dezember. Er gab dabei die offizielle Erklärung ab, daß das Bundeskabinett der Ernennung des Zentrums zur Großforschungseinrichtung grundsätzlich zugestimmt habe.

Im März 1974 erhielt das Zentrum eine neue Postanschrift: aus "Kirschnerstr. 6" wurde "Im Neuenheimer Feld 280".

Ein Antrag des DKFZ auf Mitgliedschaft in der DFG wurde trotz Intervention von Kultusminister Prof. Hahn vom Senat und am 3. Juli 1974 auch von der Mitgliederversammlung der DFG mit der Begründung abgelehnt, daß "das DKFZ noch keine umfassende, über ein Fachgebiet hinausgehende Forschungsrichtung (inter- oder multidisziplinäre Forschung) verfolge". Die "Mäusedoktoren" in Heidelberg waren damals in der DFG wenig angesehen; ihre Projektanträge wurden in aller Regel unter Hinweis auf die angeblich gute finanzielle Ausstattung des Zentrums nicht bewilligt. Es muß jedoch erwähnt werden, daß die Deutsche Forschungsgemeinschaft seit 1974 den Sonderforschungsbereich 136 "Krebsforschung" in Heidelberg betrieben hat, in dessen Rahmen auch Projekte von Wissenschaftlern des DKFZ gefördert wurden. Jahrelang war D. Werner zweiter Sprecher des SFB.

Am 10. Oktober besuchte Wissenschaftsminister Hans Matthöfer erstmalig das Heidelberger Zentrum. Ein recht positives Echo in den Medien fand auch der Besuch von Frau Dr. Mildred Scheel, Präsidentin der Deutschen Krebshilfe e.V., am 31. Oktober 1974.

Im Rahmen des International Cancer Research Data Bank Programms des U.S. National Cancer Institute wurde gemeinsam mit der International Agency for Research on Cancer (IARC), Lyon, ein 'Clearing House for On-Going Research in Cancer Epidemiology' aufgebaut, dessen Ziel es war (und ist), Forscher in aller Welt mit laufenden, noch nicht publizierten Untersuchungen im Bereich der Krebsepidemiologie bekannt zu machen. Die Unterzeichnung des Vertrages, in dem auch die Kostenverteilung geregelt wurde (50 % der Kosten trägt das amerikanische Krebsforschungszentrum, 25 % die IARC und 25 % das DKFZ), fand am 19. November 1974 in Heidelberg statt (Abb. 26). Die IARC fungiert in dem Projekt als Datensammel-, das DKFZ als Datenverarbeitungsstelle [114]. Das jährlich im Rahmen des Projektes publizierte "Directory of On-Going Research in Cancer Epidemiology" erscheint 1989 in 13. Auflage.

Erich Hecker wurde für 8 Jahre in den Council der UICC gewählt. Der Anstellung von Prof. Ernst Weber (Kiel) als Leiter der neu zu errichtenden Abteilung "Versuchsplanung" wurde zugestimmt.

Aus zahlreichen Bewerbungen konnten schon im Februar 1975 die Bewertungslisten für Immunologie und Genetik vorgelegt werden. Man hatte sich in den Gremien des DKFZ auf die Einrichtung von drei Abteilungen geeinigt: Abt. Zelluläre Immunologie – primo loco Volker Schirrmacher, Abt. Immunchemie – primo loco Wulf Dröge, Abt. Immungenetik – primo loco Klaus Eichmann. Diese drei an erster Stelle stehenden Kandidaten wurden später berufen.

Am 2. März 1975 wurde das Zentrum Großforschungseinrichtung mit einem Finanzierungsschlüssel von 90 % (Bund) : 10 % (Land Baden–Württemberg); gleichzeitig wurde das DKFZ Mitglied in der Arbeitsgemeinschaft der Großforschungseinrichtungen (AGF). Der Vorsitzende der AGF (Dr. K.-H. Beckurts) besuchte das Zentrum am 3. Juli und führte Kontaktgespräche mit den Institutsdirektoren. Den Vertrag über die zukünftige Finanzierung des Zentrums unterzeichneten am 28. September 1976 Bundeswissenschaftsminister Matthöfer und der Stuttgarter Kultusminister Prof. Hahn (Abb. 27).

Auf die Sitzung der CICA-Experten am 26. und 27. September 1975 in Heidelberg, auf der gemeinsam mit einigen Wissenschaftlern des DKFZ das international empfohlene Modell eines integrierten klinisch-onkologischen Zentrums erarbeitet wurde, wird an anderer Stelle (S. 215) näher eingegangen.

Der Senatsbeauftragte der Universität, Prof. Urs Schnyder, trat zum 30. Juni 1975 zurück. In seinem Rechenschaftsbericht an den Rektor der Universität, Prof. Hubert Niederländer, faßte er die wichtigsten Ereignisse seiner fünfjährigen Amtszeit zusammen. Insbesondere wies er auf die zwischen der Nuklearmedizin des DKFZ und der klinischen Radiologie der Universität bestehenden Probleme

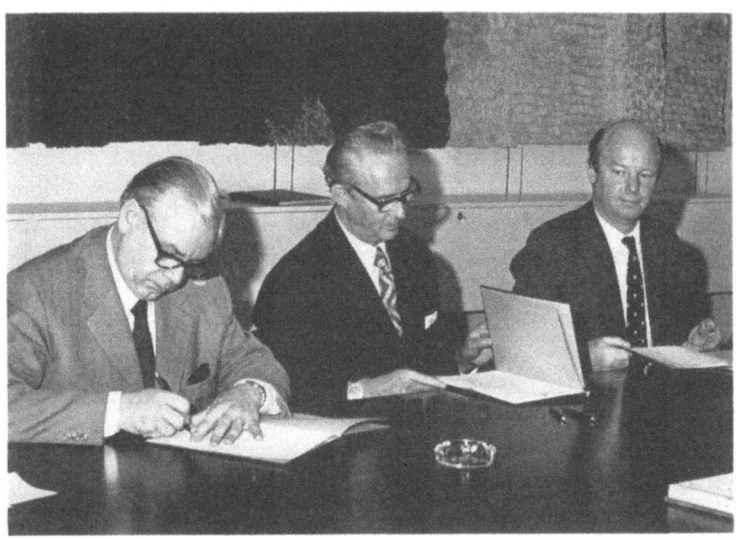

Abb. 26. Unterzeichnung des Vertrages über das Clearinghouse of On-going Research in Cancer Epidemiology am 19. November 1974.
Von links: Prof. Wagner (DKFZ), Dr. Zoller (BMJFG), Dr. Muir (IARC, Lyon)

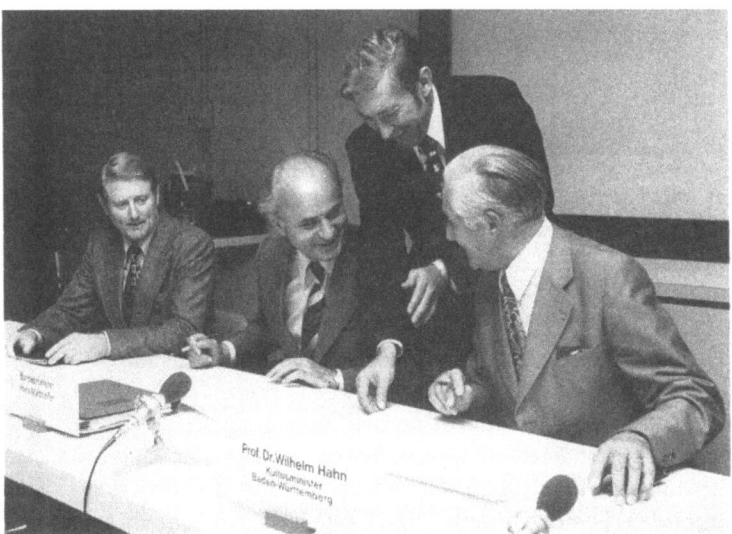

Abb. 27. Das DKFZ wird Großforschungseinrichtung. Vertragsunterzeichnung am 2. Mai 1975.
Von links: Prof. Munk, Bundesforschungsminister Matthöfer, Hans Hietzker, Kultusminister Prof. Hahn

hin. Im Sinne einer "komplementären Kooperation" habe er seit 1973 dem Kuratorium des DKFZ sowie dem Kultusministerium in Stuttgart die Inbetriebnahme der nuklearmedizinischen Bettenstation im DKFZ empfohlen. Weiter sei mit der von ihm mit vorbereiteten Institutionalisierung des SFB 136 "Krebsforschung" ein weiteres wichtiges verbindendes Element zwischen klinischer und theoretischer Onkologie in Heidelberg geschaffen worden. Das von ihm veranlaßte "Watzenhof-Gespräch"[56] vom 17. April 1975 habe die Vertreter der Universität zu einem Vorschlag veranlaßt, der folgende Punkte enthalte:

1. Unverzügliche Inbetriebnahme der nuklearmedizinischen Bettenstation im DKFZ als gemeinsame Einrichtung des Universitätsklinikums und des DKFZ;
2. baldmöglichste Organisation der Krebsnachsorge in allen Kliniken in Zusammenarbeit mit dem Institut für Dokumentation, Information und Statistik;
3. Errichtung eines Zusatzgebäudes für die Krebsnachsorge im räumlichen Verbund mit dem Neuklinikum;
4. Einrichtung eines gemeinsamen klinisch-onkologischen Zentrums im Rahmen der ersten Bauabschnitte des Neuklinikums. (Die unter 2. und 3. erwähnten Projekte müßten vom BMFT gefördert werden.)

Anläßlich einer Pressekonferenz am 7. August 1975 unterstützte Minister Matthöfer das Konzept der "komplementären Kooperation" (Abb. 28). Nachfolger Schnyders als Senatsbeauftragter der Universität wurde Prof. Günter Quadbeck.

Ab 1976 wurden die Ergebnisse des Zentrums durch eine "Stabsstelle für Presse- und Öffentlichkeitsarbeit" vorgestellt. Frau Hilke Stamatiadis-Smidt, zuvor Pressereferentin der Deutschen Forschungsgemeinschaft, übernahm die Leitung am 1. Mai 1976.

Die Prognos AG, Basel, kam in ihrem fünfbändigen Bericht über die vom BMFT in Auftrag gegebene Bestandsaufnahme zukünftiger Bedürfnisse der medizinischen Forschung in der Bundesrepublik unter anderen Ungereimtheiten zu der nicht begründeten Behauptung, die Region Heidelberg sei für die Errichtung eines regionalen Tumorzentrums ungeeignet. In einem Schreiben an Minister Matthöfer wandte sich der Direktoriumsvorsitzende Munk gegen diese unqualifizierte Aussage.

Auf der offiziellen Sitzung des Direktoriums zur Neuwahl

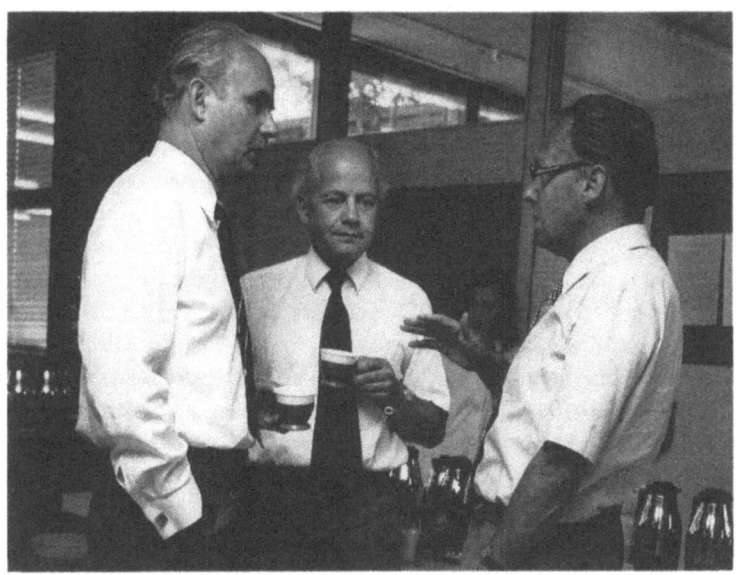

Abb. 28. Bundesminister Hans Matthöfer im Gespräch mit Prof. Hecker und Prof. Preußmann anläßlich des DKFZ–Presseseminars am 7. August 1975

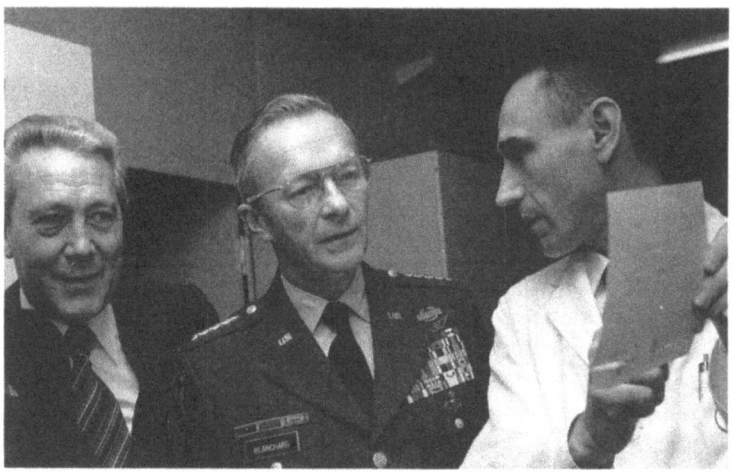

Abb. 29. Priv. Doz. Gerhard van Kaick informiert Reinhold Zundel, Oberbürgermeister der Stadt Heidelberg, und General George S. Blanchard, Oberbefehlshaber der amerikanischen Landstreitkräfte in Europa, über Ergebnisse der Thorotrast-Studie (1977)

seines Vorsitzenden am 9. Dezember 1975 wurde beschlossen, daß für die Übergangszeit bis zur Bestellung des in der kommenden Satzung vorgesehenen Stiftungsvorstandes die Herren Munk und Wagner die Geschäfte des Direktoriums weiterführen sollten.
Um die Jahreswende 1975/76 fanden im BMFT mehrere Satzungs-Diskussionen zwischen Ministerialdirektor Dr. G. Lehr und einigen Vertretern des DKFZ statt, in denen es zu keiner Annäherung der unterschiedlichen Standpunkte kam. Das Kuratorium verabschiedete am 9. März 1976 die vom BMFT vorgeschlagene Fassung. Das Kultusministerium in Stuttgart genehmigte die neue Satzung am 31. August 1976; diese trat nach Veröffentlichung im Baden-Württembergischen Gesetzblatt vom 27. September 1976 in Kraft. Das Direktorium wurde in einer Übergangsbestimmung (§ 26 der Satzung) ermächtigt, bis zur Amtsübernahme eines wissenschaftlichen Stiftungsvorstandes die Leitungsfunktion am Zentrum weiter auszuüben mit der Maßgabe, daß "vorläufig ein weiteres Mitglied ... die Aufgaben des Administrativen Mitglieds bis zu dessen Bestellung vollzieht"[57].

Aus zahlreichen Bewerbern wurde schließlich (im September 1977) Dipl.-Kaufmann Bodo Spiekermann, Mitarbeiter der Abteilung 1 im Bundesministerium für Forschung und Technologie, ausgewählt. Die Stelle des Wissenschaftlichen Stiftungsvorstandes wurde im April 1976 ausgeschrieben.

Im März konnte auf dem Gelände der Universitäts-Frauenklinik der erste Ganzkörper-Röntgenscanner in der Bundesrepublik installiert werden. Das für 1,8 Millionen DM vom Institut für Nuklearmedizin des DKFZ angeschaffte Gerät sollte dem Institut sowie der Chirurgischen und der Strahlenklinik der Universität gemeinsam zur Verfügung stehen.

Bei einem Besuch am 22. März 1976 teilte Staatssekretär Volker Hauff mit, daß der Haushaltsausschuß des Bundestages 35 zusätzliche Stellen für den Aufbau des Instituts für Tumorimmunologie und -genetik bewilligt habe.

Am 1. März 1977 nahm Sicherheitsingenieur Edgar Heuss seine Tätigkeit auf. Nachfolgerin für den zum 1. Juni 1975 ausgeschiedenen Leiter der Zentralbibliothek, Ober-Bibliotheksrat Dr. Martin Skibbe, wurde im Oktober 1976 Bibliotheksdirektorin Christa Pinkernell.

Am 18. Januar 1977 fand die 32. (und letzte) Sitzung des Kuratoriums in alter Besetzung statt. Der bisherige Vorsitzende, Ministerialdirigent Hans-Joachim Szotowski, gab sein Amt an Ministerialdirigent Dr. Hans Brieskorn vom BMFT ab, blieb aber als stellvertretender Vorsitzender im neuen Kuratorium. Als Kuratoriumsmitglied verblieb nur Min.Rat D. Zurhorst; alle übrigen Mitglieder des Kuratoriums schieden aus und machten einer neuen "Mannschaft" Platz, die am 16. September 1977 zu ihrer ersten Sitzung zusammenkam.[58]

Der seit langem geplante Bau eines Gästehauses des DKFZ konnte endlich realisiert werden. Schon Ende 1975 hatte der Direktoriumsvorsitzende Munk von dem Heidelberger Immobilienmakler K. Kraus ein in der Nähe des DKFZ gelegenes, für den Bau eines Gästehauses geeignet erscheinendes Grundstück angeboten bekommen, dessen Erwerb die Finanzträger der Stiftung im März 1976 zugestimmt hatten. Das im Laufe des Jahres 1976 errichtete Haus Berlinerstr. 38 (Abb. 30) konnte am 17. Januar anläßlich eines Besuches von Minister Matthöfer eröffnet werden. Die feierliche Einweihung dieses ersten von inzwischen drei Gästehäusern des Zentrums fand am 14. Dezember 1977 statt.

Am 24. Februar 1977 erneuerte das DKFZ seinen Antrag auf Mitgliedschaft bei der Deutschen Forschunsgemeinschaft mit dem Hinweis auf die inzwischen erfolgte Anerkennung als Großforschungseinrichtung. DFG-Präsident Prof. H. Maier-Leibnitz antwortete dem Direktoriumsvorsitzenden Munk mit Schreiben vom 5. Juli 1977, er freue sich, mitteilen zu können, daß "die Mitgliederversammlung am 28. Juni 1977 beschlossen hat, das Deutsche Krebsforschungszentrum als neues Mitglied in die Deutsche Forschungsgemeinschaft aufzunehmen".

Im Institut für Nuklearmedizin wurde der Prototyp des im Kernforschungszentrum Karlsruhe entwickelten Neutronengenerators KARIN aufgestellt. In einer zweijährigen Pilotstudie sollten Patienten mit fortgeschrittenen inoperablen und strahlenresistenten Tumoren damit behandelt und die Wirkung der Neutronenbestrahlung auf das Gewebe untersucht werden.

Im Mai 1977 stellte das DKFZ beim Universitäts-Bauamt einen Antrag auf Überlassung zusätzlichen Geländes für die geplante Erweiterung des Tierlabors. Das Universitäts-Bauamt erklärte sich bereit, dem DKFZ einen 50 m breiten und ca. 200 m langen Geländestreifen nördlich des Zentrums zu überlassen. Die Erweiterung des Tierhauses kam zwar nicht zustande; jedoch wurde das Gelände 12 Jahre später für den Bau des Instituts für Angewandte Tumorvirologie (ATV) mitverwendet.

Als neue wissenschaftliche Abteilung des Zentrums wurde die

"Zentrale Histodiagnostik und pathomorphologische Dokumentation" unter D. Komitowski eingerichtet. Kurt Böhm wurde zum Datenschutzbeauftragten des DKFZ ernannt. Bleibeverhandlungen mit C. Sekeris verliefen negativ; Sekeris verließ das Zentrum im September 1978 und nahm das ihm angebotene Ordinariat an der Universität Athen an.

Der Oberbefehlshaber der amerikanischen Streitkräfte in Europa, General G.S. Blanchard, besuchte im Sommer 1977 gemeinsam mit Oberbürgermeister R. Zundel das Zentrum (Abb. 29).

Nach dem Rücktritt von Frau Brigitte Hobrecker als Vorsitzende hatte sich der Personalrat des DKFZ am 23. Juni 1977 aufgelöst. In der Neuwahl vom 21. Oktober wurde K.-H. Hormuth als neuer Personalratsvorsitzender gewählt.

Die Mitglieder des nach der neuen Satzung als Organ der Stiftung DKFZ vorgesehenen Wissenschaftlichen Beirates wurden auf der Kuratoriumssitzung am 16. September 1977 bestimmt. Danach setzte sich der Beirat aus 7 ausländischen und 5 deutschen Wissenschaftlern zusammen. Die 12 Mitglieder wählten auf ihrer konstituierenden Sitzung am 18. Januar 1978 Ekkehard Grundmann, Münster, zum Vorsitzenden, Wolfgang Wilmanns zu seinem Stellvertreter. B. Spiekermann, der schon seit Monaten an den Arbeitsbesprechungen des Direktoriums teilgenommen hatte, wurde am 16. September 1977 zum Administrativen Mitglied des Stiftungsvorstandes bestellt.

Auf Anregung von B. Spiekermann und G. Wagner trafen sich am 30. November 1977 45 Vertreter von 16 bundesdeutschen Tumorzentren und onkologischen Arbeitskreisen im DKFZ, um über Möglichkeiten einer zukünftigen Kooperation zu diskutieren. Als erster Schritt einer Zusammenarbeit wurde ein einheitliches Programm zur Dokumentation tumorkranker Patienten vorgeschlagen. In mehreren Arbeitssitzungen entstand unter Federführung des Instituts für Dokumentation, Information und Statistik des DKFZ und unter Mitarbeit von 42 Klinikern und Datenverarbeitungsexperten als Modell für eine bundesweit einheitliche Erfassung eines Grunddatensatzes von Tumorpatienten die "Basisdokumentation für Tumorkranke" [158].[59]

Am 5. Dezember 1977 stellten sich die Professoren A. Hildebrandt (Berlin), G.F. Springer (Evanston, Ill.), W. Stoeckenius (San Francisco) und E. Wecker (Würzburg) den Mitarbeitern des Zentrums als Kandidaten für das Amt des Wissenschaftlichen Stiftungsvorstandes vor. Der WiRa empfahl dem Kuratorium Prof. Wecker

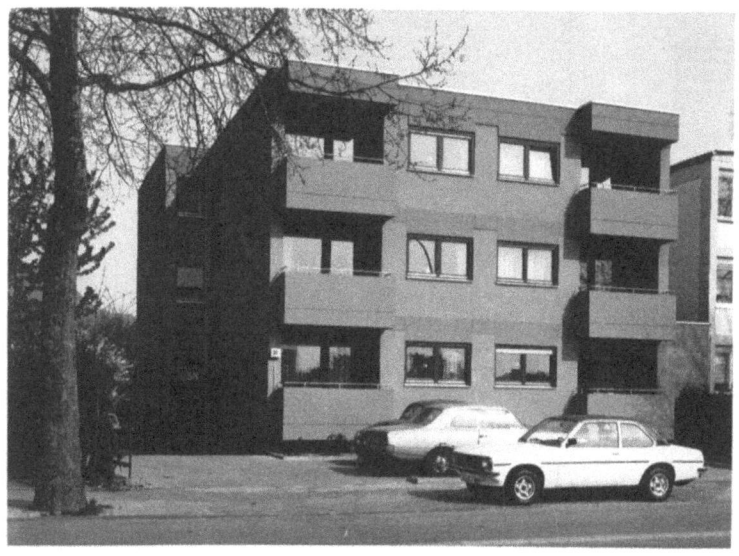

Abb. 30. Gästehaus I, Berliner Str. 38

"primo et unico loco". In seiner Sitzung am 20. Januar 1978 entschied das Kuratorium, zunächst Verhandlungen mit Prof. Wecker, im Falle ihres Scheiterns mit Prof. Stoeckenius aufzunehmen. Der Vorsitzende Dr. Brieskorn informierte die Kuratoriumsmitglieder am 2. Juni 1978, daß die Verhandlungen mit Prof. Wecker inzwischen aufgenommen worden seien und daß Prof. Stoeckenius seine Bewerbung zurückgezogen habe.

Am 19. Dezember konstituierte sich der Wissenschaftliche Rat (WiRa) – jetzt als offizielles Organ der Stiftung – neu. Zum Vorsitzenden wurde Rudolf Preußmann, zum stellvertretenden Vorsitzenden Gerhard Sauer gewählt.

Große Schwierigkeiten bereitete dem Zentrum die restriktive BMFT-Regelung bezüglich der "Zusatzfinanzierung" von Großforschungseinrichtungen vom 26. Juli 1977 (sogen. Haunschild-Doktrin). Diese bestimmte, daß nicht im Haushalt ausgebrachte Projekte vom BMFT nicht mehr bzw. nur noch ausnahmsweise gefördert wurden und nach spätestens 2 Jahren zu etatisieren waren. Die von dieser Regelung betroffenen Abteilungen und Arbeitsgruppen des DKFZ mußten ihre entsprechenden Projekte einstellen, falls es ihnen nicht gelang, andere Projektträger zu finden.

Da die Amtszeit des Direktoriumsvorsitzenden Munk am 31. Dezember 1977 abgelaufen war, mußte das Kuratorium auf seiner 34. Sitzung am 20. Januar 1978 entscheiden, ob erneut ein Vorsitzender des Direktoriums oder ein interimistischer Stiftungsvorstand gewählt werden sollte.

Auf seiner letzten Sitzung am 13. Januar 1978 empfahl das Direktorium die letztere Lösung, der sich auch das Kuratorium anschloß. Das Direktorium wählte K.E. Scheer, der am 20. Januar 1978 vom Kuratorium "bis zum Dienstantritt des hauptamtlichen Wissenschaftlichen Mitglieds des Stiftungsvorstandes, längstens für die Dauer von 2 Jahren"[60] zum Wissenschaftlichen Stiftungsvorstand ernannt wurde.

Bei der Ausschreibung des Leiters der Abteilung "Mathematische Modelle" sprachen sich die vom WiRa eingesetzte Beratungskommission sowie ein auswärtiges vergleichendes Gutachten eindeutig für Petre Tautu aus, der am 5. Dezember 1978 zum Leiter der Abteilung vorgeschlagen wurde. Zudem übernahm er die Leitung eines Teilprojektes in dem 1978 gegründeten DFG-Sonderforschungsbereich 123 "Stochastische mathematische Modelle".

Prof. Gerhard van Kaick wurde die Leitung der Abteilung "Spezielle onkologische Diagnostik" übertragen; Priv. Doz. Thomas Graf

erhielt die Leitung der Abteilung "RNS-Tumorvirus".
Als Amtsnachfolger von Szotowski übernahm Min.Dirigent Dr. Bernhard Bläsi auf der 35. Sitzung des Kuratoriums am 2. Juni 1978 die Position des stellvertretenden Kuratoriumsvorsitzenden.
Kurz vor der Vollendung seines 88. Lebensjahres verstarb am 7. Juli 1978 der Initiator des Deutschen Krebsforschungszentrums Prof. Dr. Dr. h. c. mult. Karl Heinrich Bauer an der Krankheit, deren Bekämpfung sein Lebenswerk gewidmet war.[61] Die anläßlich seiner Beerdigung am 12. Juli und die auf der akademischen Gedenkfeier am 27. Januar 1979 gehaltenen Reden zu Bauers Gedenken wurden von W. Doerr und F. Linder in Broschürenform zusammengefaßt veröffentlicht [62, 63].
Am 25. September 1978 informierte D. Werner den Stiftungsvorstand, daß er am 19. September aus Protest "gegen eine nicht satzungsgemäße Entwicklung in diesem Zentrum" als geschäftsführender Direktor des Instituts für Zellforschung zurückgetreten sei. Zum neuen geschäftsführenden Direktor des Instituts wurde Frau Dr. Annelies Schleich gewählt, die dieses Amt 1980 anläßlich der Neuorganisation des Instituts an W. Franke abgab.
Am 30. November unterrichtete H. Brieskorn das Kuratorium, daß die Verhandlungen mit Prof. Wecker gescheitert seien. Als neuer Kandidat für den Posten des Wissenschaftlichen Stiftungsvorstandes wurde E. Grundmann ins Gespräch gebracht, der sich jedoch nicht offiziell bewarb. Die nach dem Ausscheiden von H.-J. Sambel (Abb. 31) am 1. August 1978 frei gewordene Stelle des Verwaltungsleiters wurde ausgeschrieben.
Am 23. November 1978 besuchte Prof. Nikolai N. Blokhin, der Leiter des Moskauer Tumorzentrums und Präsident der Sowjetischen Akademie der Wissenschaften, der an der CICA-Sitzung im September 1975 nicht hatte teilnehmen können, das Heidelberger Zentrum (Abb. 32).
Im Januar 1979 schockierten auf nicht geklärte Weise an den "Stern" gelangte und in spektakulärer Form veröffentlichte Untersuchungsergebnisse der Abteilung Preußmann über den Nitrosamingehalt zahlreicher Biersorten die breite Öffentlichkeit. Immerhin führten die Untersuchungen des DKFZ zu einer Umstellung des Malzdarre-Verfahrens in den Brauereien, wodurch der Nitrosamingehalt der Biere erheblich reduziert werden konnte.
Im März 1979 wurde eine Sondersitzung des Kuratoriums angesetzt, um die Frage der Erweiterung des Tierlabors zu diskutieren.

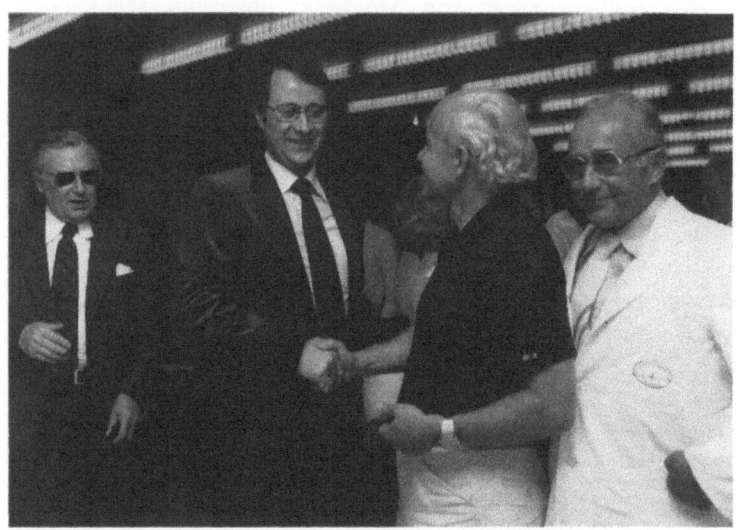

Abb. 31. Verabschiedung von Verwaltungsdirektor H.-J. Sambel am 31. Juli 1978.
Von links: Rechtsanwalt Dr. Grieser, Sambel, Prof. Hecker, Prof. Goerttler

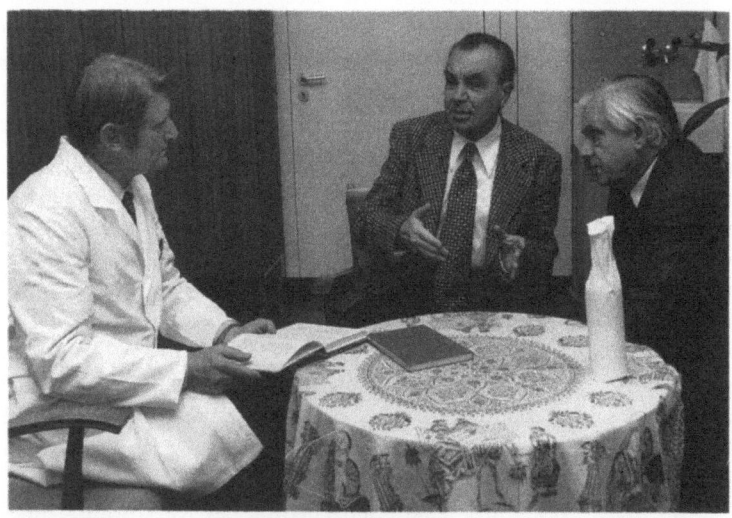

Abb. 32. Besuch des Präsidenten der sowjetischen Akademie der Wissenschaften, Prof. N. Blokhin, Moskau, am 23. September 1978.
Von links: Prof. Munk, Prof. Blokhin, Prof. Wagner

Die von verschiedenen Wissenschaftlern des Zentrums gewünschte Erweiterung des Tierbestandes auf 130.000 Tiere hätte einen Neubau erfordert, dessen Erstellungskosten auf 120 Mio. DM veranschlagt wurden. Die geordnete Versorgung dieser Tierzahl hätte 78 zusätzliche Personalstellen benötigt; an Folgekosten wären rund 15 Mio. DM jährlich angefallen. Es kam damals zu keiner Baufreigabe. Retrospektiv betrachtet ist es zu begrüßen, daß das neue Tierhaus nicht gebaut wurde und anstelle einer Erhöhung eine Reduktion der Versuchstierzahlen eingetreten ist.

Anläßlich der Veranstaltungen zum 10jährigen Bestehen der Arbeitsgemeinschaft der Großforschungseinrichtungen (damaliger Vorsitzender: Prof. Gisbert zu Putlitz) fand am 7. Mai im DKFZ eine Pressekonferenz mit Forschungsminister Dr. Volker Hauff statt.

Nach dem Ausscheiden von H. Brieskorn aus dem BMFT wurde Ministerialdirektor Dr. Wolfgang Finke neuer Vorsitzender des Kuratoriums (September 1979). Auch unter den Kuratoriumsmitgliedern gab es Veränderungen: Otto Westphal wurde im Dezember 1979 Nachfolger von Rudolf Gross, Ministerialrat Helmut Breitmaier ab Mai 1980 Nachfolger von Min. Dirig. K.-H. Welten, Herwig Ponstingl ab Februar 1981 Nachfolger von Werner Franke und Gotthard Schettler ebenfalls ab Februar 1981 Nachfolger von Fritz Linder.

Peter Bannasch löste im Januar 1981 Rudolf Preußmann als Vorsitzender des Wissenschaftlichen Rates ab.

Im September stimmte das Kuratorium der Neugründung folgender wissenschaftlicher Abteilungen zu: "Differenzierung und Carcinogenese in vitro" sowie "Wechselwirkung von Carcinogenen mit Makromolekülen in biologischen Systemen" (Institut für Biochemie) sowie "Metabolismus von N−Nitrosoverbindungen" (Institut für Toxikologie und Chemotherapie). Berufen wurde Prof. Holger Kirchner als Leiter der Abteilung "Tumorvirus-Immunologie" am Institut für Virusforschung.

Im Rahmen der Neuorganisation des Instituts für Zellforschung und seiner Umbenennung in "Institut für Zell- und Tumorbiologie" stimmte das Kuratorium auf seiner Sitzung vom 5. und 6. Dezember 1979 der Doppelberufung von Prof. Walter Keller und Priv. Doz. Günther Schütz als Leiter von zwei selbständigen Abteilungen "Molekularbiologie der Zelle I und II" zu. Die Abteilung "Membranbiologie und Biochemie" wurde in das Institut integriert und ihr Leiter W. Franke zum geschäftsführenden Direktor des neuen

Instituts ernannt. Das Kuratorium genehmigte folgende Berufungen: Norbert Fusening als Leiter der Abteilung "Differenzierung und Carcinogenese in vitro", Heinz-Walter Thielmann zum Leiter der Abteilung "Wechselwirkung von Carcinogenen mit biologischen Makromolekülen", Manfred Wiessler (Abt. "Metabolismus von N-Nitrosoverbindungen"), Petre Tautu (Abt. "Mathematische Modelle"), Volker Kinzel (Abt. "Pathochemie") und Christof Granzow als kommissarischer Leiter einer Abteilung "Pathophysiologie der Zelle". Schließlich stimmte das Kuratorium auch der Berufung von Dr. Wolfgang Henkel als Verwaltungsleiter zu.

Zwischen dem Wissenschaftlichen Stiftungsvorstand, Scheer, und dem Administrativen Stiftungsvorstand, Spiekermann, kam es mehr und mehr zu tiefgreifenden Zerwürfnissen.

Krisenjahre (1980–1981)

Die Suche nach einem wissenschaftlichen Stiftungsvorstand schien endlich zum Erfolg zu führen, als im Herbst 1979 Prof. Hans Neurath (Abb. 33), gebürtiger Wiener und seit 1950 Professor für Biochemie an der University of Washington in Seattle, nach einem Vortrag an der Universität Heidelberg von Prof. G. Sauer beim Administrativen Stiftungsvorstand Spiekermann als wissenschaftlicher Berater des Fred Hutchinson Cancer Research Center in Seattle vorgestellt wurde. Dabei trug Neurath über die dortigen Vorstellungen einer modernen Krebsforschung mit den Kernfächern Tumorbiologie, Immunologie, Genetik und Virologie vor. Er stehe zwar schon im 71. Lebensjahr, aber er habe gehört, daß der Posten des wissenschaftlichen Stiftungsvorstandes am DKFZ seit längerem vakant sei, und solche schwierigen Positionen wissenschaftlicher und zugleich administrativer Art hätten ihn stets gereizt.

Spiekermann war von seinem Besucher so beeindruckt, daß er, ohne Prof. Scheer zu informieren, am nächsten Tage mit Neurath und Sauer, dem damaligen stellvertretenden Vorsitzenden des WiRa, nach Bonn fuhr, um diesen dem Kuratoriumsvorsitzenden, Ministerialdirektor Dr. Wolfgang Finke, als die endlich gefundene Führungspersönlichkeit für das DKFZ vorzustellen. Auch Finke war – trotz anfänglicher Bedenken wegen Neuraths Alters – von dessen Qualifikation überzeugt und stellte ihm einen Drei-Jahres-Vertrag in

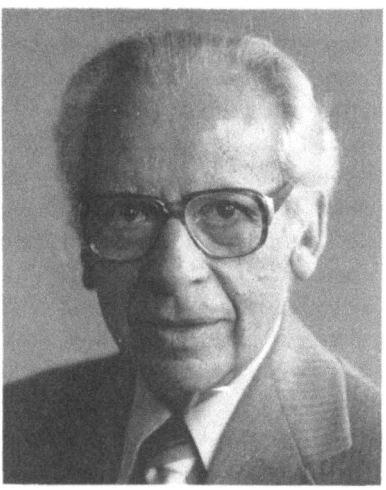

Abb. 33: Hans Neurath, Wissenschaftlicher Stiftungsvorstand 1980/81

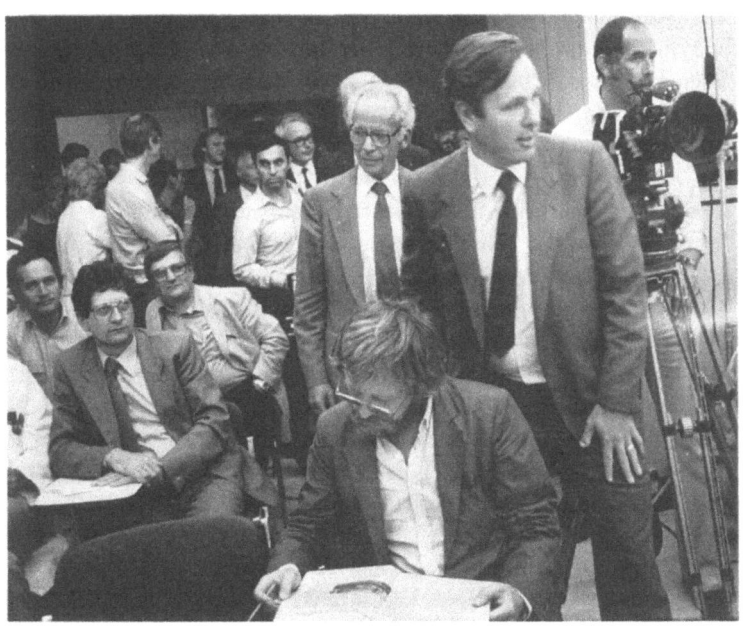

Abb. 34: Informationsbesuch des Bundesministers für Forschung und Technologie, Dr. Andreas v. Bülow, am 10. September 1981.
(hinter dem Minister: Prof. Neurath, Fotograf Wiegand, Spiekermann; *links sitzend:* Prof. Marks, Prof. Volm, Dr. Maier-Borst)

Aussicht. Die Bedingungen, die Neurath für die Amtsübernahme stellte, waren für hiesige Verhältnisse ungewöhnlich: Neben seinem hohen Gehalt verlangte er Unterstützung bei der Beschaffung einer angemessenen Unterbringung für sich und seine Frau. Spiekermann fand ein teilmöbliertes Haus in bester Wohnlage Heidelbergs, das allerdings mit erheblichen Kosten renoviert werden mußte. Es gelang ihm auch, vom "Verein" eine Finanzierungs- und Mietbeihilfe zu bekommen. Da die Ausgaben aber schneller anfielen als die zugesagten Mittel, sah er sich gezwungen, die Aufwendungen für die Villa Ludolf-Krehl-Straße 53 aus dem Haushalt des DKFZ vorzufinanzieren. Alles dies geschah zunächst ohne Wissen der Gremien und der Wissenschaftler des Zentrums, doch sickerten sehr bald Gerüchte darüber durch, die die Presse begierig aufnahm. Das Kuratorium sah sich daraufhin veranlaßt, das Kultusministerium in Stuttgart als Aufsichtsbehörde des DKFZ um einen Prüfungsbericht in der Angelegenheit zu bitten.

Mit seinem Vorstellungsvortrag vor den Wissenschaftlern des Zentrums machte Neurath einen hervorragenden Eindruck. Die meisten von ihnen sahen in dem durch seine Kaskaden-Theorie der Enzym-Aktivität weltbekannten Biochemiker den geeigneten Kandidaten für einen erfolgreichen Neubeginn nach den lähmenden Interregnumszeiten. In einer Wahl unter drei Kandidaten (einem weiteren Amerikaner und einem Deutschen) setzte ihn der WiRa mit 10 von 16 Stimmen deutlich an die Spitze. Auch das Kuratorium sprach sich mehrheitlich für Neurath aus. Somit konnte er für die Amtszeit vom 15. Mai 1980 bis zum 14. Mai 1983 zum Wissenschaftlichen Stiftungsvorstand des Zentrums bestellt werden. Die Amtsübergabe von Scheer auf Neurath erfolgte am 21. Mai 1980.

Der Auftrag des Kuratoriums an Neurath, "die wissenschaftliche Konzeption des Deutschen Krebsforschungszentrums zu entwerfen und für deren Verwirklichung zu sorgen", führte recht bald zu ersten Spannungen. Neurath kündigte erhebliche Änderungen in den Prioritäten des DKFZ-Forschungsprogramms an. So sollten die klinisch orientierten Projekte der Toxikologie und Chemotherapie sowie der Nuklearmedizin zugunsten von tumorgenetischen, immunologischen und mikrobiologischen Aktivitäten erheblich beschnitten werden. Die Therapie krebskranker Patienten mit schnellen Neutronen sollte ganz eingestellt werden, da sie gegenüber anderen Verfahren keine offensichtlichen Vorteile erkennen ließe.

Daß Neurath mit solchen Aussagen und Entscheidungen die betroffenen Wissenschaftler gegen sich aufbrachte, darf nicht verwundern, umso mehr, als er sich nicht um einen kooperationsfördernden Führungsstil bemühte, sondern ohne viel Diskussion mit den Betroffenen, aber stets in Absprache mit seinem Administrator Spiekermann, ein autoritäres Führungsprinzip vorexerzierte. Sein Versuch, mit Methoden des amerikanischen Managements die Arbeit des Zentrums zu ändern, wurde als "rauh" empfunden und mußte zwangsläufig zu Verstimmungen führen. Seine zweifellos in vielen Punkten berechtigte Kritik hätte die Ausgangsbasis für vertrauensvolle und sachliche Diskussionen über die Zukunft des Zentrums sein können; da er diesen Diskussionen aber auswich, wurde seine Kritik als Konfrontationskurs empfunden und von vielen Wissenschaftlern des Zentrums nicht akzeptiert.

Bedauerlicherweise wurden die internen Auseinandersetzungen bewußt an die Öffentlichkeit getragen und der Presse zugespielt. Im Februar und im Mai 1981 erschienen Artikel in der FAZ, die vertrauliche Details aus Sitzungen der DKFZ-Gremien und Einzelheiten des Anstellungsvertrags von Prof. Neurath sowie Details des Prüfberichtes in der Hausangelegenheit enthielten. Ähnliche, für Neurath diskriminierende Artikel, in denen auch die Wohnungsangelegenheit mit Häme breitgetreten wurde, erschienen in der "Zeit" sowie im "Spiegel" [180], der es ablehnte, einen Leserbrief des Kuratoriumsvorsitzenden sowie eine danach verlangte presserechtliche Gegendarstellung zu publizieren.

Das Kuratorium beauftragte in seiner Sitzung vom 19. Mai 1981 seine Mitglieder Bernhard Bläsi, Erich Hecker, Gotthard Schettler und Otto Westphal, eine Ehrenerklärung für Neurath zu formulieren, in der die gegen diesen erhobenen Vorwürfe zurückgewiesen, seine Vorschläge zur zukünftigen Konzeption des Zentrums gebilligt und die Wissenschaftler des Zentrums zur kollegialen und vertrauensvollen Zusammenarbeit mit dem Stiftungsvorstand ersucht wurden. Finke und Bläsi erhielten den Auftrag, im Falle weiterer Angriffe auf Neurath sofort zu reagieren.

Inzwischen hatte im Februar 1981 die CDU-Bundestagsabgeordnete Frau Dr. Hanna Neumeister das DKFZ besucht und diesem "gute wissenschaftliche Arbeit" attestiert, jedoch in der kurze Zeit vorher im Parlament geführten Krebsdebatte geäußert, das Krebsforschungszentrum sei "in seiner wissenschaftlichen Tätigkeit durch ein Übermaß an Organisation und eine geradezu als chaotisch zu bezeichnende Verwaltung gelähmt". Der dadurch und die gegen ihn in der Presse erhobenen Vorwürfe schwer belastete Administrative Stiftungsvorstand Spiekermann wurde in einer Betriebsversammlung zum Rücktritt aufgefordert. Seine Bitte an den WiRa, sich mit einer Verlängerung seiner am 30. September 1981 ablaufenden Amtszeit bis zur rechtlichen Klärung der gegen ihn erhobenen Anschuldigungen um ein halbes bis ein Jahr einverstanden zu erklären, war schon zuvor abgelehnt worden. Daraufhin teilte er dem Vorsitzenden des Kuratoriums mit, daß er für eine Wiederbestellung nicht mehr zur Verfügung stehe. Gleichzeitig bat er das Kuratorium um Rückendeckung bei der gegen seine Person inszenierten Kampagne.

Das Kuratorium nahm auf der Sitzung am 19. Mai die Erklärung Spiekermanns zu seinem Ausscheiden an. Ein nach langer und teilweise sehr kontroverser Diskussion gefaßter Beschluß des Kuratoriums würdigte sein Engagement für das Zentrum und wies "die ungerechtfertigten Vorwürfe, die gegen ihn erhoben wurden und die seine persönliche Integrität in Frage stellen", entschieden zurück. Gleichzeitig beauftragte das Kuratorium seinen Vorsitzenden und dessen Stellvertreter (Finke bzw. Bläsi), die nötigen Maßnahmen für die Neubesetzung der Stelle zum 1. Oktober 1981 zu treffen. Bereits auf der nächsten Sitzung des Kuratoriums am 23. September 1981 konnte unter sechs Bewerbern Regierungsdirektor Dr. jur. Ernst-Lüder Solte, Leiter des Referats Forschungsangelegenheiten im Baden–Württembergischen Ministerium für Wissenschaft und Kunst, als neuer Administrativer Stiftungsvorstand für fünf Jahre bestellt werden. Solte trat sein Amt termingerecht an.

Trotz der Bemühungen des Kuratoriums, den Stiftungsvorstand zu stützen und die Lage im DKFZ zu normalisieren, gingen die internen Querelen unvermindert weiter. Im Juli 1981 erhob der Obmann der CDU/CSU–Fraktion im Ausschuß für Forschung und Technologie im Deutschen Bundestag, MdB Christian Lenzer, in einer gegen den Widerstand der SPD zustandegekommenen öffentlichen Anhörung über die Vorgänge im Deutschen Krebsforschungszentrum Vorwürfe an die Adresse des BMFT, das durch staatliche Eingriffe am falschen Platz und durch Nichteingreifen, wo es dringend erforderlich gewesen wäre, zur Schädigung der wissenschaftlichen Leistungsfähigkeit des Zentrums erheblich beigetragen habe [88].

In der Beantwortung der Anfrage der CDU/CSU–Fraktion [1] schob das BMFT den untereinander zerstrittenen Wissenschaftlern des DKFZ die Schuld an den "chaotischen" Zuständen zu. Es kündigte an, daß das wissenschaftliche Programm des DKFZ demnächst durch eine Kommission internationaler Krebsforscher überprüft werden würde.

Zu der in einer dpa-Meldung vom 31. Juli 1981 verbreiteten Erklärung des BMFT stellte der Vorstand des WiRa (Peter Bannasch und Erich Hecker) am 4. August 1981 fest, daß die Wissenschaftler des Zentrums erstmalig durch die Pressemitteilung von der Absicht des BMFT, die wissenschaftliche Ausrichtung des Zentrums einer besonderen Prüfung zu unterziehen, erfahren hätten. (Die Aktion war von Neurath und Finke insgeheim vorbereitet, die Mitglieder der Gutachterkommission waren von Neurath vorgeschlagen worden.) Eine Begründung für dieses ungewöhnliche Vorgehen sei das BMFT schuldig geblieben. Es habe der Öffentlichkeit auch vorenthalten, daß die Forschungsplanung und wissenschaftliche Arbeit des DKFZ bereits seit 1973 laufend von dem vom Kuratorium berufenen Wissenschaftlichen Beirat aus 12 namhaften in- und ausländischen Forscherpersönlichkeiten (derzeitiger Vorsitzender: Prof. E. Grundmann, Münster) überprüft werde. Im übrigen habe Prof. Neurath bis zum heutigen Tage kein wissenschaftliches Konzept vorgelegt. Die vom BMFT als "Konzeption" angesprochenen Ausführungen von Neurath enthielten keine Vorstellungen, die nicht schon vor seinem Dienstantritt einen wichtigen Platz im Programm des DKFZ gehabt hätten. Es sei daher unrichtig, wenn in der Erklärung des Ministeriums behauptet würde, "daß es nicht gelungen sei, diese Vorstellungen im DKFZ durchzusetzen". Die gegenwärtig unbefriedigende Situation im DKFZ beruhe nach der Überzeugung des Vorstandes des Wissenschaftlichen Rates auf teilweise personenbezogenen, teilweise satzungsbedingten Unzulänglichkeiten im DKFZ-Management. Die Pläne des BMFT für die zukünftige Gestaltung der Forschungsarbeit am DKFZ drohten, nicht nur die Effizienz, sondern auch die Freiheit der Forschung zu gefährden, und sollten daher nicht gegen die Mehrheit der Wissenschaftler am DKFZ realisiert werden.

Zehn Tage später stellte der Vorstand des WiRa zu der von der CDU/CSU-Fraktion im Bundestag verlangten erneuten Anhörung [89] fest:

1. Nicht das DKFZ, sondern das Bundesministerium für Forschung und Technologie (BMFT) ist in die politische Diskussion geraten: Es hat sich seit Monaten davor gescheut, aus offensichtlichen Fehlern im DKFZ-Management Konsequenzen zu ziehen. Die jetzt vom Ministerium verbreitete Pauschalkritik am Forschungskonzept des DKFZ kann nur als ein Ablenkungsmanöver verstanden werden.

2. Nicht das DKFZ, sondern die zuständigen Ministerien halten offenbar einen besonderen Plan für die mittelfristige Ausrichtung des Forschungskonzepts für nötig, obgleich das mittelfristige Forschungsprogramm des DKFZ in gedruckter Form vorliegt. Dieses Programm wurde seit 1975 laufend und wird gegenwärtig erneut von allen 39 Abteilungen des Zentrums überarbeitet und, wie immer, den satzungsgemäßen Organen des DKFZ vorgelegt.
3. Das Zentrum weist ministerielle Eingriffe in das von den internen Fachleuten des DKFZ entwickelte und von den fachkundigen Gremien der Stiftung kontrollierte Forschungskonzept zurück. Änderungen dieses Forschungskonzepts können nicht durch dirigistische Eingriffe, sondern nur durch geeignete Motivation der Abteilungsleiter vorgenommen werden, die für das wissenschaftliche Konzept verantwortlich sind.
4. Die Wissenschaftler fordern eine sachbezogene Diskussion der angesprochenen Probleme in den zuständigen Organen der Stiftung DKFZ.

Auf seinem ersten Informationsbesuch im DKFZ am 10. September 1981 (Abb. 34) drohte der Bundesminister für Forschung und Technologie, Dr. Andreas von Bülow, bei Fortsetzung der seit Monaten andauernden Streitigkeiten parlamentarische Konsequenzen an. Der Protest der Wissenschaftler richtete sich vor allem gegen die geplante Kommission zur Beurteilung der Forschungsresultate des DKFZ und die inzwischen im Einvernehmen mit dem baden-württembergischen Kultusministerium erfolgte Berufung der Mitglieder dieser Kommission. Eine ständige Erfolgskontrolle der Arbeit des Zentrums erfolge seit Jahren durch den Wissenschaftlichen Beirat des Kuratoriums, und die Einsetzung der geplanten Kommission sei ein Affront gegen die Mitglieder dieses Organs der Stiftung. Es sei, wie Prof. Hecker gegenüber Minister von Bülow betonte, zu befürchten, daß die von Neurath ausgewählte Kommission für ein bestimmtes Programm stehe, und a priori abzusehen, daß "dem Urteil dieser Kommission das Odium der Einseitigkeit anhaften wird".

Im übrigen habe man erfahren, daß Prof. Neurath bereits Ende Juni in Bonn ein Kündigungsschreiben vorgelegt habe, das vom Vorsitzenden des Kuratoriums bisher nicht bekanntgemacht worden sei. Die Zurückhaltung der Kündigungsgründe bis zur nächsten Sitzung des Kuratoriums sei der Sache nicht angemessen.

Von dem Besuch des Ministers ging wenig Ermutigung zur Verbesserung der Situation aus. Die Stellungnahme des Ministeriums drückte sich in der Bemerkung von Bülow's aus: "Zu glauben, daß ein Ministerium in täglicher Mund-zu-Mund-Beatmung Streitigkeiten in einem solchen Zentrum schlichten könnte, ist völlig illusorisch".
Auf der Kuratoriumssitzung vom 23. September 1981 bestätigte Neurath, daß er dem Vorsitzenden des Kuratoriums am 29. Juni die Kündigung seines Anstellungsvertrages übermittelt habe. Seine Vorstellungen, wie die Qualität der Krebsforschung des DKFZ an den internationalen Standard heranzuführen sei, hätten sich in fast eineinhalbjährigen Bemühungen "wegen der gegenwärtigen strukturellen, wissenschaftlichen und Personalverhältnisse" nicht verwirklichen lassen. Insbesondere nehme der Wissenschaftliche Rat Rechte in Anspruch, die seines Erachtens seine satzungsmäßige Kompetenz bei weitem überschritten. Hinzu komme, daß unvermeidliche Auseinandersetzungen und hausinterne Querelen, die von verantwortlichen Vertretern des Zentrums in die Öffentlichkeit getragen worden seien, eine fruchtbare wissenschaftliche Zusammenarbeit unmöglich machten. Schließlich könne er nicht verhehlen, daß er bei der Realisierung seiner Vorstellungen die tatkräftige Unterstützung durch das Kuratorium vermißt habe.

"Da somit – nach meiner Überzeugung – die grundlegenden Voraussetzungen für eine erfolgreiche Tätigkeit als Stiftungsvorstand des DKFZ nicht erfüllt werden können, habe ich mich entschlossen, meine Tätigkeit am DKFZ am 31. Dezember dieses Jahres aufzugeben. Ich tue dies mit dem Wunsch, daß dieser Schritt dazu beitragen möge, die Absichten, die der Enstehung dieses Zentrums zugrunde lagen und deren Verwirklichung die Öffentlichkeit auch weiterhin mit Recht erwartet, durch entsprechende Reformen schließlich auch zu erfüllen.
Meine Bestrebungen wurden durch viele jüngere wie auch manche ältere Fachkollegen des Hauses unterstützt. Ihnen danke ich für ihr Vertrauen und ihre Hilfe".

Das Kuratorium nahm die vorzeitige Kündigung des Stiftungsvorstandes zur Kenntnis. Es kam überein, in der Frage der Nachfolge des Wissenschaftlichen Stiftungsvorstandes zunächst die Voten der vom BMFT eingesetzten Kommission, des Wissenschaftlichen Beirats und des Wissenschaftlichen Rates sowie der vom Kuratorium eingesetzten Arbeitsgruppe abzuwarten.

Im Oktober 1981 erfolgte dann die Begutachtung des DKFZ durch die vom BMFT eingesetzte, im Zentrum als "Blue-Ribbon-Kommission" titulierte Gruppe von Wissenschaftlern. Diese setzte sich aus folgenden Mitgliedern zusammen:

- Prof. Ch. B. Anfinsen, Ph.D., National Institutes of Health, Bethesda, USA;
- Prof. R. W. Baldwin, Ph.D., University of Cambridge, Großbritannien;
- Prof. Dr. rer.nat. M. Eigen, Max-Planck-Institut für Biophysikalische Chemie, Göttingen;
- Prof. Ph. Handler, M.S., Ph.D.. National Academy of Sciences, Washington, USA;
- Prof. H. S. Kaplan, M.D., M.S., Stanford University, USA;
- Prof. W. H. Kirsten, M.D., University of Chicago, USA;
- Prof. H. Koprowski, M.D., Wistar Institute, Philadelphia, USA;
- Prof. Dr. med. G. Landbeck, Universität Hamburg;
- Prof. Sir M. Stoker, M.D., University of Cambridge, Großbritannien - Vorsitzender der Kommission.

Die Gutachter recherchierten drei Tage lang jeweils vier Stunden, wobei den jeweiligen Direktoren und Abteilungsleitern der acht Institute rund 20 Minuten eingeräumt wurden, ihre Vorstellungen über die zukünftige Organisation des Zentrums, die Lösung der anstehenden Probleme sowie das eigene Forschungsprogramm vorzutragen. Eingehendere Analysen in allen Forschungsbereichen konnten die Gutachter nach eigenem Bekenntnis "angesichts der uns zur Verfügung stehenden Zeit" nicht durchführen. Ihr bereits am 22. Dezember fertiggestelltes Gutachten wurde - inzwischen in autorisierter Fassung ins Deutsche übersetzt - erst auf der März-Sitzung 1982 des Kuratoriums bekanntgegeben.

Auf der nächsten Kuratoriumssitzung am 12. November 1981 berichtete der Vorsitzende über den Besuch der "Blue-Ribbon-Kommission" sowie über die zweite Anhörung des Ausschusses für Forschung und Technologie des Deutschen Bundestages zur Situation im DKFZ am 11. November 1981 in Bonn. Darüber hinaus informierte er das Kuratorium über ein Vorgehen des Direktors des Instituts für Nuklearmedizin gegen den Stiftungsvorstand, das zu einer disziplinarrechtlichen Überprüfung geführt habe.

Scheer schied zum 31. März 1982 in den vorzeitigen Ruhestand aus.

In der Frage der Nachfolge Neuraths als Wissenschaftlicher Stiftungsvorstand zog das Kuratorium die Professoren Otto Westphal und Wilhelm Doerr in die engere Wahl. Nachdem Doerr abgewinkt und Westphal sein prinzipielles Interesse bekundet hatte, entschied sich das Kuratorium, Westphal für ein Jahr (vom 1. Januar bis

31. Dezember 1982) zum Stiftungsvorstand zu bestellen. Otto Westphal, Professor für Biochemie und Immunchemie, vielfach als Begründer des Faches Immunologie in der Bundesrepublik Deutschland bezeichnet, war bis zum 31. Dezember 1981 am Max-Planck-Institut für Immunologie in Freiburg. Er war Senator und Vorsitzender des Wissenschaftlichen Rates der Max-Planck-Gesellschaft, als Vorsitzender der Senatskommission für Krebsforschung der Deutschen Forschungsgemeinschaft mit der Analyse der Situation der Krebsforschung in der BRD und der Vorlage der "Bestandsaufnahme Krebsforschung" befaßt [35] und gehörte seit Ende 1979 dem Kuratorium des DKFZ an. Wegen der Abwicklung der Geschäfte in Freiburg konnte er sein Heidelberger Amt erst Anfang März 1982 antreten. Prof. Wagner wurde gebeten, die Amtsgeschäfte für die achtwöchige Interimszeit kommissarisch wahrzunehmen.

Die Konsolidierungsphase (1982-1983)

Mit der Wahl Westphals hatte das Kuratorium eine gute Entscheidung getroffen. Tatsächlich gelang es diesem schon sehr bald, innerhalb des DKFZ wieder eine entspanntere Atmosphäre zu schaffen und die rund 200 Wissenschaftler an einen Tisch zu bringen und von den Vorteilen einer störungsfreien Kooperation für alle und für das Ansehen des Zentrums zu überzeugen. Nicht Anordnung "par ordre de mufti", sondern Freiheit der Forschung und des Forschers waren seine Parole. In einem Interview in "Bild der Wissenschaft" [164] beschrieb es Westphal als seine Aufgabe als wissenschaftlicher Chef des Krebsforschungszentrums, der Vielzahl wissenschaftlicher Teams Freiraum für schöpferisches Arbeiten zu gewährleisten, wobei selbstverständlich auch Prioritäten gesetzt werden müßten. Wie an vielen deutschen Forschungseinrichtungen seien auch am DKFZ weniger Sicherheits- und Versorgungsdenken und mehr Mobilität und Risikofreudigkeit wünschenswert. Und wichtig sei schließlich insbesondere die Anbindung an die Klinik, der Transfer wissenschaftlicher Ergebnisse der Grundlagenforschung zu deren Anwendung am Krankenbett. Ganz wesentlich unterstützt wurde Westphal durch den umsichtig und besonnen amtierenden Administrativen Stiftungsvorstand Dr. Solte, der sich ebenfalls schnell das

Vertrauen der DKFZ-Mitarbeiter erwerben konnte (Abb. 35).
Auf der Kuratoriumssitzung am 17. März 1982 faßte der Vorsitzende, Dr. Finke, die wesentlichsten Ergebnisse der Blue-Ribbon-Kommission in fünf Punkten zusammen:

1. Die wissenschaftliche Qualität des Zentrums ist sehr unterschiedlich.
2. Die Isolierung des Zentrums national und international ist besorgniserregend.
3. Die Kommission hält es für unerläßlich, die Stellung des Vorstandes zu stärken.
4. Die wissenschaftliche Kontrolle durch externe Gutachter sollte verbessert werden.
5. Die Entscheidungsprozeduren müssen vereinfacht werden.

Die Gremien des DKFZ – Stiftungsvorstand, Wissenschaftlicher Rat und Wissenschaftlicher Beirat – wurden gebeten, bis zur Sondersitzung des Kuratoriums am 21. Juni 1982 Stellungnahmen zu dem Gutachten der Beraterkommission vorzulegen.

Daß die Kritik der Beraterkommission von einem Teil der Presse begierig aufgegriffen wurde, bedarf kaum der Erwähnung. Sachliche und durch Sachkenntnis ausgezeichnete Stellungnahmen waren selten. Aus einer der wenigen Ausnahmen, dem um Objektivität bemühten Kommentar von Johannes Schlemmer [126], sei kurz zitiert:

"... Daß es (das Gutachten) in seinem Tenor unfreundlich sei, ist die freundlichste Formulierung, die man noch vertreten kann. Was das ganze erbringen sollte, bleibt eine Preisfrage. ... Und was soll's, wenn dem DKFZ die Vernachlässigung der klinischen Forschung vorgeworfen wird ? So als gebe es die vielen Papiere nicht, in denen dies die Heidelberger Krebsforscher immer wieder verlangt hatten".

Im BMFT erfolgte ein Revirement; der bisherige Kuratoriumsvorsitzende Dr. Finke wurde durch Prof. Dr. Fritz-Rudolf Güntsch, Leiter der Abteilung Datenverarbeitung, Elektronik, Information und Kommunikation, ersetzt, der erstmalig die Sondersitzung am 21. Juni leitete. Diese befaßte sich ausschließlich mit der Beratung der inzwischen eingegangenen Stellungnahme des Wissenschaftlichen Beirats vom 17./18. Mai 1982 und der gemeinsamen Stellungnahme von Stiftungsvorstand und Wissenschaftlichem Rat vom 25. Mai 1982.

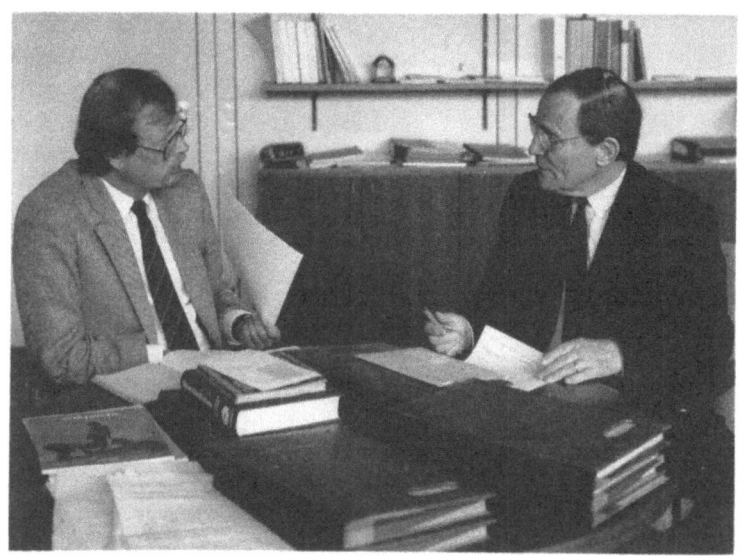

Abb. 35. Der Stiftungsvorstand des DKFZ (1982): Dr. Solte und Prof. Westphal

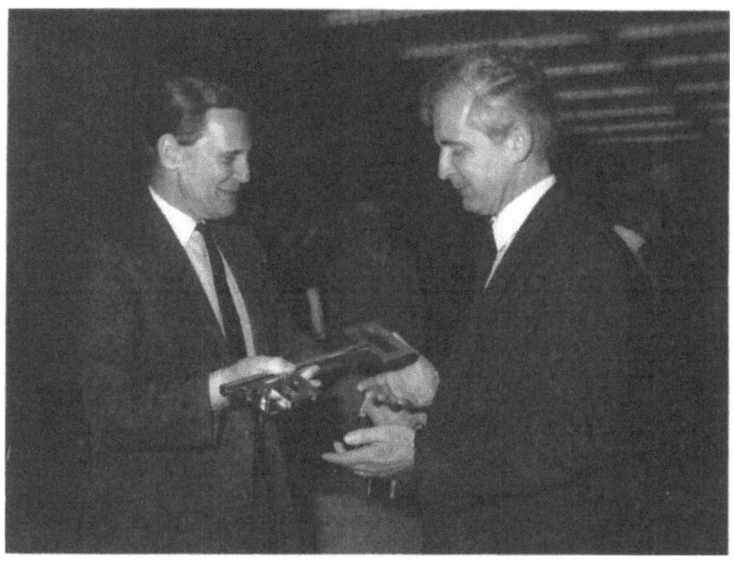

Abb. 36: Prof. Westphal übergibt den "Schlüssel" des DKFZ an Prof. zur Hausen (6. Mai 1983)

Nach eingehender Diskussion sprach das Kuratorium der Beraterkommission noch einmal seinen Dank für die geleistete Arbeit aus. Es sei sich auch darüber im klaren, daß es der Kommission bei der Kürze der zur Verfügung stehenden Zeit nicht möglich sein konnte, zu einer abschließenden Bewertung aller im DKFZ erbrachten Leistungen zu kommen, und bedauerte, daß das sehr kurz gefaßte Gutachten zu mißverständlichen Darstellungen in den Medien geführt habe.

Die Empfehlungen der Gutachter wurden nicht in allen Punkten akzeptiert. Beispielsweise folgte das Kuratorium nicht der Empfehlung, die gewählten wissenschaftlichen Vertreter des DKFZ aus dem Kuratorium auszuschließen, ebenso nicht dem Vorschlag, die Mitwirkungsrechte des Wissenschaftlichen Rates zu beschneiden. Auch nach Meinung der Mehrheit der Kuratoriumsmitglieder sei im Gegenteil die stärkere Einbindung der betroffenen Wissenschaftler die notwendige Voraussetzung für die Durchsetzung innerer Reformen mit dem Ziel größerer Effizienz und verbesserter Qualitätskontrolle.

Stiftungsvorstand und WiRa führten in ihrer Stellungnahme aus, daß sie den Bericht als eine Herausforderung betrachteten. Das DKFZ habe ihn zum "Anlaß genommen, seine wissenschaftliche Leistungsfähigkeit neu zu überdenken. In diesem Sinne begrüßt das DKFZ den Bericht der Beraterkommission, obwohl es mit der Kommission sowohl in der Analyse der Situation wie in einigen Konsequenzen, die sie aus ihrer Analyse gezogen hat, nicht durchweg übereinstimmt". Die Behauptung des Gutachtens, das DKFZ habe sich nicht hinreichend um die klinische Krebsforschung gekümmert, mußte angesichts der jahrelangen Bemühungen der Wissenschaftler des Zentrums um einen Zugang zu klinischer Forschung als nicht berechtigte Fehleinschätzung der Heidelberger Situation empfunden werden. Der Wissenschaftliche Beirat wies die globale Kritik des Gutachtergremiums ebenfalls zurück und vertrat die Ansicht, daß die Beraterkommission über Aufgaben und Struktur des DKFZ nur ungenügend unterrichtet gewesen sei. Auch der Vorwurf der wissenschaftlichen Isoliertheit wurde zurückgewiesen. Dagegen gab es breiten Konsens hinsichtlich möglicher Maßnahmen zur Verbesserung der Qualitätskontrolle, zur besseren Verzahnung aller Entscheidungsorgane des DKFZ und zur Verstärkung der wissenschaftlichen Kompetenz im Kuratorium.

Hinsichtlich der zukünftigen Verteilung der internen Ressourcen setzte sich der Stiftungsvorstand dafür ein, die verfügbaren

Mittel und Stellen zum Teil zu poolen und diese Anteile durch Entscheidung des Stiftungsvorstandes nach Beratung durch den Wissenschaftlichen Rat zuzuteilen. Eine qualitätsorientierte Ressourcenverteilung könne dazu beitragen, gute Arbeitseinheiten zu fördern und schwache abzubauen.

Beschlossen wurde auch eine Verstärkung des wissenschaftlichen Sachverstandes im Kuratorium durch Erhöhung der Zahl externer wissenschaftlicher Mitglieder des Kuratoriums. Für diese Mitglieder sollten Berufungsvorschläge von anerkannten Wissenschaftlern des In- und Auslandes eingeholt werden; vor ihrer Berufung sollte die DFG gehört werden. Für die regelmäßige Durchführung der externen wissenschaftlichen Qualitätskontrolle der Institute, Abteilungen und Projekte sollte aus den externen wissenschaftlichen Mitgliedern des Kuratoriums ein Wissenschaftliches Komitee gebildet werden. Seine Aufgaben wurden folgendermaßen definiert:

Das Wissenschaftliche Komitee bereitet die Entscheidung des Kuratoriums in allen wissenschaftlichen Angelegenheiten vor.

Unbeschadet der Verantwortlichkeit des Stiftungsvorstands trägt das Wissenschaftliche Komitee die Verantwortung für die regelmäßige Durchführung der externen wissenschaftlichen Qualitätskontrolle der Institute, Abteilungen und Projekte. Es bildet hierfür Ad-hoc-Kommissionen mit externen Wissenschaftlern. Es leitet seine Empfehlungen dem Kuratorium und dem Stiftungsvorstand zu. Die Umsetzung der Empfehlungen obliegt im Rahmen der Satzung dem Stiftungsvorstand.

Der bisherige Wissenschaftliche Beirat wurde gebeten, bis zur Schaffung des Wissenschaftlichen Komitees, die eine Satzungsänderung erforderte, seine Arbeit fortzusetzen. Prof. Grundmann, der Vorsitzende dieses Gremiums, begrüßte die mit der Einrichtung des Wissenschaftlichen Komitees endlich verwirklichte Verstärkung der wissenschaftlichen Repräsentanz im Kuratorium, legte jedoch seinen Vorsitz im Wissenschaftlichen Beirat nieder.

Bundesforschungsminister von Bülow begrüßte die Schlußfolgerungen, die das Kuratorium auf seiner Sondersitzung gezogen hatte, als einen "Neuanfang". Der wissenschaftliche Vorstand des DKFZ, Prof. Dr. Otto Westphal, habe sich seit seiner Amtsübernahme im März dieses Jahres mit beachtlichem Erfolg für eine vertrauensvolle Zusammenarbeit im Zentrum eingesetzt. Dieser Weg müsse mit den jetzt vom Kuratorium beschlossenen Maßnahmen konsequent fortgesetzt werden. "Es muß alles darangesetzt werden, daß die Heidelberger Großforschungseinrichtung ihr von der internationalen Gutachterkommission bescheinigtes Potential nach besten Kräften nützt, um weitere Beiträge zur Bekämpfung und Heilung von Krebserkrankungen zu leisten".

Westphal war von Anfang an bemüht, nicht nur die Grundlagenforschung am DKFZ zu verbessern, sondern auch die klinische Forschung zu stärken, und zwar im Sinne der ursprünglichen DFG-Konzeption durch Förderung der Kooperation mit den benachbarten Universitätskliniken. "Denn unser Interesse muß es sein, den Transfer von neuen Erkenntnissen und Methoden in die Anwendung so schnell und effektiv wie möglich zu erreichen. Unsere Arbeitsergebnisse können in erster Linie auf diesem Wege dem kranken Menschen in der Klinik zugute kommen" [164].

Im Interesse einer solchen Kooperation entschlossen sich Stiftungsvorstand und WiRa zur Anschaffung von zwei sehr modernen, aber teuren Großgeräten für das Institut für Nuklearmedizin: einen Kernspin-Tomographen (NMR) und einen Positronen-Emissions-Tomographen (PET), die beide für gemeinsame Forschungsprogramme mit der Universität genutzt werden sollten. Prof. Gotthard Schettler, zugleich Klinikumsvorstand und Kuratoriumsmitglied, unterstützte den von Westphal auf der Kuratoriumssitzung vom 26. Oktober 1982 vorgebrachten Antrag auf Beschaffung der beiden Geräte nachhaltig als wichtigen Schritt für eine verstärkte zukünftige Zusammenarbeit und erklärte, daß das Klinikum auf keinen Fall eigene Geräte dieser Art anschaffen werde. Und in einer Stellungnahme des Klinikumsvorstandes zum Punkt "DKFZ und klinische Forschung" auf der gleichen Kuratoriumssitzung heißt es:

"... Es ist aber unerläßlich, patientenbezogene Forschung weiterhin im DKFZ durchzuführen. Hierfür bietet sich insbesondere die Abteilung für Nuklearmedizin an. Durch personellen Verbund, Doppelfunktionen usw. könnte man in der allernächsten Zukunft wichtige Entscheidungen fällen, die auch für die Struktur des DKFZ von Bedeutung sind".

Im Herbst 1982 teilte Westphal mit, daß er sich nicht in der Lage sehe, über den 31. Dezember 1982 hinaus seine Arbeitskraft im bisherigen Umfang dem DKFZ zur Verfügung zu stellen. Er erklärte, er sei bereit, bis zur Bestellung seines Nachfolgers im Amt zu bleiben, allerdings nur noch zwei bis drei Tage pro Woche im DKFZ anwesend sein zu können. Das Kuratorium stimmte zu und ernannte die Professoren Schmähl und Franke mit Wirkung vom 1. Januar 1983 als Vertreter von Westphal. Gleichzeitig wurde eine

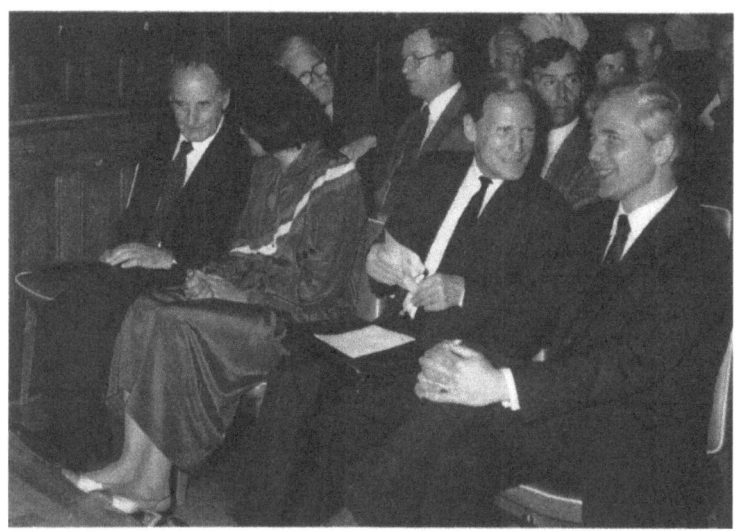

Abb. 37. Abschiedsfeier für Prof. Otto Westphal in der Alten Aula der Universität (18. Juli 1983).
Von links: der Festredner Prof. Heinrich Schipperges, Ursula Westphal, Otto Westphal, Prof. Dr. Harald zur Hausen. *In der zweiten Reihe von links nach rechts:* Prof. Hans Levi, Vorsitzender der Arbeitsgemeinschaft der Großforschungseinrichtungen, Prof. Gisbert Freiherr zu Putlitz, Rektor der Universität, und der Kanzler der Universität, Siegfried Kraft

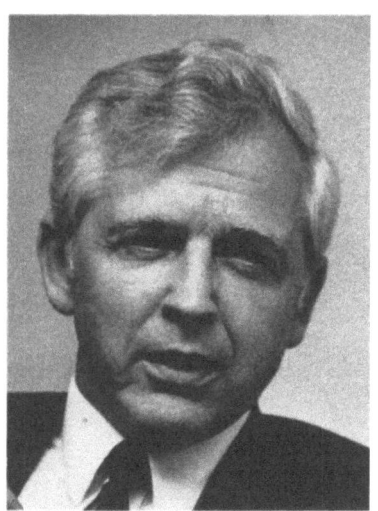

Abb. 38. Harald zur Hausen

siebenköpfige Berufungskommission unter Leitung von Prof. Güntsch gebildet.

Am 16. Dezember 1982 wurde vom Kuratorium die neue Satzung des Zentrums verabschiedet (veröffentlicht im Gesetzblatt Baden-Württemberg vom 7. Februar 1983), die den Ersatz des Wissenschaftlichen Beirats durch das Wissenschaftliche Komitee des Kuratoriums vorsah. Die Zahl stimmberechtigter Wissenschaftler im Kuratorium wurde dadurch von fünf auf neun erhöht.

Auf der gleichen Sitzung teilte der Vorsitzende mit, daß es für die Nachfolge von Prof. Westphal vorrangig zwei Kandidaten gebe: Prof. Karl F. A. Decker (Freiburg) und Prof. Harald zur Hausen (Freiburg). Beide seien außerordentlich qualifizierte, international anerkannte Wissenschaftler. Der Wissenschaftliche Rat gab nach persönlichen Vorstellungsgesprächen für beide Kandidaten positive Voten ab, empfahl aber, wegen der gezielten Erfahrungen von Prof. zur Hausen auf dem Gebiet der Krebsforschung zunächst mit diesem zu verhandeln.

Diese Verhandlungen verliefen erfolgreich; am 1. Mai 1983 konnte zur Hausen das Amt des neuen Vorsitzenden und wissenschaftlichen Mitglieds des Stiftungsvorstandes des DKFZ antreten (Abb. 36). Westphal wurde gebeten, dem DKFZ als Mitglied des Wissenschaftlichen Komitees des Kuratoriums weiterhin zur Verfügung zu stehen. Dieses Gremium konstituierte sich am 16. Juni 1983 und wählte Prof. Gerhard Nagel (Göttingen) zum Vorsitzenden, Prof. Eberhard Wecker zu seinem Stellvertreter.

Die akademische Abschiedsfeier für Westphal fand am 18. Juli 1983 in der Alten Aula der Universität statt (Abb. 37).

Die jüngste Vergangenheit (1984–1989)

Der Beginn der Tätigkeit von Prof. zur Hausen (Abb. 38) wurde erschwert durch den Ausfall des Administrativen Vorstandes Dr. Solte wegen einer schweren Erkrankung, die sein Ausscheiden aus dem Amt erzwang. Dennoch gelang es zur Hausen, das Vertrauen der Mitarbeiter des DKFZ zu gewinnen. Zu seinen ersten Aufgaben gehörte die Durchführung der vom Kuratorium beschlossenen Umstrukturierung der Institute für Dokumentation, Information und Statistik sowie Nuklearmedizin.

Das Institut für Dokumentation, Information und Statistik sollte nach dem Ausscheiden von Prof. Wagner mehr in Richtung "Epidemiologie" ausgebaut werden; als Nachfolger von Wagner und Leiter der Abteilung "Epidemiologie und Dokumentation" sollte ein erfahrener Krebsepidemiologe gewonnen werden. Die Abteilung "Zentrale Datenverarbeitung" sollte aus dem Institutsrahmen ausgegliedert und als zentrale Einrichtung des DKFZ weitergeführt werden. Dagegen sollte eine neu errichtete Abteilung "Medizinische und biologische Informatik" (Leiter: Priv. Doz. Dr. C. O. Köhler) im Institutsverband verbleiben. Die Abteilung "Literaturdokumentation" sollte aufgelöst, die Arbeitsgruppe "Informationsvermittlung" der Zentralbibliothek zugeordnet werden.

Im Institut für Nuklearmedizin sollten neue Abteilungen für "Tumorbiochemie" und "Angewandte Immunologie" errichtet werden. Dafür wurde die Abteilung "Nuklearmedizin und spezielle Strahlentherapie" wegen Wegberufung ihres Leiters, Priv. Doz. Dr. K. Schnabel an die Universität Homburg/Saar geschlossen. Die Abteilung "Nuklearmedizinische Diagnostik" wurde mit ihrem Leiter (Prof. Dr. P. Georgi) Ende 1983 in die Universitäts-Strahlenklinik überführt.

Kurze Erwähnung verdient das vom DKFZ und der International Agency for Research on Cancer (IARC), Lyon, gemeinsam veranstaltete Symposium "The Role of the Registry in Cancer

Control" (2. September 1983), auf dem Bundesgesundheitsminister Heiner Geißler (Abb. 39) zusagte, sich für die Einrichtung von Krebsregistern in der Bundesrepublik einzusetzen.

Der von Wissenschaftlern des Instituts für Dokumentation, Information und Statistik erarbeitete und zweisprachig (deutsch und englisch) erschienene "Krebsatlas der Bundesrepublik Deutschland" [18] wurde von Forschungsminister Dr. Riesenhuber persönlich auf einer Pressekonferenz in seinem Ministerium am 14. April 1984 vorgestellt.

Die letzten fünf Jahre standen im Zeichen der Um- und Neustrukturierung des wissenschaftlichen Programms des DKFZ und der Festigung seiner inneren Struktur. Die infolge des krankheitsbedingten Ausscheidens von Dr. Solte vakante Stelle des Administrativen Stiftungsvorstandes konnte neu besetzt werden. Der aus einer großen Bewerberzahl ausgewählte Dr. Reinhard Grunwald trat sein Amt zum 1. Juli 1984 an. Seine Bestellung wurde am 1. Juli 1989 für weitere fünf Jahre verlängert.

Dem Stiftungsvorstand gelang es, trotz der die Forschung allgemein behindernden Restriktionen der Finanzierung bei Bund und Ländern die finanzielle Basis des Zentrums auszubauen und das Gesamtvolumen der institutionellen Förderung weiter zu erhöhen. Im Jahre des 25jährigen Bestehens des Zentrums wird sein Haushalt die Höhe von ca. 150 Mio. DM erreichen.

Das wissenschaftliche Programm des Zentrums unterliegt ständigen Veränderungen; alte Abteilungen und Projekte werden gegebenenfalls eingestellt, neue Forschungsaufgaben erfordern die Neugründung von Abteilungen und Projektgruppen. Im April 1985 verzichtete Prof. Goerttler auf sein Amt als Direktor des Instituts für experimentelle Pathologie. Sein Nachfolger als geschäftsführender Direktor wurde Peter Bannasch, dem 1988 Dymitr Komitowski folgte. Dem geänderten Konzept entsprechend wurde das Institut für Nuklearmedizin 1987 in "Institut für Radiologie und Pathophysiologie" umbenannt. Das Institut für Dokumentation, Information und Statistik wurde nach dem Amtsantritt von Prof. Jürgen Wahrendorf als neuer Leiter der Abteilung Epidemiologie und geschäftsführender Institutsdirektor (1. April 1986) in "Institut für Epidemiologie und Biometrie" umbenannt. Am 1. April 1989 wurde Wahrendorf als geschäftsführender Institutsdirektor von Petre Tautu abgelöst.

Neuer Vorsitzender des Wissenschaftlichen Rates wurde im Juni 1988 Werner Franke.

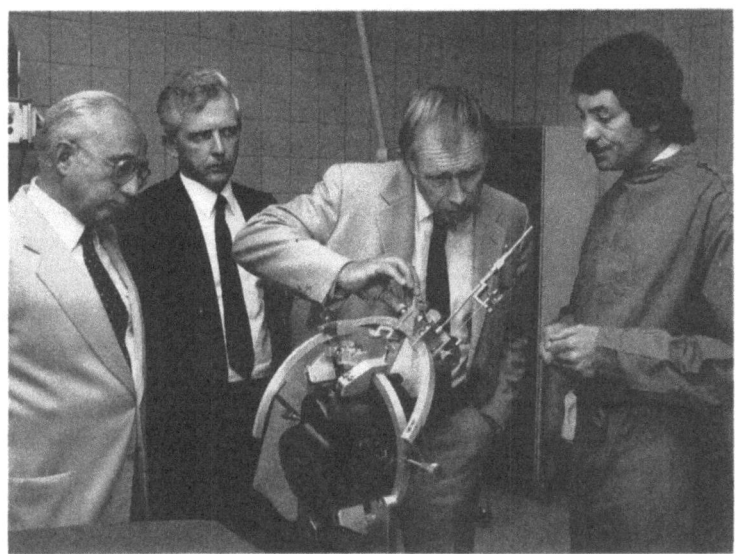

Abb. 39. Besuch von Bundesgesundheitsminister Heiner Geissler (2. Sept. 1983).
Von links: Prof. Goerttler, Prof. zur Hausen, Minister Geissler, Prof. Sturm

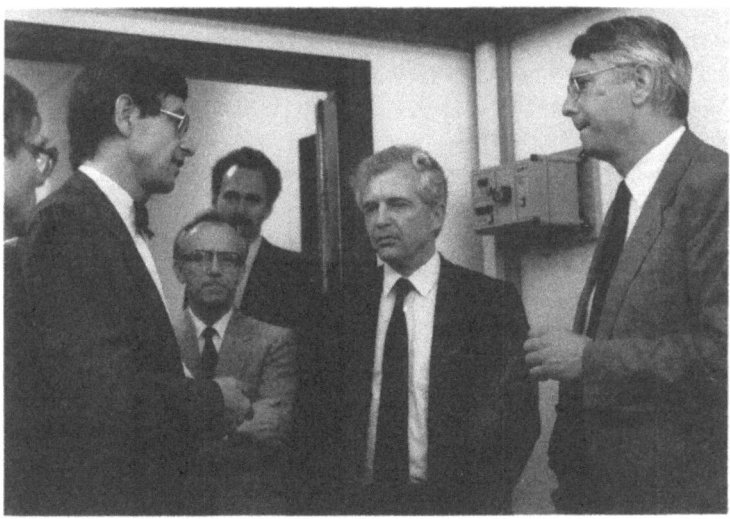

Abb. 40. Besuch von Bundesminister Dr. Riesenhuber am 5. Juni 1985.
Von links: Minister Riesenhuber, Min.Dirig. Dr. Bläsi (Stuttgart), Rektor Prof. Laufs (Heidelberg), Prof. zur Hausen, Prof. Herfarth (1. Vorsitzender des Tumorzentrums Heidelberg/Mannheim)

Stiftungsvorstand und Wissenschaftler des DKFZ sind sich einig, daß in einem großen, multidisziplinär ausgerichteten Forschungszentrum die wissenschaftlichen Programme ständig neu überdacht und im Sinne der Prioritätenfestsetzung und Ressourcenzuteilung gegeneinander abgewogen werden müssen. Der Entwicklung von fachübergreifenden Konzeptionen und einer möglichst leistungsgerechten Mittelzuteilung dienen die seit 1983 regelmäßig durchgeführten internen Institutsbegehungen des Stiftungsvorstandes und des Wissenschaftlichen Rates, wobei alle Wissenschaftler der jeweils besuchten Abteilungen über ihre Arbeiten und deren Ergebnisse berichten sowie ihre Vorstellungen für die künftige Arbeit vortragen. Nach gemeinsamer Urteilsbildung kann der Stiftungsvorstand eventuell notwendige Maßnahmen, wie Vergrößerung oder Verkleinerung der Abteilung oder Zurückstufung in der Prioritätenliste etc., veranlassen. Derartige Präsentationen im Rahmen der internen Qualitätskontrolle finden für jede Abteilung des Hauses alle zwei Jahre statt. Alle fünf Jahre erfolgt zusätzlich die sogenannte externe Begutachtung durch international anerkannte Forscher unter Federführung des Wissenschaftlichen Komitees des Kuratoriums. Derartige Begehungen erfolgten in den letzten Jahren für alle Institute des Zentrums und befinden sich bereits in der Wiederholungsrunde.

Die Breite des gesamten Forschungsprogramms des Zentrums und seine positive Beurteilung wird nicht zuletzt durch die große Zahl von Forschungsaktivitäten dokumentiert, die außerhalb der eigenen Mittel des DKFZ von anderen Forschungsförderungsinstitutionen gefördert werden. So wurden beispielsweise 1987 insgesamt 173, 1988 sogar 188 Vorhaben des Zentrums aus Drittmitteln finanziert.

Die Zusammenarbeit mit den Heidelberger Klinikern im Rahmen des Tumorzentrums konnte durch Aufstockung der Finanzmittel für kooperative Projekte weiter gestärkt werden. Darüber hinaus schlossen der Rektor der Universität Heidelberg und der Stiftungsvorstand des DKFZ im Interesse einer Vertiefung und Verbesserung der bisherigen Zusammenarbeit und einer gemeinsamen Nutzung beiderseits vorhandener Ressourcen Anfang 1984 eine Kooperationsvereinbarung ab, in der die Verwirklichung gemeinsamer Forschungsvorhaben, wechselseitige Mitarbeit in Gremien und Ausschüssen, gemeinsame Betreuung von Patienten im Rahmen definierter klinisch-onkologischer Forschungsvorhaben, beiderseitige Nutzung von Räumen, Geräten, Einrichtungen und Infrastrukturen sowie umfassende gegenseitige Informierung beschlossen wurden.

Die Vielzahl nationaler und internationaler Kooperationsprogramme und -partner ist in den Jahresberichten "Krebsforschung heute" [57-61] im einzelnen aufgeführt. Offizielle Vereinbarungen auf Regierungsebene bestehen seit Jahren mit Japan und Israel. Koordinatoren für diese Programme sind Klaus Munk (für Japan) und Erich Hecker (für Israel).

Im Herbst 1985 forderte zur Hausen, in Anlehnung an das DKFZ ein Institut für "Angewandte Tumorvirologie (ATV)" zu errichten (Abb. 40). Er fand hierfür die Zustimmung der Bundesregierung. Bereits im Oktober 1987 konnten in Fertigbauweise erstellte erste Laboratorien als Vorstufe des geplanten Institutes von Bundesforschungsminister Dr. Heinz Riesenhuber und vom Wissenschaftsminister des Landes Baden-Wüttemberg, Prof. Helmut Engler, eröffnet werden (Abb. 41). Das Institut ist derzeit in unmittelbarer Nachbarschaft zum DKFZ im Bau.

Ein weiterer Anbau dient der Errichtung eines Kommunikationszentrums. Damit wird das DKFZ endlich einen modernen Hörsaal erhalten, nachdem der ursprünglich vorgesehene trotz des Protestes des Direktoriums den Restriktionen der Baumittel Anfang der 70er Jahre zum Opfer gefallen war und nur ein insuffizienter, stark abgemagerter Kompromiß realisiert werden konnte. Es ist geplant, das neue Kommunikationszentrum anläßlich der 25-Jahr-Feier des DKFZ einzuweihen. Der neue Hörsaal, der Platz für rund 300 Besucher bieten soll, wird die Abhaltung der zahlreichen nationalen und internationalen Veranstaltungen, die bisher aus Platzgründen häufig aus dem DKFZ ausgelagert werden mußten, erheblich erleichtern. Jährlich acht bis zehn nationale und internationale wissenschaftliche Konferenzen und Kongresse in den vergangenen Jahren sind auch ein Beweis für das Ansehen, das das Zentrum heute in der wissenschaftlichen Welt genießt, ebenso wie die jährlich mehr als hundert Gastwissenschaftler, für die inzwischen drei Gästehäuser eingerichtet werden konnten.

In den ersten 25 Jahren seines Bestehens haben die Wissenschaftler des DKFZ mehr als 7.000 wissenschaftliche Arbeiten publiziert. Von den rund 5.000 Artikeln in wissenschaftlichen Fachzeitschriften erschien etwa die Hälfte in ausländischen Zeitschriften und in englischer Sprache, häufig als Ergebnis der Zusammenarbeit mit auswärtigen bzw. ausländischen Forschergruppen. Daneben wurden rund 1.000 Bücher und Handbuchbeiträge verfaßt und über 500 Diplomarbeiten, Dissertationen und Habilitationen betreut.

Die im Mai 1976 eingerichtete Stabsstelle für Presse- und

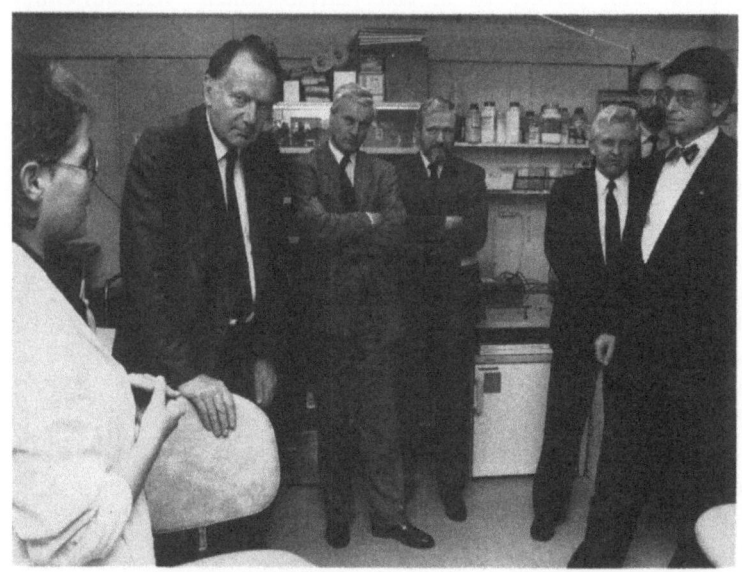

Abb. 41. Einweihung der Fertigbauten des Instituts für angewandte Tumorvirologie am 16. Oktober 1987.
Von links: Kultusminister Prof. Engler, Prof. Güntsch (BMFT), Prof. Ziegler, Prof. zur Hausen, Bundesforschungsminister Dr. Riesenhuber

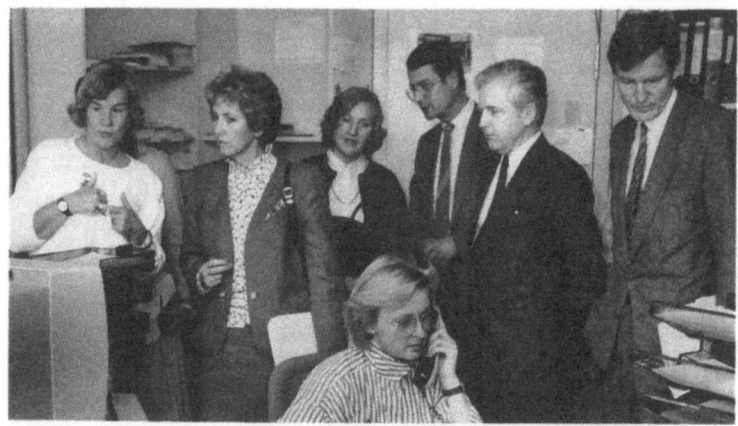

Abb. 42. Die baden-württembergische Gesundheitsministerin Barbara Schäfer informiert sich über den Krebsinformationsdienst (KID) (5. Juni 1987).
Stehend von links: Frau Stamatiadis-Smidt, Ministerin Schäfer, Frau Henkel, Dr. Grunwald, Prof. zur Hausen, Min.Dirig. Dr. Bopp

Öffentlichkeitsarbeit unter Leitung von Frau Hilke Stamatiadis-Smidt hat sich seither bemüht, die Kommunikation zwischen den Wissenschaftlern des Zentrums und dem interessierten Bürger durch Vermittlung der Forschungsergebnisse in allgemeinverständlicher Form zu verbessern. Diesem Zweck dienten unter anderem zahlreiche Einzelinterviews mit Pressevertretern und Fernsehteams, regelmäßige Mitteilungen an die Presse sowie Pressegespräche anläßlich von wissenschaftlichen Tagungen, die Aufnahme und sachkundige Betreuung von Besuchergruppen, die Beteiligung an Ausstellungen (z.b. auf der Hannover-Messe) und die Gestaltung und Durchführung von Kunstausstellungen im Foyer des DKFZ. 1977 erschien erstmals ein Jahresbericht des DKFZ [56], dessen Intention es war, einer breiteren interessierten Öffentlichkeit das DKFZ und seine Arbeit vorzustellen. Unter dem Titel "Krebsforschung heute" werden seit 1981 diese Berichte in zwei- bis dreijährigen Abständen regelmäßig herausgebracht [57–61]. Daneben erscheint seit Sommer 1987 alle drei Monate die Hauszeitschrift "Einblick", deren Redaktion sich die schwierige Aufgabe gestellt hat, wissenschaftliche Themen nicht in simplifizierter, sondern in verdeutlichter und verständlicher Art darzustellen. Daß die Zeitschrift ein Erfolg wurde, unterstreicht der ihr 1989 zugesprochene Franz-Anton-Mai-Preis der Gesellschaft für Gesundheitsbildung, der alle zwei Jahre an ein Periodikum vergeben wird, das sich "um die Förderung des Gesundheitswesens besonders verdient gemacht" hat.

Schließlich ist in diesem Zusammenhang noch der "Krebsinformationsdienst (KID)" zu erwähnen, der bisher als Modellprojekt vom Bundesministerium für Jugend, Familie, Frauen und Gesundheit finanziert wurde und allen Bürgern auf Fragen zum aktuellen Stand von Krebsforschung und -therapie Auskunft erteilt (Abb. 42). Pro Tag wird der Auskunftsdienst 40–50 mal angerufen. Insgesamt wurden bisher 27.000 Auskünfte erteilt. Rund drei Viertel aller Anfragen können von den geschulten Mitarbeitern des Dienstes direkt beantwortet werden; der Rest erfordert zusätzliche Recherchen und wird schriftlich beantwortet.

Das inzwischen erreichte Ansehen des Zentrums untermalen die zahlreichen Rufe, Preise und Ehrungen, die Wissenschaftlern des Zentrums in den letzten Jahren zuteil wurden. Sie alle aufzuführen, ist nicht möglich; nur einige wenige seien hier erwähnt.

Rufe an auswärtige Hochschulen bzw. Forschungsinstitute, denen sie nicht Folge leisteten, erhielten die Professoren Werner Franke, Günter Hämmerling, Volker Schirrmacher, Wolfgang

Schlegel und Günther Schütz; auswärtige Berufungen nahmen an Klaus Eichmann als Direktor am Max-Planck-Institut für Immunbiologie in Freiburg (als Nachfolger von Otto Westphal), Gerhard Eisenbrand an die Universität Kaiserslautern, Thomas Graf als Abteilungsleiter beim European Molecular Biology Laboratory (EMBL) in Heidelberg, Walter Keller an die Universität Basel, Holger Kirchner an die Medizinische Hochschule Lübeck und Ulrich Scheer an die Universität Würzburg. Harald zur Hausen wurde 1987 mit der Ehrendoktorwürde der Universität Chicago ausgezeichnet. 1986 erhielt er den Deutschen Krebspreis und im gleichen Jahr den international hochrangigen Charles-Mott-Preis der General Motors Foundation. Den angesehenen Ernst-Jung-Preis erhielt 1984 Werner Franke (gemeinsam mit Prof. Klaus Weber vom Max-Planck-Institut für Biophysikalische Chemie in Göttingen). Den mit 3 Millionen DM sehr hoch dotierten Gottfried-Wilhelm-Leibniz-Preis 1987 erhielt Günther Schütz. Der Deutsche Krebspreis 1988 fiel zur Hälfte an Volker Schirrmacher. Die hier genannten Preise sind nur eine kleine Minderheit der zahlreichen Preise und Ehrungen, die Wissenschaftlern des DKFZ in den letzten Jahren zuteil wurden.

Retrospektiv betrachtet ist der den Wissenschaftlern des Zentrums vom Präsidenten der DFG, Prof. Speer, 1970 angedrohte "eisige Nordwind der Kritik" einem milderen Lüftchen des Wohlwollens gewichen. Das liegt mit Sicherheit nicht an einer sprunghaften Verbesserung der im DKFZ geleisteten Arbeit oder an einer Mutation der Mitarbeiter, sondern an einem besseren Management und einer guten und offenen Informationsarbeit, die zu einer sehr viel positiveren Einstellung der Medien geführt hat.

Schließlich sind auch die Zeitläufte günstiger als vor zehn oder zwanzig Jahren. Die Allgemeinheit ist an Krebsfragen stärker interessiert als früher, und die Krebsforschung hat durch neuere Entdeckungen, wie beispielsweise die der wachstumsregulierenden Onkogene, die zu "Krebsgenen" umfunktioniert werden können, oder durch technische Neuentwicklungen zur verbesserten Früherkennung des Krebses neue Impulse erhalten.

In seinem Vorwort zu "Krebsforschung heute" (1989) hat der wissenschaftliche Stiftungsvorstand, Harald zur Hausen, folgende kurze Bilanz der 25 Jahre DKFZ gezogen:

"... Die inhaltlichen und strukturellen Veränderungen, die das Deutsche Krebsforschungszentrum seit seiner Entstehung durchlaufen hat, sind nicht ohne Erschütterungen und heftige Diskussionen in den verschiedenen Gruppen des

Hauses verlaufen; unterschiedliche Interessenslagen sind gelegentlich durchaus hart aufeinandergeprallt. Doch die einigende Idee, nämlich durch interdisziplinäre Forschung in enger Abstimmung und Zusammenarbeit aller beteiligten wissenschaftlichen Disziplinen Fortschritte in der Krebsbekämpfung zu erzielen, ist geblieben. Sie ist auf der Basis gemeinsam entwickelter Programme und kontinuierlicher Ergebnisbewertung in den letzten Jahren fruchtbar realisiert und zur Entfaltung gebracht worden. Das Deutsche Krebsforschungszentrum, so wird uns von außen bestätigt, ist heute ein anerkannter Partner entsprechender Institute der internationalen Krebsforschung" [170].

Dem ist nichts hinzuzufügen.

Die Entwicklung des Tumorzentrums Heidelberg/Mannheim

Bereits beim Wiederaufbau der Forschungseinrichtungen in der Bundesrepublik nach 1949 stellte sich im Rahmen der allgemeinen Debatte um den "deutschen Rückstand" die Frage nach der Notwendigkeit organisatorischer Reformen auch in der Krebsforschung. Der Blick ins Ausland ließ die Struktur des multidisziplinären "Medical Research Centers" mit seiner charakteristischen Verbindung von experimenteller und klinischer Forschung als vorbildhaft erscheinen. Was die Krebsforschung anbelangt, so standen sich in der Bundesrepublik zwei Gruppierungen mit unterschiedlichen Interessenlagen gegenüber: zum einen die in der Deutschen Forschungsgemeinschaft (DFG) zusammengefaßten, experimentell orientierten Grundlagenforscher, zum andern die im Zentralausschuß für Krebsforschung und Krebsbekämpfung (DZA) organisierten Kliniker und klinisch orientierten Wissenschaftler.

Der sich deutlich abzeichnende Trend der zunehmenden Bedeutung naturwissenschaftlicher Fächer für die Medizin ließ die damals strikte Trennung zwischen experimenteller und klinischer Forschung absehbar zu einem Anachronismus werden. Initiativen zur Etablierung neuer, integrierter Organisationsformen mußten deshalb gerade die Vertreter der traditionellen Strukturen auf den Plan rufen.

Wohl wissend, daß der Erfolg jeder medizinischen Forschung letztlich nur am Patienten verifizierbar ist, schien dem "Zentralausschuß" eine offensive Reaktion auf die Pläne von experimenteller Seite angebracht. Unterstützt von dem Bestreben des Bundesministeriums des Innern (BMI), eine weitere Aufsplitterung des 1949 in die Zuständigkeit der Länder zurückverwiesenen Gesundheitsbereichs zu verhindern, konnten die Kliniker des DZA ihren nationalen Vertretungsanspruch durchsetzen. Derart bestärkt begleitete man alle Initiativen zur Errichtung eines Krebsforschungszentrums mit dem Hinweis, "daß ein solches Institut ohne Betten und klinische

Abteilung nicht vollständig sei". Angesichts der bekannten ablehnenden Haltung der medizinischen Fakultäten konnte man so die Grenzen organisatorischer Reformen in der medizinischen Forschung aufzeigen.

Nachdem die MPG 1956 die Einrichtung eines Max-Planck-Instituts für Krebsforschung endgültig abgelehnt hatte, sprach sich die "Kommission für Krebsforschung" der DFG am 20. August 1957 für eine "universitäre Lösung" und den Standort Heidelberg aus. Damit ging die Handlungsinitiative von dem Grundlagenforscher Adolf Butenandt auf den Direktor der Heidelberger Chirurgischen Universitätsklinik, Karl Heinrich Bauer, über.

Vom Beginn seiner Verhandlungen mit Kultusministerium und Medizinischer Fakultät an betonte Bauer die Notwendigkeit, grundlagen- und anwendungsbezogene, d.h. klinische Forschung miteinander zu verbinden. Im Mittelpunkt müsse der krebskranke Mensch stehen; man wolle kein "Institut für Tumorpathologie der Ratten und Mäuse". Angesichts seiner Stellung in Heidelberg sowie seines Votums für eine "intra"- und nicht etwa "parauniversitäre" Ansiedlung des Zentrums, glaubte Bauer, die Befürchtungen der Fakultät vor einem starken Konkurrenten in der althergebrachten Weise der persönlichen Fühlungnahme vom Tisch wischen zu können.

Allerdings zeigte sich schon bei der Frage der akademischen Stellung der künftigen Institutsdirektoren sowie des Berufungsmodus, daß der angestrebten harmonischen Einbettung des Zentrums in die regional-universitäre Forschungslandschaft Widerstände von verschiedenen Seiten erwuchsen.

Die beabsichtigte enge Verknüpfung mit der Universität sowie die Erkenntnis, daß hochqualifizierte Institutsleiter für das DKFZ nur zu gewinnen waren, wenn sie eine den Lehrstuhlinhabern entsprechende Rechtsstellung erhielten, machten das Wohlwollen der Fakultät zu einer unabdingbaren Voraussetzung für die Realisierung der Pläne. Damit erwuchs der Fakultät für die künftigen Verhandlungen über die Struktur des Zentrums eine Schlüsselrolle, die ihr ganz erheblich dazu verhalf, die Grenzen ihrer Kompromißbereitschaft zu zementieren.

Je intensiver die Initiatoren zur Universität blickten, um so deutlicher konnte die medizinische Fakalät die Rangordnung herausstellen. Die Institutsdirektoren sollten zwar die üblichen akademischen Rechte von Ordinarien erhalten, aufgrund ihrer Forschungstätigkeit den Lehrverpflichtungen allerdings nur in vermindertem Ausmaß nachkommen.

Im Stuttgarter Kultusministerium war man bestrebt, die Einbeziehung der Direktorengehälter in die "überregionale Finanzierung" durch die Ländergemeinschaft des Königsteiner Staatsabkommens zu erreichen. Der so motivierte Hinweis, die Institutsleiter sollten "ihre Arbeitskraft fast ausschließlich dem Krebsforschungszentrum zur Verfügung stellen", wirkte der von Bauer gewünschten Assimilierung entgegen und bestärkte die Tendenz der Fakultät, in der Berufung der Institutsdirektoren auf Ordinariate ein Geschenk zu sehen. Ähnliche Folgen zeitigte der Berufungsmodus. Das Land hatte sich vom Wissenschaftsrat nicht nur die überregionale Ausrichtung des DKFZ empfehlen lassen, sondern ebenfalls die Einsetzung einer Sachverständigenkommission, in der sich der "überregionale Charakter" deutlich widerspiegelte. Die Berufungsvorschläge sollten direkt nach Stuttgart weitergeleitet werden. Bauers Appell nach Wahrung des üblichen Berufungsverfahrens unter interner Einigung zwischen Fakultät und Sachverständigenkommission zeigt deutlich seine Verkennung der Interessen des Landes: In Stuttgart gab man der Frage der künftigen Finanzierung Vorrang.

Je deutlicher sich seit Anfang der 1960er Jahre die Anzeichen einer verfassungsrechtlichen Verankerung der Forschungsförderung durch den Bund mehrten, um so entschiedener trat man in Stuttgart den universitären Vorstellungen K.H. Bauers entgegen. Die Vorgabe der Landes nach überregionaler Ausrichtung des Zentrums erschwerte aber nicht nur die reibungslose Kooperation mit der Universität, sondern verhinderte ebenfalls die strukturelle Alternative dazu, nämlich den Aufbau DKFZ-eigener klinischer Abteilungen.

Für die Medizinische Fakultät war der Blick auf die Bonner Geldtöpfe mit dem beruhigenden Wissen verbunden, daß das DKFZ auf diese Weise zu einer überwiegend Grundlagenforschung betreibenden Einrichtung werden würde, die ihr zweites Standbein, die klinische Forschung, an der Universität zu suchen habe.

Die 1965 vom Land durchgesetzte 50 : 50 – Finanzierung des Zentrums durch Bund und Ländergemeinschaft erwies sich unter den Bedingungen der gerade anhebenden Rezession schnell als Schraubzwinge und drohte, die Aufbaupläne zunichte zu machen. Glücklicherweise beschleunigte die Krise den Prozeß der Neuordnung der finanzpolitischen Beziehungen zwischen Bund und Ländern; sie führte zur Etablierung einer neuen Kategorie außeruniversitärer Einrichtungen, der "Großforschungseinrichtungen", deren sehr hoher Finanzbedarf eine künftige, weit über 50%ige Bundesbeteiligung erwarten ließ.

Die mit dem Antrag des DKFZ auf Anerkennung als Großforschungseinrichtung verbundenen strukturellen Veränderungen ließen eine Neugestaltung der Gesamtkonzeption des Zentrums möglich erscheinen. Bestärkt wurden solche Hoffnungen durch die Ende der 1960er Jahre eskalierende Diskussion um die Hochschulreform, die für den Bereich der Medizin eine Neuordnung des Studienganges, die Verwirklichung der seit Jahren erkannten Forderung nach interdisziplinärer Arbeitsweise in den theoretischen Instituten und in den Kliniken sowie eine engere Verzahnung von Grundlagen- und angewandter Forschung verlangte.

Mit dem 1973 im Vorgriff auf den künftigen Status als Großforschungseinrichtung erfolgten Übergang der Federführung auf das BMBW sah das Zentrum erneut die Chance gekommen, die Errichtung einer Tumorklinik zu fordern.

Ausschlaggebend war dabei nicht nur die erwartete Verbesserung der finanziellen Situation, sondern die aufgrund des künftigen hohen Bundesanteils von 90% erhoffte Unterstützung für den Kampf um effizientere Arbeitsbedingungen unter Überwindung der regionalen Blockierungen.

Die Forderung des Ministeriums, in Zukunft Forschungs- und Entwicklungsprogramme unter Aufgabe der starren Einteilung in einzelne Institute zugunsten von Forschungsschwerpunkten des gesamten Zentrums zu erstellen, bot eine gute Argumentationsmöglichkeit. Anläßlich des Besuches von Bundeskanzler Willy Brandt Ende 1973 betonte der Vorsitzende des Wissenschaftlichen Rates, Prof. Hecker, daß sich die Notwendigkeit abzeichne, aus dem Forschungsschwerpunkt 'Therapie der Krebskrankheiten' heraus den Bau einer überregionalen Tumorklinik systematisch zu entwickeln. Die Grundlagenforschung bedürfe einer "permanenten Stimulierung und Orientierung an der Realität der ärztlichen und gesundheitspolitischen Fragestellungen", und nur eine Tumorklinik gewährleiste die "Ausnutzung der vollen Kapazität des bisher theoretisch tätigen Forschungszentrums".

Die Forderungen nach Überwindung entwicklungshemmender Traditionen und überalterter Strukturen im deutschen Krankenhauswesen, die der beabsichtigten Einbeziehung der niedergelassenen Ärzte und der für eine optimale Versorgung des Krebskranken als unerläßlich erachteten ärztlichen Interdisziplinarität entgegenstanden, waren eingebettet in eine bundesweite Diskussion über eine Neugestaltung der Krebstherapie. Kernpunkt der Kritik war die Behauptung, daß das Schicksal eines Krebskranken vom Zufall bestimmt werde: von den Erfahrungen und Fähigkeiten des aufs Geratewohl gefundenen Erstbehandlers. Man forderte daher den "Abbau fachdisziplinärer Hochburgen" und die Verwirklichung interdisziplinärer onkologischer Departements an den Kliniken. Im Bonner Forschungsministerium hatte man mit der Übernahme des DKFZ eine zukünftig stärkere Nutzanwendung der Forschungsergebnisse – unter expliziter Erwähnung der klinischen Forschung – angekündigt und die Einrichtung einer überregionalen onkologischen Modellklinik diskutiert.

Im Juli 1974 kam es dank der Bemühungen des Prorektors Prof. Dr. Klaus Ebert zu einer ersten Besprechung in Sachen "Klinische Onkologie" im BMFT, an der auch Minister Matthöfer teilnahm. Man bat die Universität, bis zum Herbst Vorschläge auszuarbeiten, wie unter Wahrung der bisherigen Gegebenheiten die klinischen Bedürfnisse des DKFZ abgedeckt und integriert werden könnten. Im November 1974 konnte Prorektor Quadbeck einen von den Herren Quadbeck, Rother, Schettler und Schnyder erarbeiteten "Katalog für die Einrichtung eines 'Onkologischen Zentrums' als gemeinsame Einrichtung des Universitätsklinikums und des DKFZ" vorlegen, der von seiten des DKFZ jedoch als unbefriedigend empfunden wurde.[62]

Ministerialdirigent Dr. Hans Brieskorn, seit 1971 Mitglied und ab 1977 Vorsitzender des Kuratoriums des DKFZ, ein Kenner der Heidelberger Verhältnisse, äußerte schon damals erhebliche Zweifel an den Realisierungschancen einer solchen Modellklinik. Er versuchte vielmehr, durch die Konstruktion einer lokalen Arbeitsteilung mit Gleichberechtigung beider Partner die wissenschaftlichen Bedürfnisse des DKFZ und die Interessen der Kliniker zur Deckung zu bringen: Die Routinetherapie sollte durch die Fakultät, die experimentelle Therapie ausgewählter Krebsfälle durch das DKFZ erfolgen. Der massive Widerstand der Fakultät, der in dem Vorschlag des Senatsbeauftragten für das DKFZ, Prof. Schnyder, gipfelte, die geplante Tumorklinik von ihm aus in Mannheim oder in Sinsheim, aber auf keinen Fall in Heidelberg zu errichten, stieß im Forschungsministerium auf Unverständnis. Die von der Fakultät weiter vorgebrachten Argumente ließen den Eindruck entstehen, daß es den Klinikern primär um den finanziellen Ertrag ihres eigenen Klinikums gehe. Rücksprachen mit der Kultusbehörde in Stuttgart ergaben nur, daß "ohne die Zustimmung der Universität Heidelberg auch die Zustimmung des Landes Baden–Württemberg kaum erreicht werden könne".

Es war diese regionale Konstellation, die im Sommer 1974 die Weichen zu Ungunsten einer überregionalen Krebsklinik stellte. Die Interessen der Fakultät vertretend betonte das Land, daß eine Hinwendung des DKFZ zu patientenorientierter Forschung nur durch Ergänzung vorhandener Einrichtungen und durch eine institutionalisierte Kooperation mit der Universität zu erreichen sei.

In der Konkretisierung dieser Vorgabe zeigte sich allerdings im Verlauf des folgenden Jahres, daß die Fakultät keineswegs bereit war, eine Gleichstellung beider Partner anzuerkennen. Auch das vom Senatsbeauftragten angeregte sogenannte Watzenhof-Gespräch[56] am 17. April 1975 führte nicht weiter. Zentraler Diskussionspunkt und wichtigste Forderung des DKFZ, der man keinen Schritt entgegenkam, war der Modus der Patientenverteilung. Die Kliniker beharrten auf Beibehaltung der bisherigen Verfahrensweise und lehnten eine zentrale Registrier- und Aufnahmestelle mit einer interdisziplinär besetzten Einweisungskommission – etwa nach dem Modell des Institut Gustave-Roussy in Paris – kategorisch ab.

Den Vorwurf des BMFT, das Zentrum könne seine Interessen nicht mit der nötigen wissenschaftlichen Autorität und Durchsetzungskraft vertreten und erwarte offenbar ein Machtwort des Bundes, parierte das DKFZ mit einer "Flucht nach vorn". Angesichts der festgefahrenen Verhandlungen hoffte man, über den Umweg internationaler Vorbilder und die Autorität internationaler Beratungsgremien die regionalen Blockierungen aufbrechen zu können. Als besonders bedeutsam erwiesen sich Gespräche mit amerikanischen Krebsexperten, denn in den USA war mit dem 'National Cancer Act' von 1971 ein biomedizinisches 'Crash Program' aus der Taufe gehoben worden, das unter anderem zur Gründung von zunächst 15 Comprehensive Cancer Centers (CCC) geführt hatte [83].

Am 26. und 27. September 1975 tagte eine internationale, hochkarätig besetzte Expertengruppe, das "Committee on International Collaborative Activities" (CICA) der UICC[63], in Heidelberg 'vor Ort' und entwarf gemeinsam mit Vertretern des DKFZ das Konzept eines integrierten klinisch–onkologischen Zentrums. Die dabei entwickelten Vorstellungen bildeten die Grundlage des 1978 von der CICA zu diesem Thema veröffentlichten Leitfadens [46].

1976 konnte das DKFZ eine erste ausführliche Zusammenfassung seiner Forderungen präsentieren: das "Memorandum zur Errichtung einer klinisch–onkologischen Einrichtung (IKOE) in Heidelberg" [55], die als "Modelleinrichtung für die Bundesrepublik nach internationalem Vorbild der Comprehensive Cancer Centers (CCC)" vorgestellt wurde.

Entscheidend war dabei, das Modell eines CCC auf die Heidelberger Verhältnisse anzuwenden, denn der Zwang zum Kompromiß war keineswegs gewichen. Die Verwirklichung der wichtigsten Strukturmerkmale schien trotzdem möglich.

Das Comprehensive Cancer Center zeichnet sich aus durch seine führende Funktion in einem regionalen Verbundsystem, das Prävention, Früherkennung, Diagnostik, Therapie und Nachsorge erfaßt. Es beteiligt die Grundlagenforscher in angemessener Weise an Diagnostik und Therapie und verwirklicht den "Team Approach", die klinische Interdisziplinarität und Kooperation. Eine zentrale Patienteneingangs- und Verteilerstation, bestehend aus einem Team von Fachärzten der verschiedenen Gebiete der Onkologie, garantiert eine optimale Diagnostik und entscheidet verantwortlich für Art und Durchführung der Therapie. In Analogie zu internationalen Gepflogenheiten, aber in Verkennung der lokalen Gegebenheiten, sollte der "Team Approach" in der IKOE durch eine generelle Besoldungsregelung unter Verzicht auf das Recht zur Privatliquidation gefördert werden.

Das Memorandum wurde am 6. März 1976 anläßlich eines Symposiums mit dem Titel "Neue Formen integrierter Krebsforschung und Krebsbekämpfung" im DKFZ im Beisein von drei Mitgliedern des Expertenkommission der UICC (Lee Clark/USA, Pierre Denoix/Frankreich und Gerald P. Warwick/England) vom Direktoriumsvorsitzenden Munk der Öffentlichkeit vorgestellt, ohne daß zuvor Abstimmungen mit der Universität und den Ministerien in Bonn und Stuttgart stattgefunden hatten. Nicht zuletzt trug dieses Vorgehen dazu bei, daß die Präsentation des Memorandums, das übrigens auch innerhalb des DKFZ nach Form und Inhalt keineswegs einhellig begrüßt wurde, kein Erfolg wurde. Das Forschungsministerium räumte der Fakultät gegenüber ein, daß der Alleingang des Zentrums gegen getroffene Abmachungen verstoße.

In der Frage der organisatorischen Realisierung der Vorschläge des DKFZ prallten die unterschiedlichen Auffassungen beider Seiten hart aufeinander. Fritz Linder, der Nachfolger K. H. Bauers auf dem Lehrstuhl für Chirurgie, sah darin eine "Einmischung in die Belange der Kliniker". Er stellte heraus, daß sich der auf seine Initiative hin 1966 gegründete "Onkologische Arbeitskreis" als multidisziplinäre Einrichtung seit Jahren als Koordinationsstelle für Problemfälle bestens bewährt habe; für die Universität kämen prinzipiell nur Lösungen in Betracht, die den lokalen Gegebenheiten Rechnung trügen. Und der Vorstand des Universitätsklinikums, Gotthard Schettler, brach der DKFZ-Initiative in ihrem zentralen Punkt die Spitze ab: Die Realisierung der im Memorandum geforderten zentralen Eingangsstufe würde nichts anderes als eine Reduplikation bereits vorhandener klinischer und poliklinischer Einrichtungen bedeuten. Insgesamt ließen die Vertreter der Fakultät dennoch Anzeichen einer Kooperationsbereitschaft erkennen.

Auf seiner Sitzung vom 9. März 1976 befaßte sich das Kuratorium mit der aktuellen Situation. Der Vertreter des BMFT, Dr. Brieskorn, vertrat die Ansicht, primäre Aufgabe des DKFZ sei und bleibe zwar die Grundlagenforschung, das DKFZ müsse jedoch als Großforschungseinrichtung des Bundes auch einen Beitrag zur Krebsbekämpfung leisten. Da dem DKFZ eigene klinische Einrichtungen fehlten, müsse zur Erfüllung dieser Aufgabe eine enge Kooperation mit den Universitätskliniken hergestellt werden. Eine gemeinsame Kommission von Universität und DKFZ möge folgende Fragen prüfen:

1. Welchen Bedarf hat das DKFZ in klinisch-onkologischer Hinsicht?
2. Welchen Beitrag kann das DKFZ hinsichtlich Diagnostik, Therapie und Nachsorge erbringen?
3. Welchen Bedarf hat die medizinische Fakultät an Grundlagenforschung, Fort- und Weiterbildung?
4. Welches Interesse hat die Fakultät an der Mitbenutzung der besonderen technischen und sonstigen Möglichkeiten des DKFZ?

Das Kuratorium sprach die Erwartung aus, daß die auf beiden Seiten bereits bestehenden Kommissionen bis zum Juni 1976 ein gemeinsames Konzept für eine zukünftige Zusammenarbeit auf dem Gebiet der klinischen Onkologie vorlegen könnten.

Am 31. März 1976 traf sich eine Kommission aus Vertretern der Universitätskliniken und des DKFZ, um nach "Abschluß der politischen Phase" die Bereitschaft zu konstruktiver Zusammenarbeit durch ein gemeinsames Konzept zu bekunden, das "sowohl den Erfordernissen der Forschung als auch dem Wohle der Patienten Rechnung trägt". Man faßte folgende Beschlüsse:

1. Gründung eines Lenkungsausschusses, bestehend aus den Herren Bokelmann, Hecker, Linder, Munk, Rother, Scheer, Schettler, Schnyder und Wagner. Dieser Ausschuss soll über die Form der Organisation und Zusammenarbeit entscheiden.
2. Gründung mehrerer Arbeitsausschüsse, die sich mit Spezialfragen befassen sollen. Diese berichten dem Lenkungsausschuss.
3. Schaffung einer hauptamtlichen Koordinationsstelle, die mit einem Arzt und einer Sekretärin besetzt werden soll.
4. Setzung folgender Prioritäten:
   4.1 Aufbau eines zentralen Krebsregisters zur Durchführung einer Basisdokumentation für alle Tumorpatienten;
   4.2 Durchführung von Schwerpunktprogrammen, zunächst für die Karzinome von Lunge, Kolon/Rektum, Magen und Mamma;
   4.3 Durchführung von Spezialprogrammen.

Die Koordinierungsstelle für die "Integrierte Onkologische Einrichtung (IOE) Heidelberg" soll eine Zusammenstellung der vorhandenen und neu zu schaffenden Einrichtungen durchführen. Nach Abschluß dieser Phase soll ein gemeinsamer Antrag auf Bereitstellung der erforderlichen personellen und materiellen Mittel an das BMFT gestellt werden.

Eine erste Sitzung des "Gesamtausschusses der integrierten onkologischen Einrichtung" fand am 9. April 1976 im DKFZ statt. Der Direktoriumsvorsitzende Prof. Munk machte die Anwesenden mit den Vorstellungen des Lenkungsausschusses bekannt und regte die Bildung von Arbeitsausschüssen für die sinnvolle Koordinierung von Forschung und Klinik an. Als wesentlicher Punkt wurde der Aufbau einer zentralen Patientenerfassungs- und Nachsorgedatei herausgestellt, in der jeder Patient vom Beginn der Erkrankung bis zur definitiven Heilung oder bis zum Tode erfaßt werden sollte. Folgende Arbeitsgruppen wurden gebildet:

– Ausschuß für Krebsdokumentation,
– Ausschuß für Immunologie,
– Ausschüsse für die verschiedenen Organtumoren (wie beispielsweise Magen-, Mamma-, Kolon-, Rektum-, Bronchial-, Pankreas-, Ovarial-Karzinome, Hodentumoren und Weichteilsarkome).

Die Ausschüsse sollten insbesondere Unterlagen für folgende Aufgaben und Fragen erarbeiten:

1. Welche Forschungsaufgaben sind erforderlich und welche sind zu erreichen?
2. Erarbeitung von verbindlichen Therapierichtlinien.
3. Welcher Aufwand ist zur Erfüllung der Aufgaben erforderlich, und welche Organisationsstrukturen sollten angestrebt werden?
4. Welche Informationswege sind vorhanden, und in welcher Weise können Verbesserungen erreicht werden?
5. Welche Formen des Managements sollten gewählt werden?
6. Abschätzung des Bedarfs an Sach- und Personalmitteln.

Am 20. September 1976 stellten K. Munk als Vorsitzender des Direktoriums des DKFZ und F. Linder als Vorsitzender der Kommission zur Gründung einer Integrierten Onkologischen Einrichtung Heidelberg (IOE) an das BMFT einen gemeinsamen Antrag auf Finanzierung eines Projektes zur Planung einer integrierten onkologischen Einrichtung in Heidelberg. Die für das Studienprojekt bewilligten Mittel ermöglichten die Einrichtung einer Koordinationsstelle zur Erarbeitung einer Synopse zur Situationsanalyse und Bedarfsplanung.

Nach fast dreijährigen intensiven Vorbereitungsarbeiten, bei denen als weitere Partner von Universität und DKFZ auch noch die Landesversicherungsanstalt Baden (als Träger der Thoraxklinik Heidelberg/Rohrbach) und die Stadt Mannheim (als Träger der Städtischen Krankenanstalten Mannheim) gewonnen werden konnten, wurde am 1. Januar 1979 die Integrierte Onkologische Einrichtung (Tumorzentrum) Heidelberg/Mannheim in Gang gesetzt. Am 9. März 1979 erfolgte in feierlichem Rahmen die Unterzeichnung der "Vereinbarung zur Errichtung und zum Betrieb des Tumorzentrums Heidelberg/Mannheim" durch die vier Vertragspartner im Beisein von Kultusminister Prof. Helmut Engler. Ihre Statuten definieren in zwölf Paragraphen die Aufgaben der Institution, ihre organisatorische Struktur, die Forschungsprogramme und -vorhaben, Fragen der Rechtsstellung der Mitarbeiter, der Haftung sowie der Finanzierung des Tumorzentrums [147, 148].

Als die Hauptaufgabe des Tumorzentrums wird darin die Koordinierung von Grundlagenforschung und klinischer Forschung mit dem Ziel einer raschen Umsetzung von Forschungsergebnissen in die ärztliche Praxis formuliert. Als oberstes Leitungsgremium fungiert der zwölfköpfige Lenkungsausschuß mit Vertretern der vier Vertragspartner sowie zwei niedergelassenen Ärzten aus dem Bereich der Ärztekammer Nordbaden und einem Vertreter des DFG-Sonderforschungsbereichs 136 "Krebsforschung" (erster Vorsitzender: Fritz Linder, zweiter Vorsitzender: Gustav Wagner). Dem Lenkungsausschuß zugeordnet ist eine Geschäftsstelle, die von einem hauptamtlichen Koordinator (bis 30. Juni 1980 Dr. Herbert Schmellenkamp, seit 1. Juli 1980 Dr. Günter Gesänger) geleitet wird. Der Lenkungsausschuß wird beraten durch einen Beirat aus höchstens 15 Mitgliedern (Ärzten, Wissenschaftlern, Persönlichkeiten des öffentlichen Lebens und der Industrie).

Weitere Aufgaben des Tumorzentrums sind die Förderung der onkologischen Arbeitskreise Heidelberg und Mannheim, die Durchführung gemeinsamer Forschungsvorhaben und -projekte, die Einrichtung spezieller onkologischer Stationen, die Durchführung gemeinsamer Patientenvorstellungen und die Erstellung von Therapierichtlinien für die verschiedenen Organtumoren. Die Mittel für die Durchführung der Forschungsprojekte und für die daran beteiligten Mitarbeiter werden nach Abstimmung mit dem DKFZ aus dessen Mitteln nach Maßgabe seines Haushaltsplanes bereitgestellt. Darüber hinaus beteiligt sich das DKFZ an den Kosten der Geschäftsstelle mit Koordinator und Mitarbeitern sowie den Ausgaben der Gremien, soweit diese nicht von den Vertragspartnern gedeckt werden können. Die im normalen Krankenhausbetrieb anfallenden Personal- und Sachkosten sind über den Pflegesatz der Kliniken abzurechnen.

Die Laufzeit der Vereinbarung wurde auf fünf Jahre (bis 31. Dezember 1983) festgesetzt.

Die für die Aufgaben des Tumorzentrums erforderlichen Mittel wuchsen sehr schnell zu namhaften Beträgen an. So wurden beispielsweise 1982 für 21 laufende Projekte rund 4 Millionen DM abgerufen. Es ist verständlich, daß ein Großteil der Förderungsmittel in den ersten Jahren in den Aufbau der Infrastruktur der onkologischen Einrichtungen und die Ausstattung der Laboratorien der beteiligten Kliniken flossen, während sich die Zahl echter Kooperationsvorhaben zwischen Klinikum und DKFZ in bescheidenen Grenzen hielt. Da sich jedoch auch nach drei Jahren noch keine Änderung der Gepflogenheit der Kliniker, eher über die Ausstattung eigener Laboratorien als über gemeinsame Forschungsprojekte nachzudenken, abzeichnete, schlug der Stiftungsvorstand des DKFZ auf der Sitzung des DKFZ-Kuratoriums vom 26. Oktober 1982 vor, eine Änderungskündigung auszusprechen, um eine Grundsatzdiskussion über die Zukunft des Tumorzentrums anzustoßen. Dabei sollte vor allem berücksichtigt werden, daß die vorhandenen Mittel im wesentlichen für Kooperationsprojekte zwischen den Kliniken und dem DKFZ eingesetzt werden sollten.

Das Kuratorium faßte folgenden Beschluß:

Das Kuratorium ist der Auffassung, daß sowohl die Zielsetzungen des Tumorzentrums Heidelberg/Mannheim als auch seine rechtlich-administrativen Grundlagen überdacht werden müssen. Bei der Überarbeitung der Ziele sollte der eigentlichen Forschung mehr Raum gegeben werden. Um diese Forderung durchzusetzen, ermächtigt das Deutsche Krebsforschungszentrum den Stiftungsvorstand, notfalls von der Möglichkeit einer Kündigung der Vereinbarung zum Ablauf des Jahres 1983 mit dem Ziel des Abschlusses eines neuen Vertrages Gebrauch zu machen.

Prof. Christian Herfarth, der am 23. April 1982 als Nachfolger von Fritz Linder zum neuen Vorsitzenden des Lenkungsausschusses gewählt worden war, stimmte einer Grundsatzdiskussion über die zukünftige Ausrichtung des Tumorzentrums und dem von Otto Westphal geäußerten Vorschlag, kooperative Vorhaben von klinischer und Grundlagenforschung[64] mit höchster Priorität zu fördern, zu. Weiterhin einigte man sich darüber, daß die Förderungsmittel vorwiegend für Projektgruppen verwendet werden sollten, an denen möglichst viele klinische und Forschungsgruppen interessiert und aktiv beteiligt sein würden. Die ersten derartigen, jeweils von einem wissenschaftlichen Koordinator betreuten Programme betrafen das Kolon-Rektum-Karzinom, das Bronchialkarzinom, den Morbus Hodgkin und die Hirntumoren.

Am 18. Dezember 1984 wurde die Vereinbarung für weitere fünf Jahre verlängert; einer Verlängerung über das Jahr 1989 hinaus steht nichts entgegen.

Prof. Herfarth, der sich seit 1982 sehr engagiert für das Tumorzentrum eingesetzt hat, wurde am 30. November 1987 für weitere fünf Jahre als erster Vorsitzender wiedergewählt. Prof. Wagner stellte sich aus Altersgründen nicht mehr zur Wahl; sein Nachfolger als zweiter Vorsitzender des Lenkungsausschusses wurde Prof. van Kaick.

Seit 1982 werden alle Forschungsanträge an das Tumorzentrum einer strengen Überprüfung durch ein zehn- bis fünfzehnköpfiges

Gremium auswärtiger Gutachter unterzogen. Begutachtungen aller Anträge und laufenden Projekte haben 1982, 1985 und 1987 in zweitägigen Sitzungen unter Vorsitz von Prof. J. R. Kalden (Erlangen), 1989 unter Leitung von Prof. V. Diehl (Köln) stattgefunden. Das gesamte Finanzierungsvolumen beträgt seit Jahren zwischen 4 und 5 Millionen DM, die weitgehend in die Projektförderung fließen [149]. Regelmäßige Fortbildungsveranstaltungen sollen in erster Linie den an der Krebsnachsorge beteiligten niedergelassenen Arzt ansprechen. Einige Rahmenthemen der letzten Jahre betrafen beispielsweise

- Möglichkeiten und Grenzen der ambulanten Versorgung von Tumorpatienten (1. Februar 1986)
- Onkologie für den Hausarzt (29. November 1986 und 3. Dezember 1988)
- Tumortherapie zu Hause – Möglichkeiten und Grenzen (12. September 1987)
- Kombinierte Therapiemodalitäten in der Onkologie (28. Januar 1989).

In einer Schriftenreihe des Tumorzentrums werden regelmäßig Empfehlungen für eine standardisierte Diagnostik, Therapie und Nachsorge publiziert. So sind unter anderem Therapierichtlinien für die Krebse der Lunge, der Mamma, der Nieren, des Pankreas, der Schilddrüse, für das maligne Melanom, die gastrointestinalen Tumoren, die Weichteilsarkome und den Morbus Hodgkin erschienen, die in Abständen überarbeitet und den neuesten Erkenntnissen angepaßt werden (Abb. 43).

Die Daten sämtlicher in den onkologischen Einheiten behandelter Patienten werden in der eigenen EDV-Zentrale des Tumorzentrums (Leiter: Dipl. Inform. med. K.-H. Ellsässer, dazu zwei Mitarbeiter) bearbeitet und gespeichert. Zur Datenerfassung in den verschiedenen Kliniken stehen sechs Dokumentationsassistentinnen zur Verfügung.

Als einziges Zentrum der Bundesrepublik (einige Jahre später kam noch das Tumorzentrum Essen dazu) ist das Tumorzentrum Heidelberg/Mannheim von Anfang an an dem weltweit auf 15 Teilnehmer begrenzten UICC–CICA–Projekt "International Cancer Patient Data Exchange System (ICPDES)" beteiligt.

1989 kann das Tumorzentrum auf eine zehnjährige, im ganzen gesehen positive Gesamtbilanz zurückblicken. Nach einigen

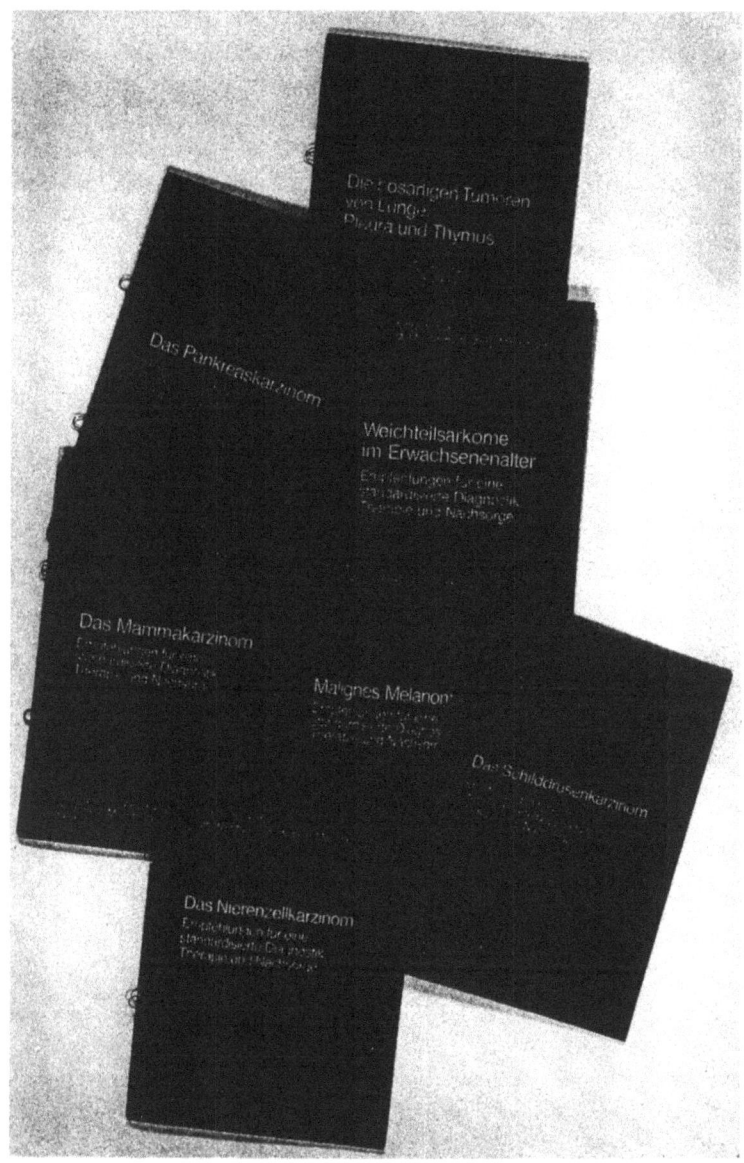

Abb. 43: Vom Tumorzentrum Heidelberg/Mannheim erarbeitete Richtlinien zur Diagnostik und Therapie verschiedener Organtumoren

Anlaufschwierigkeiten hat es sich sowohl für das DKFZ als auch für das Universitätsklinikum Heidelberg/Mannheim als eine Einrichtung von kooperationsfördernder Stimulation und innovativer Antriebskraft erwiesen. Grundlagenforscher und Kliniker sind sich in diesem Rahmen nähergekommen, und der jahrelang schwelende Streit zwischen den beiden Parteien, der den Jüngeren kaum mehr verständlich ist, dürfte hoffentlich definitiv beendet sein. Nach Jahren des gegenseitigen Mißtrauens und der Mißverständnisse hat man sich endlich zu einer weitgehend reibungslosen, teilweise sogar vorbildlichen Kooperation zusammengefunden, im Interesse beider Partner und nicht zuletzt zum Wohle der Patienten.

Anmerkungen

[1] 1933 kam im J.F. Lehmanns Verlag, München, als weitere onkologische Fachzeitschrift die "Monatsschrift für Krebsbekämpfung" heraus, die stärker praxisbezogen war. Ab 1941 erschien die "Monatsschrift" als regelmäßige kostenlose Beilage der Münchener Medizinischen Wochenschrift. Mit der Juli/August-Ausgabe von Band 12 mußte sie 1944 ihr Erscheinen einstellen.

[2] Die Geschäftsstelle des Reichsausschuß für Krebsbekämpfung befand sich im Kaiserin-Friedrich-Haus, Berlin NW6, Robert-Koch-Platz 2-4.

[3] Bezirksarbeitsgemeinschaften für Krebsbekämpfung bestanden 1939 in

Bayern	Pommern
Brandenburg	Saarland
Bremen	Sachsen-Anhalt
Düsseldorf	Schleswig-Holstein
Hamburg	Thüringen
Hannover	Wien
Mecklenburg	Württemberg-Hohenzollern

[4] Die Anordnung des Reichsgesundheitsführers zur Vereinheitlichung der Organisation zur Krebsbekämpfung (N 9/42) lautete:
"Die notwendige Zweckmäßigkeitsgestaltung aller Arbeiten macht es erforderlich, auch auf dem Gebiete der Krebsbekämpfung, Krebsforschung und Krebsstatistik die bestehenden Organisationen zu einer Gesamtorganisation zusammenzufassen. Die Reichsarbeitsgemeinschaft für Krebsbekämpfung ist daher in den Reichsausschuß für Krebsbekämpfung übergeführt worden. Alle in den Gauen bestehenden Arbeitsgemeinschaften für Krebsbekämpfung und -forschung, die Landes- und Provinzialausschüsse und Bezirksarbeitsgemeinschaften werden, soweit sie es nicht bisher schon sind, Gliederungen des Reichsausschusses für Krebsbekämpfung. Der Reichsausschuß für Krebsbekämpfung untersteht mir unmittelbar.
München, den 11. Juni 1942   gez. Dr. L. Conti

[5] Die Embden'sche Hypothese wurde von Otto Meyerhof bestätigt. Die Reaktionsfolge von der Glukose bis zum Pyruvat wird deshalb in der Literatur häufig als Embden-Meyerhof-Weg beschrieben. Embden wurde später Direktor des Instituts für vegetative Physiologie der Universität Frankfurt.

⁶ Caspari hatte als Wissenschaftler einen guten Namen. Die anläßlich seines 60. Geburtstages 1932 erschienene Festschrift mit Beiträgen von Auler, Blumenthal, Dessauer, Prigge, Rajewsky, Sachs u.a. ist in der Bibliothek des Georg-Speyer-Hauses nicht mehr vorhanden.

⁷ Fritz Munk schreibt in seinen Lebenserinnerungen:
"Leyden legte ... großen Wert auf die äußere Würde und den Lebensstil des Arztes .... So wie er selbst kamen auch alle seine Assistenten stets mit Gehrock und Zylinder in die Klinik. Als Exponent des damaligen medizinischen Berlins hatte sich Leyden eine ungewöhnliche Popularität geschaffen. An seinem 70. Geburtstag, am 20. April 1902, fand sie Ausdruck in einer gewaltigen, für einen deutschen Mediziner bisher und wohl auch später nie mehr gesehenen glanzvollen Festfolge" [115].

⁸ Unter dem Eindruck der bahnbrechenden Entdeckungen von Robert Koch, Albert Neisser, Paul Ehrlich u.a. fanden die bakteriologischen Methoden auch Eingang in die Krebsforschung. Es begann eine jahrzehntelange Suche nach einem mikroskopisch nachweisbaren Krebserreger mit zahlreichen, sich immer wieder als falsch herausstellenden Erfolgsmeldungen. Die infektiöse Genese des Krebses vertraten so bedeutende Kliniker wie Czerny, v. Leyden und Ohlshausen sowie Fibiger (Kopenhagen) und Metchnikoff (Paris), während sich fast alle bekannten Pathologen (wie z.B. Aschoff, v. Hansemann, Lubarsch, Ribbert und Ziegler, aber auch Kliniker wie beispielsweise P.G. Unna) dagegen aussprachen. Marchand und Orth ließen die Möglichkeit einer parasitären Ätiologie offen. Die Diskussion um diese Frage hielt bis in die 30er Jahre an.

⁹ Klemperer wurde in den zwanziger Jahren wiederholt nach Moskau gerufen, um Lenin in seinen letzten Lebensjahren zu behandeln. Er emigrierte 1933 in die USA, wo er 1947 im 82. Lebensjahr in Boston verstorben ist [119].

¹⁰ Ohne die unermüdlichen Bemühungen Blumenthals wäre das Berliner Krebsinstitut sicherlich zu Beginn der zwanziger Jahre auf der Strecke geblieben. Er war von der Notwendigkeit seines Instituts zutiefst überzeugt und setzte sich mit allen ihm zur Verfügung stehenden Mitteln für dessen Weiterbestand ein. So schrieb er 1925:
"... die Dinge liegen nicht so, daß Krebsforschungen nicht auch mit Erfolg in nicht besonders etikettierten Abteilungen getrieben werden können. Von diesem Gesichtspunkt aus würde man niemals die Kinderheilkunde, Nervenheilkunde, die Haut- und Geschlechtskrankheiten von der inneren Medizin, die Gynäkologie, Orthopädie, Augenheilkunde von der Chirurgie usw. getrennt haben. Auch die Bakteriologie würde heute noch als Anhängsel pathologischer Institute oder von Kliniken bestehen. Wenn man also eigene Institute für bestimmte Krankheiten bzw. Forschungsgebiete gründet, so geschieht es, um dort Stellen zu haben, in denen man sich mit diesen Krankheiten beschäftigen muß, und nur mit diesen Krankheiten, während in den anderen Instituten es dem Zufall überlassen bleibt, ob besondere Neigungen für die Forschungsarbeit auf diesem Gebiet vorhanden sind. Die Einrichtung von Krebsinstituten geschah, weil dieser Wissenszweig für die Menschheit eine Bedeutung erlangt hatte, daß seine Erforschung von Staatswegen organisiert werden mußte" [29].

[11] So schreibt beispielsweise Otto Lubarsch, Nachfolger Orths als Direktor des Pathologischen Instituts der Charité und später selbst Vorstandsmitglied im Z.K., in seinen Lebenserinnerungen [108]:
"... Ich sprach mich gegen die Errichtung besonderer Krebsinstitute aus und schlug vor, entsprechende Abteilungen je nach der Eignung zur Verfügung stehender Gelehrter an Kliniken oder pathologisch-anatomische Anstalten anzugliedern und sie mit Mitteln für die Forschung nach mehreren Richtungen auszustatten – der klinisch-anatomischen, der statistisch-topographischen, der experimentellen und vergleichend-pathologischen, der parasitologischen und biochemischen ...".

[12] Die Schreibweise des Vornamens ist uneinheitlich. Neben "Vinzenz" findet sich häufig auch "Vincenz".

[13] Die Namen aller Stifter finden sich in dem Artikel "Zur Eröffnung des Instituts für experimentelle Krebsforschung in Heidelberg" von Fritz Voelcker [151].

[14] F. Blumenthal schrieb 1931 anläßlich des 25jährigen Bestehens des Heidelberger Krebsinstituts:
"Die Krebsinstitute, auch das Heidelberger, wären in Deutschland nie begründet worden, wenn nicht v. Leyden und Czerny international überragende, bei ihren Regierungen hoch angesehene Persönlichkeiten gewesen wären, und wenn nicht in den fürstlichen Familien Deutschlands und Englands der Krebs wiederholt Opfer gefordert hätte. So war es kein Zufall, daß in Preußen und in Baden die ersten Krebsinstitute entstanden. Die offiziellen medizinischen Kreise verhehlten bei der Gründung kaum ihre Gegnerschaft oder bewahrten wenig wohlwollende Zurückhaltung" [33].

[15] Auf Czerny's Verdienste als Chirurg soll hier nicht näher eingegangen werden. Unter seinen Zeitgenossen hatte er den Ruf eines genialen Operateurs. U.a. führte er 1877 die erste erfolgreiche Speiseröhrenresektion, 1878 die erste gelungene vaginale Totalexstirpation bei einem Gebärmutterkrebs durch. Er verwendete als einer der ersten Chirurgen die Diaschlinge und die Hochfrequenznadel und setzte sich für die Entwicklung der Strahlentherapie ein [129]. Eine Würdigung seiner Leistungen als Chirurg findet sich bei H. Krebs und H. Schipperges: Heidelberger Chirurgie 1818–1968 [93] sowie bei F. Linder und M. Amberger: Chirurgie in Heidelberg [107].
Czernys Lehrer Billroth hätte es gern gesehen, daß Czerny nach dem Tode von v. Dumreicher auf die zweite chirurgische Lehrkanzel in Wien berufen worden wäre. Obwohl er sich gemeinsam mit dem Ophthalmologen Ferdinand v. Arlt sehr dafür einsetzte, gelang dies nicht. "Billroth war tief gekränkt" [113].

[16] Offenbar ist es Czerny später doch gelungen, eine Ambulanz für das Samariterhaus durchzusetzen, denn er schreibt 1912:
"Wenn es nach dem Wunsche der medizinischen Fakultät gegangen wäre, dürfte das Samariterhaus keine Ambulanz haben und nur mir persönlich wurde eine Sprechstunde für meine Privatpatienten erlaubt. Aber für den Betrieb des Samariterhauses war eine Ambulanz ganz unentbehrlich: Zunächst mußten die Kranken mit offenen Wunden nach ihrer Entlassung regelmäßig verbunden werden,

blieben auf diese Weise in weiterer Beobachtung, wurden wieder aufgenommen, wenn sich neue Metastasen oder schwere Symptome zeigten. Aus der Ambulanz allein war es möglich, eine den Zwecken des Instituts entsprechende Auswahl der Fälle zur Aufnahme zu bestimmen" [49].

17 Das am 21. Januar 1935 in Betrieb genommene "Haus des Trostes" in Brünn war eine modernst ausgestattete Krebs-Spezialklinik mit 100 Betten, ausgedehnten Tagesräumen, Dachgärten und Parkanlagen, die mehr einem Sanatorium als einer Klinik der damaligen Zeit glich. 1937 heißt es in einer Notiz in der Monatsschrift für Krebsbekämpfung: "Es handelt sich hier um eine offenbar vorbildliche Anstalt" [174].
Die dem Verein "Haus des Trostes" gehörende Privatklinik wurde am 19. Juni 1942 nach der "Vereinnahmung" von Böhmen-Mähren "in das Eigentum und die Verwaltung des Landes Mähren" [177] übernommen. Richard Werner wurde seines Postens enthoben und nach Theresienstadt verschleppt, wo er Ende 1943 verstorben ist [17].

18 In seiner Grußadresse zum 25jährigen Bestehen des Heidelberger Krebsinstituts hat Ferdinand Blumenthal 1931 erklärt:
"Auf allen Gebieten der Krebsforschung und Krebsbekämpfung hat das Institut sich führend betätigt und war jahrelang das einzige wirkliche Krebsinstitut in Deutschland, da die beiden Abteilungen in Frankfurt a.M. und in Berlin nur einen Teil der Krebsaufgaben in ihren Forschungsbereich ziehen konnten, entweder nur Forschungen an Tieren, da ihnen das Krankenmaterial fehlte, oder aber durch sehr beschränkte äußere Bedingungen in der Arbeit gehemmt waren" [33].

19 Zu Vorstandsmitgliedern wurden am 4. Dezember 1912 gewählt Prof. August Ludolph Brauer, Prof. Albrecht Eduard Bernhard Nocht und die Kaufleute Julius Cäsar Stülcken und Arthur Warncke. Zugewählt wurde am 19. Juni 1914 Generaldirektor Dr. Albert Ballin; für den verstorbenen Arthur Warnke kam am 12. Aug. 1915 der Kaufmann Henry Lütgens in den Vorstand. Nachfolger von Albert Ballin wurde 1920 der Kaufmann Carl Mathies [80].

20 Ein so kritischer Autor wie Druckrey schrieb 1938:
"... Krebsforschung ist zunächst Zellforschung ... Unter diesem Gesichtspunkt beginnt die exakte Krebsforschung einerseits mit den grundlegenden Untersuchungen von Bierich und von Warburg über den Stoffwechsel der Tumoren ..." [65].

21 Der Chemiker Rudolf Mentzel war seit 1934 im Kultusministerium tätig, wo er es bis zum Ministerialdirektor brachte. 1935 verschaffte ihm Wissenschaftsminister Rust ein Ordinariat für Wehrchemie an der TH Berlin. Als "alter Kämpfer" (Parteimitglieds-Nr. 2973) wurde er Vizepräsident der Kaiser-Wilhelm-Gesellschaft. Der Schützling Himmlers (Brigadeführer in der SS) wurde 1936 von Rust nach dem "Abschuß" des bisherigen Präsidenten, Prof. Johannes Stark, zum kommissarischen Leiter, ein Jahr später zum Präsidenten der DFG ernannt. Trotz massiver Kritik an seiner Amtsführung konnte sich Mentzel bis zum Ende des 3. Reiches in dieser Position halten.

22 Prof. Kurt Blome, stellvertretender Leiter des Hauptamtes für Volksgesundheit der NSDAP und Bevollmächtigter für Krebsforschung in dem seit 1942 von Göring geleiteten Reichsforschungsrat, postulierte die besondere Bedeutung der Genetik bei der Erforschung des Krebses. So schrieb er beispielsweise 1940 in seinem Artikel 'Krebsforschung und Krebsbekämpfung': "... Sicher scheint es zu sein, daß die erbliche Disposition in irgendeiner Form eine Rolle bei der Entstehung der Krebskrankheit spielt" [26].

Blome vertrat den Standpunkt, daß nur dann eine Aussicht zur Lösung des Krebsproblems bestehe, wenn Krebsforschung und Krebsbekämpfung einheitlich geplant und mit bestimmtem Ziel sinnvoll gelenkt würden. "Diese Voraussetzungen können nur durch die Errichtung eines Zentralinstituts geschaffen werden".

23 In der Niederschrift der KWG–Senatssitzung vom 24. April 1942 findet sich folgender Passus:
"... Es soll (auf Anregung des Führers) ein zentrales Forschungsinstitut für Krebsforschung errichtet werden. Der Reichsausschuß für Krebsbekämpfung (stellvertretender Ärzteführer Prof. Blome) arbeitet bereits an einer Krebskartei. Diese Zentralkartei ist in der Garystraße in Berlin–Dahlem untergebracht. Das Institut soll kein KWI werden, aber verwaltungsmäßig der KWG unterstellt und von der Generalverwaltung betreut werden. Wissenschaftliche Verantwortung nicht bei KWG".

24 Der Reichsforschungsrat war 1937 von Wissenschaftsminister Rust gegründet worden. Er sollte die gesamte naturwissenschaftlich-technische Forschung koordinieren, die Autarkie Deutschlands in der Rohstoffversorgung sichern und damit die Voraussetzungen für die wirtschaftliche Kriegsbereitschaft schaffen. Am 25. Mai 1937 wurde der Reichsforschungsrat im Beisein von Hitler und Göring feierlich konstituiert. "Hitler selbst sprach nicht; sein merkwürdiges, sicherlich ressentimenterfülltes Verhältnis zur Wissenschaft kam darin zum Ausdruck, daß er bei der Vorstellung keinem der anwesenden Forscher die Hand reichte – er behandelte sie damit ebenso wie die dunkelhäutigen Olympiasieger von 1936" [118]. Der Reichsforschungsrat erreichte seine hochgesteckten Ziele nicht. Reichswissenschaftsminister Rust, der sich nach dem Selbstmord des ersten Präsidenten, General Becker, selbst zum Präsidenten des Rates ernannt hatte, wurde 1942 entlassen. Hermann Göring übernahm vom 9. Juni 1942 an den Vorsitz.

25 Erwähnt sei schließlich noch ein Plan der Nationalsozialisten, an der "Reichsuniversität Straßburg" ein großes klinisches Forschungsinstitut zu errichten, das eine "bisher noch nicht vorhandene zusammenfassende Gemeinschaftserforschung des Krebses ermöglichen soll" (Münch. Neueste Nachr. vom 29. Dezember 1943). Wie die Monatsschrift für Krebsbekämpfung in ihrem Heft 5/6, 1944 zu berichten wußte, sollte es sich dabei "dem Vernehmen nach" um ein Institut für medizinische Forschung handeln, das "als Verbindung zwischen der naturwissenschaftlichen und der medizinischen Fakultät errichtet wird". Auch diese Pläne gelangten infolge der Kriegsereignisse nicht mehr zur Ausführung.

26 Im gleichen Jahr konnte Bauer auch wieder Kontakte zu ausländischen Krebsforschern knüpfen. In dem von ihm organisierten und geleiteten "Heidelberger Gespräch über das Krebsproblem" (18. Juli 1948) sprach der Krebsgenetiker Prof. Leonell C. Strong von der Yale University über "Krebs durch Mutation" sowie

über "Genetik und Krebs". Deutsche Redner auf der kleinen Tagung waren P. Michaelis (Voldagsen), H. Nothdurft (Heidelberg), R. Kuhn und G. Quadbeck (Heidelberg), G. Domagk (Wuppertal-Elberfeld), W. Kutscher (Heidelberg), B. Rajewsky (Frankfurt/Main) und O. Eichler (Heidelberg). Die Vorträge sind 1949 in Band 56 der Zeitschrift für Krebsforschung veröffentlicht worden.

[27] Druckrey vermerkt in einem Schreiben vom 17. April 1950 an den Präsidenten der Max-Planck-Gesellschaft, Otto Hahn, daß ihm Werner Heisenberg (als Präsident des Deutschen Forschungsrates) sowie Dr. Hocker (als Sekretär der Notgemeinschaft der Deutschen Wissenschaft) zugesagt hätten, seinen Vorschlag auf der nächsten gemeinsamen Sitzung ihrer Gremien zu behandeln und daß Butenandt, wie ein Gespräch in Stuttgart gezeigt habe, in jeder Einzelheit mit ihm übereinstimme.

[28] Die nach Kriegsende zerschlagene "Deutsche Forschungsgemeinschaft" war am 2. August 1951 aus der Fusion von Forschungsrat und Notgemeinschaft wiedererstanden. Diese Fusion war von den Kultusministern der Länder angesichts der engen Bindung des Forschungsrates an die Bundesregierung (man fürchtete ein neues "Reichskulturministerium"!) betrieben worden, offenbar gegen den Willen von Adenauer, der die Bundeskompetenz im Bereich der Forschung stärken wollte [118].
Im Bereich der Krebsforschung wurde die DFG schon bald zum Interessensvertreter der Grundlagenforscher. Schon 1949 war von der Notgemeinschaft eine Kommission eingesetzt worden, die sich mit dem Problem der Lebensmittelfarbstoffe befassen sollte. Diese "Farbstoffkommission" wurde nach der Gründung der DFG unter der Leitung von Druckrey als "Kommission zur Untersuchung kanzerogener Wirkungen von Lebensmittelfarben" weitergeführt.
Daneben war es Druckrey und Butenandt gelungen, von Dr. Lehnartz, dem Leiter des Hauptausschusses der Notgemeinschaft der deutschen Wissenschaft, die Zusage zur Finanzierung lockerer Gespräche zwischen den an onkologischen Fragen interessierten Forschern – gewissermaßen als Neuauflage der seinerzeitigen Gespräche im Harnack-Haus in Berlin-Dahlem – zu erhalten. Als Ort hierfür wählte man das Hotel "Adler" in Hinterzarten. Die erste, 1950 von Druckrey organisierte Sitzung stellt den Beginn des sog. "Hinterzartener Kreises" dar. Zu dem von da an jährlich zusammenkommenden Kreis von Forschern gehörten Bauer, Butenandt, Dannehl, Dannenberg, Domagk, Druckrey, von Euler, Friedrich-Freksa, Hamperl, Lehnartz, Lettré und Frau, Marquardt, Rajewsky, Schramm und – stets eingeladen, aber niemals gekommen – Warburg. Zu jeder Sitzung wurden auch Gäste eingeladen. Bis 1963 wurde der Hinterzartener Kreis von Butenandt geleitet, später längere Zeit von Hamperl [39].

[29] Gleichzeitig wurden A. Butenandt, H. Hamperl und H. Lettré in verschiedene Komitees der UICC berufen.

[30] Raiser schrieb in seinem Brief an Druckrey vom 31. März 55:
"Mein deutlicher Eindruck ist der, ... daß Herr Hagen in dieser Sache eine sehr eigene Politik verfolgt und uns gegenüber ein falsches Spiel treibt ... Im ganzen wird man jedenfalls damit rechnen müssen, daß bis in das Bundes-

innenministerium hinein die im Zentralausschuß organisierten Kräfte, insbesondere auch der staatlichen Medizinalverwaltungen, so stark sind, daß sie das von uns verfolgte Ziel einer Koordinierung der Forschungsgemeinschaft bzw. ihrer Krebsforschungskommission mit dem Zentralausschuß unter allen Umständen zu verhindern suchen und uns weiterhin zwingen wollen, uns – in welcher Form immer – dem Zentralausschuß zu unterstellen. Es scheint mir klar, daß wir uns diesem Druck nicht beugen dürfen. Die Frage wird einfach sein, wie stark unser Interesse an einer Zusammenarbeit mit dem Zentralausschuß überhaupt ist, oder ob und wann wir es uns leisten können, die Verhandlungen ganz abzubrechen und unsere Arbeiten in voller Unabhängigkeit allein weiterzuführen ...".
Druckrey antwortete am 1. April 1955:
"... Herr Dietrich gebrauchte in Nürnberg die Redewendung, daß Herr Hagen der beste Anwalt des Zentralausschusses im Ministerium sei. Daraus konnte ich unschwer entnehmen, auf wen die Erteilung der Monopolstellung an den Zentralverband durch das Bundesministerium des Innern zurückgeht". Er wies darauf hin, daß entgegen der Meinung des Herrn Innenministers außer staatlichen Organisationen auch alle anderen Organisationen Mitglied der UICC sein könnten und der Gesichtspunkt der 'Anerkennung' nur bei der Festlegung der Delegierten eines Landes in der Generalversammlung, nicht aber für die Funktionäre der UNIO in Betracht komme, weiterhin, daß es der Sache nicht abträglich sei, wenn das Bundesministerium sich nicht an dem Ausschuß beteiligen wolle und daß man von seiten der DFG vielleicht nur in sachlicher und höflicher Form feststellen solle, daß die Bemühungen um eine Zusammenfassung an den Forderungen des Zentralausschusses gescheitert seien. "Das bißchen Geld des Innenministeriums oder der Landesverbände sollte uns nicht veranlassen, die Freiheit der Forschung unter die Bürokratie zu stellen".

31 Auf der Sitzung in Sao Paulo (1954) war beschlossen worden, neben staatlichen Organisationen auch andere nationale Organisationen und Institutionen als Mitglieder der UICC aufzunehmen.

32 Warburg formulierte seine Meinung in einem Schreiben an Dr. Benecke vom 29. Mai 1956 folgendermaßen:
"Die Chemotherapie des Krebses kann heute mit mehr Aussicht auf Erfolg als früher in Angriff genommen werden, weil man heute weiß, was der Krebs ist, und man nicht mehr befürchten muß, daß man durch immer wieder entdeckte Krebsbazillen und Krebsviren von dem richtigen Weg abgelenkt wird. So wenig Sinn heute ein Institut zur Erforschung der Krebs-Ursache hätte, so sehr möchte ich der MPG raten, ein chemotherapeutisches Krebs–Institut zu gründen. Als Leiter schlage ich Gerhard Domagk vor ... Der Vorschlag, der von anderer Seite gemacht worden ist, in Domagks Institut einige ältere Krebsforscher als selbständige Abteilungsleiter unterzubringen, ist nicht im Interesse des Instituts". Am Schluß seines Schreibens weist Warburg noch einmal expressis verbis darauf hin, daß "das Alternativ-Institut mit vielen verschiedenen Abteilungen, dessen Leitung Domagk wahrscheinlich ablehnen würde, weder die Krebsforschung noch das Ansehen der Max–Planck–Gesellschaft fördern würde".

33 Richard Kuhn, Heidelberger Nobelpreisträger für Chemie, hatte in einem Schreiben vom 23. Mai 1956 an Otto Hahn, das eingangs der Sitzung vom 1.6.

verlesen worden war, daran erinnert, daß die Kaiser-Wilhelm-Gesellschaft ja bereits viele Jahre lang ein Institut für Pathologie (unter Leitung von Ludolf Krehl) im Rahmen des Instituts für Medizinische Forschung in Heidelberg sowie ein Institut für experimentelle Therapie (unter Leitung von August v. Wassermann) in Berlin gehabt habe, und die Frage aufgeworfen, "ob es nicht sinnvoll und zweckmäßig wäre, anstelle der Neu-Errichtung eines Instituts für Krebsforschung die Wiedererrichtung eines Instituts für experimentelle Therapie oder für Pathologie oder für experimentelle Therapie und Pathologie zu erörtern".

34 Der Heidelberger Bürgermeister Dr. Hermann Hagen hatte am 5. Januar 1956 in einem Brief an Hess dafür plädiert, Heidelberg zum Sitz des geplanten 'Bundeskrebsforschungsinstituts' zu machen und als Vorteile dieser Standortwahl den Ruf des Lettréschen Instituts und der Czerny-Klinik, die Bettenkonzentration in einem Großklinikum, die Neubaupläne der Medizinischen Fakultät, in die sich leicht ein weiteres Institut einfügen ließe, sowie die Nähe zu dem künftigen, gerade nach Karlsruhe vergebenen Atommeiler herausgestellt.

35 Der Wissenschaftsrat wurde 1957 nach Plänen von Gerhard Hess und mit wohlwollender Unterstützung durch Bundespräsident Theodor Heuß auf Grund eines Verwaltungsabkommens zwischen Bund und Ländern als zentrales Beratungsgremium für die Förderung von Wissenschaft und Hochschulen mit Sitz in Köln gegründet. Seine Hauptaufgabe war (und ist) die Erarbeitung von Lösungsvorschlägen und Empfehlungen für die Förderung der Wissenschaft und den Ausbau der Hochschulen sowie die Festlegung von Forschungsschwerpunkten. Die Entscheidungen des Wissenschaftsrates fallen in seiner Vollversammlung, in der unter 39 Mitgliedern Wissenschaftler und Regierungsvertreter etwa gleich stark vertreten sind. Die in Buchform erschienenen "Empfehlungen des Wissenschaftsrates zum Ausbau der wissenschaftlichen Einrichtungen" [166] gaben der bundesdeutschen Forschung ganz entscheidende Impulse. Seit 1957 benötigen alle wissenschaftlichen Neugründungen, die Mittel vom Bund oder den Ländern beanspruchen (das gilt auch für DFG-Mittel) das Plazet des Wissenschaftsrates.

36 Präsident Hess, der am 17. Dezember 1958 in Heidelberg ein Gespräch mit K.H. Bauer und Prof. Kienle, dem Dekan der Nat.-Math. Fakultät, führte, notiert in einem Aktenvermerk vom 23. Dez. 58:
"Nach meinem Eindruck ist für diese Entwicklung verantwortlich eine von den Herren Lettré und wohl auch Becker aufs Neue entfesselte Intrige, die die altbekannten Motive haben dürfte... Für die DFG erscheinen die gegen Druckrey vorgebrachten Gründe nicht stichhaltig".

37 In Stuttgart sah man deutlich die Gefahr, daß durch die Aktivitäten Bauers und der Senatskommission Vorentscheidungen gefällt wurden, bevor die Kultusbehörde überhaupt eine abschließende Stellungnahme zu dem Projekt vorbringen konnte.
Die Bitte der Senatskommission, einen von der Stiftung für Krebs- und Scharlachforschung, Mannheim, angebotenen Kredit von 100.000,- DM für Planungskosten zu genehmigen, kommentierte das Kultusministerium (3. Juni 1959):
"... Aus der Erteilung der Genehmigung könnte geschlossen werden, daß das Land der Errichtung des Krebsforschungszentrums zugestimmt hat, was aber

nicht zutrifft ...".
Stuttgart bestand auf einem neuen Satzungsentwurf und detaillierteren Planungsunterlagen. Erst bei Vorlage solcher Unterlagen könne die Angelegenheit an den Ministerrat herangetragen werden.

38 In der Aktennotiz des Finanzministeriums (Nr. XII A 58–59, 63/59) findet sich noch folgender Vermerk:
"Die Angelegenheit ist in jüngster Zeit dadurch dringlich geworden, daß die Firma C.F. Boehringer & Söhne, Mannheim, anläßlich ihres 100jährigen Bestehens einen Betrag von 1 Mio. für wissenschaftliche Zwecke gestiftet hat, der zum größten Teil der Universität Heidelberg zukommen soll. Für welche Zwecke dieser Betrag im einzelnen zu verwenden ist, ist noch nicht festgelegt. Professor Dr. R. Kuhn, Direktor des Max-Planck-Instituts für Medizinische Forschung (Institut für Chemie), Heidelberg, hat dem Herrn Ministerpräsidenten mit Schreiben vom 26.10.1959 vorgeschlagen, die Spende für die geplante Anstalt für Geschwulstforschung zu verwenden. Die Firma ist an diesem Vorschlag interessiert".

39 Daß auch kollegialer Neid und Mißgunst ihren Niederschlag in den Ministeriumsakten fanden, dürfte wohl kaum überraschen. So heißt es in einer Vorlage vom 8. Dezember 1959: "Vertraulich ist dem BE überdies bekannt, daß selbst in den Kreisen der Hochschulen stärkste Bedenken gegen den Vorschlag von Prof. Dr. K.H. Bauer bestehen, daß aber aus kollegialen Gründen niemand bereit ist, seine eigene Meinung offen zu sagen. Das betrifft insbesondere ... das Verhältnis der in Heidelberg bereits vorhandenen, auf dem Krebsgebiet arbeitenden Gelehrten zu den neu zu schaffenden wissenschaftlichen Abteilungen. BE hat besonders ernste Bedenken wegen der beabsichtigten Errichtung einer Bettenstation ...".

40 An dieser Sitzung nahmen teil:
Kultusministerium: Minister Dr. G. Storz, Min.Dirig. Dr. H. Autenrieth, ORR P. H. Piazolo, ORR H. Roesinger;
als *Kommissionsmitglieder:* Prof. W. v. Baeyer (Prodekan der Med. Fakultät), Prof. K.H. Bauer, Prof. Margot Becke (Dekan der Nat.-Math. Fakultät), Prof. A. Butenandt, Prof. H. Hamperl, Prof. C. Kaufmann;
als Gäste: Prof. W. Bargmann (Wissenschaftsrat), Prof. F. Ernst (Rektor der Univ. Heidelberg), Prof. G. Hess (DFG).
Entschuldigt war Prof. Richard Kuhn.

41 Das Staatsabkommen der Länder der Bundesrepublik Deutschland über die Finanzierung wissenschaftlicher Forschungseinrichtungen (sog. Königsteiner Staatsabkommen) trat am 1. April 1949 für die Dauer von 5 Jahren in Kraft. Es ist später mehrmals für weitere fünf Jahre verlängert worden, bis es 1969 formell auslief. Das Abkommen war ein Topf, in den die Länder nach einer festgelegten Quote Zahlungen leisteten und aus dem sie nach Zustimmung der Ländergemeinschaft finanzielle Zuschüsse für den Bau und die Unterhaltung wissenschaftlicher Forschungseinrichtungen erhalten konnten. Beispielsweise zahlte Baden-Württemberg im Jahre 1958 8.510.300,- DM und erhielt an Zuschüssen 7.423.500,- DM.

42 Der Gutachter-Kommission gehörten an

1. Der Vizepräsident der Bundesbank, H. Troeger,
2. Der Aufsichtsratsvorsitzende der Shell A.G., H. Fischer-Menshausen,
3. Staatssekretär a.D. Löschelder,
4. MdB A. Neuburger aus Heidelberg.

K.H. Bauer war mit Neuburger gut bekannt. Dieser hatte ihm in früheren Gesprächen bereits erklärt, daß er beim Krebsforschungszentrum für eine 50 %ige Beteiligung des Bundes eintrete. Bauer versuchte, Herrn Neuburger zu einer Vorabstellungnahme der Kommission zu veranlassen.

43 K.H. Bauer hatte sich demgegenüber auf mehreren Sitzungen vehement dagegen gewandt, den Fakultäten "ihr heiligstes Recht, sich selbst durch Berufungen zu ergänzen", zu nehmen. Er wurde jedoch überstimmt. "... Ich habe mich ... als der in Köln in der Abstimmung Unterlegene gebeugt und dem Beschluß loyal Rechnung zu tragen versucht" [14].

44 De facto sind später dann doch für alle Direktoren (mit Ausnahme von Lettré, der der Fakultät bereits angehörte) die Berufungsvorschläge von der Fakultät über den Senat an die Unterrichtsverwaltung eingereicht worden, nachdem man in der 2. Sitzung der Sachverständigenkommission vom 30. April 62 den Kompromiss gefunden hatte, daß "diese Vorschläge - bevor sie dem Kultusministerium vorgelegt werden - im Benehmen mit der Universität erstellt werden".

45 Wie sehr Bauer die tatsächlich sehr gespannte Situation verkannte, macht ein Aktenvermerk des Kultusministeriums vom 9. November 1963 deutlich: "Der Vorschlag der Sachverständigenkommission, die im Betreff genannte Abteilung mit Herrn Prof. Dr. Dontenwill zu besetzen, hat in der Medizinischen Fakultät der Universität Heidelberg zu einem offenen Konflikt zwischen Prof. Dr. Bauer, der den Vorschlag der Kommission vertritt, und den übrigen Fakultätsmitgliedern geführt".

46 Die Mitglieder der Kommission waren die Dekane der Med. und Nat.-Math. Fakultät, Bargmann, Büngeler, Doerr und Kuhn. Ihr Dreiervorschlag lautete:

1. H. Wrba (München)
2. P. Sträuli (Zürich)
3. A. Gropp (Bonn)

47 Eine ausführliche Darstellung der wissenschaftlichen Programme der verschiedenen Institute in der Betriebsstufe I findet sich in der Festschrift zur Einweihung der Betriebsendstufe [159].

48 Erheblichen Ärger verursachte Anfang 1967 eine Überschwemmung im 1. Stock des Hauses IV infolge des nächtlichen Abrutschens eines Wasserschlauchs in einem der Labors. Das durch die Decke tropfende Wasser verursachte erhebliche Schäden in der Bibliothek. Zum Glück blieben die im Raum daneben stehenden Computer-Anlagen verschont.

⁴⁹ Die Schmelzer-Kommission empfahl dem Kuratorium, als Zentralrechner des DKFZ für die Betriebsendstufe eine IBM 360/67 anzumieten.

⁵⁰ Lettré war über diese Zurechtweisung so verärgert, daß er den Posten als WiKo-Vorsitzender niederlegte. Sein Nachfolger wurde K. Munk.

⁵¹ Der Council for International Organizations of Medical Sciences (CIOMS) wurde 1949 als Tochterorganisation von UNESCO und WHO gegründet. Er hat mehr als 50 nationale und internationale Mitglieder aus allen Gebieten der theoretischen und klinischen Medizin. Eine seiner Hauptaufgaben ist die Einführung einer international standardisierten Nomenklatur der Krankheiten und die Herausgabe eines Lexikons der medizinischen Fachausdrücke in sieben Sprachen. Sitz des Generalsekretariats ist die WHO in Genf.

⁵² Im Rahmen der Veranstaltungen sprach am 16. Juni 1972 Prof. Daniel Mazia (Berkeley/USA) über "Unresolved Problems of Mitosis and the Present Directions of Research on Mitosis", am 12. Juni 1974 Prof. Paul A. Weiss (New York) über "Wissen und Unwissen über die Soziologie des Zellverbandes" und am 22. April 1977 Andrew S. Bajer (Eugene/Oregon/USA) über das Thema "Do Frequent Data Permit us to Integrate Chromosome Movements?".

⁵³ Mit dem Bau des EMBL wurde 1975 begonnen. 1977 konnte das wissenschaftliche Personal einziehen. Die Eröffnung des Laboratoriums fand am 5. Mai 1978 statt.

⁵⁴ Die Bedenken des Direktoriums richteten sich nicht gegen die Person Roesinger, sondern gegen seine Ämterhäufung als 1. zuständiger Referent der Stiftungsaufsichtsbehörde, 2. Mitglied des Kuratoriums, 3. Vorsitzender der Finanzkommission des Kuratoriums und ev. 4. Mitglied des Verwaltungsrates. Bei dieser Sachlage befürchtete das Direktorium die Gefahr einer Interessenkollision.

⁵⁵ Ein weiterer Satzungsentwurf des BMFT wurde dem Direktorium im Oktober 1974 von Dr. Zurhorst vorgestellt, bevor er in der Kuratoriumssitzung vom 19. Dezember diskutiert wurde. Das Kuratoriumsmitglied Reimar Lüst, damals Präsident der Max-Planck-Gesellschaft, bezeichnete den Entwurf als "für das DKFZ tödlich".

⁵⁶ Der "Watzenhof" ist ein bekannter Odenwald-Gasthof in der Nähe von Heppenheim.

⁵⁷ Für die nach der alten Satzung berufenen Institutsdirektoren wurde in § 26 Abs. 3 folgende Lösung gefunden:
"(3) Die nach der bisherigen Satzung berufenen Institutsdirektoren sind für die Dauer ihrer Tätigkeit an der Stiftung ohne Wahl geschäftsführende Direktoren der zugehörigen Institute. Sie können auf dieses Recht verzichten".

⁵⁸ Mit dem Übergang vom alten zum neuen Kuratorium schieden aus: Prof. H.-W. Altmann (Würzburg), Prof. K.H. Bauer (Heidelberg), Min.Dirig.

Dr. G. Boulanger (Stuttgart), Prof. H. Bredereck (Stuttgart), Prof. A. Butenandt (München), Min.Dirig. Prof. Chr. Göttsching (Stuttgart), Prof. H. Immich (Heidelberg), Min.Rat Dr. H. Kaiser (Bonn), Bankdirektor Dr. F. Lamb (Heidelberg), Min.Direktor Dr. H. Lösken (Bonn), Prof. R. Lüst (München), Prof. J. Pfeiffer (Köln), Prof. G. Quadbeck (Heidelberg), Min.Rat H. Roesinger (Stuttgart), Prof. K. Schäfer (Heidelberg), Prof. Chr. Schmelzer (Darmstadt), Prof. C.G. Schmidt (Essen), Prof. T. Wieland (Heidelberg).
In das neue Kuratorium wurden berufen: Prof. E.K.F. Bautz (Heidelberg), Prof. H. Breuer (Bonn), Min.Rat Prof. M. Franke (BMJFG), Prof. W. Franke (DKFZ), Prof. R. Gross (Köln), Min.Rat. W. Hofbauer (BMF), Prof. F. Linder (Heidelberg), Dr. W. Maier-Borst (DKFZ), Prof. F. Marks (DKFZ), Prof. J. Thesing (Darmstadt), Min.Rat. K.-H. Welten (Stuttgart).

59 Am 21. November 1980 erfolgte in Gießen die Gründung der Arbeitsgemeinschaft Deutscher Tumorzentren (ADT) als gemeinnütziger Verein sowie die Wahl eines Vorstandes für die nächsten drei Jahre (Vorstand: Prof. Carl Gottfried Schmidt, Essen; Stellvertreter Prof. Axel Georgii, Hannover, und Prof. Gustav Wagner, Heidelberg). In den folgenden Monaten bemühte sich die ADT, Empfehlungen zum Ausbau und zur optimalen Nutzung onkologischer Einrichtungen der Bundesrepublik Deutschland zu erarbeiten. Diesem Ziel dienten die Broschüren "Zur Konzeption und zum Personal- und Finanzbedarf der Tumorzentren in der Bundesrepublik Deutschland" [4] sowie "Empfehlungen zur regionalen onkologischen Versorgung" [5], die mit Unterstützung des DKFZ gedruckt werden konnten.
In Kooperation mit dem Bundesarbeitsministerium war die ADT maßgeblich am Aufbau der Tumorzentren und onkologischen Schwerpunktkrankenhäuser in der BRD beteiligt.
Derzeitiger Vorsitzender der ADT ist Prof. Horst Sack, Essen.

60 Trotz dieser Limitierung betrug Scheers Amtszeit genau 2 Jahre und 115 Tage.

61 Auf Leben und Werk Karl Heinrich Bauers, insbesondere seine langjährige erfolgreiche Tätigkeit als Chirurg, kann hier nicht näher eingegangen werden. Dies ist andernorts wiederholt geschehen (z. B. [107, 128, 155]). Erwähnt werden muß aber im Rahmen der hier behandelten Thematik seine "Mutationstheorie der Geschwulst-Entstehung" [9], mit der sich Bauer schon 1928 als chirurgischer Oberarzt in Göttingen internationalen Ruf in der Krebsforschung erwarb. Sein 1949 in erster, 1963 in zweiter Auflage erschienenes Buch "Das Krebsproblem" [11], ein monumentales Werk von 1100 Seiten, faßt das gesamte Wissen seiner Zeit in einem geschlossenen Gesamtbild zusammen. Die Krone seines Lebenswerkes ist ohne Frage das Deutsche Krebsforschungszentrum, dessen 25jähriges Bestehen ohne seinen langjährigen unermüdlichen Einsatz und seine bewundernswerte Initiative 1989 sicher nicht gefeiert werden könnte.

62 Die in dem Katalog geforderte Einrichtung von strahlenbiologischen, genetischen und immunologischen Abteilungen, die auch im Interesse der Medizinischen Fakultät läge, unterstreicht die dem DKFZ von seiten der Universität zugedachte Grundlagenorientierung.
Im Zuge der Errichtung der Betriebsendstufe war im Institut für Nuklearmedizin

zwar eine Bettenstation für 20 mit Radionukliden behandelte Patienten vorgesehen und eingerichtet worden; sie wurde aber nie in Betrieb genommen. Ihre Auflassung erfolgte 1987.

[63] Anwesend waren die CICA-Mitglieder Prof. Pierre Denoix (Paris – Vorsitzender), Dr. R. Lee Clark (Houston), Dr. Gerald. P. Murphy (Buffalo), Dr. C. Gordon Zubrod (Miami), Dr. Gerald P. Warwick (Genf – Rapporteur) sowie die Direktoren des DKFZ. Es fehlten seitens der CICA Advising Group Prof. Nikolai N. Blokhin (Moskau) und Prof. Birgit van der Werf-Messing (Rotterdam).

[64] Die Periode der jahrelangen Zurückstellung einer eigenen klinischen Forschung scheint neuerdings durch einen zunehmenden Trend zu Kooperationsprojekten mit den Kliniken der Universität endgültig beendet zu sein. In jüngster Zeit werden sogar Pläne für klinische Aktivitäten des DKFZ in den Universitätskliniken diskutiert.

Quellen

Außer der zitierten Literatur wurde ungedrucktes Material aus folgenden Archiven benutzt:

- Bundesarchiv Koblenz
- Zwischenarchiv des Bundesarchivs, St. Augustin-Hangelar
- Ministerium für Wissenschaft und Kunst, Stuttgart
- Deutsche Forschungsgemeinschaft, Bonn
- Archiv zur Geschichte der Max-Planck-Gesellschaft, Berlin
- Archiv der Universität Heidelberg
- Nachlaß Prof. Dr. Dr. h.c. Karl Heinrich Bauer

Literaturverzeichnis

[1] Antwort der Bundesregierung auf die Kleine Anfrage der Abgeordneten Lenzer, Pfeifer, Dr. Probst u.a.
"Krise der Forschung im Deutschen Krebsforschungszentrum Heidelberg (DKFZ)"
Deutscher Bundestag, 9. Wahlperiode, Drucksache 9/705.

[2] Apolant, H.: Die epithelialen Geschwülste der Maus.
In P. Ehrlich (Hrsg.): Arbeiten aus dem Königlichen Institut für Experimentelle Therapie zu Frankfurt a.M., Heft 1.
Jena: Gustav Fischer 1906.

[3] Apolant, H., Embden, G.: Ueber die Natur einiger Zelleinschlüsse in Carcinomen.
Z. Hygiene 42 (1903) 353–361.

[4] Arbeitsgemeinschaft Deutscher Tumorzentren:
Zur Konzeption und zum Finanzbedarf der Tumorzentren in der Bundesrepublik Deutschland (Memorandum).
Heidelberg: ADT Geschäftsstelle 1979.

[5] Arbeitsgemeinschaft Deutscher Tumorzentren:
Regionale Onkologische Versorgung in der Bundesrepublik Deutschland (Empfehlungen).
Heidelberg: ADT Geschäftsstelle 1980.

[6] Auler, H.: Geschäftsbericht des Deutschen Reichsausschusses für Krebsbekämpfung.
Z. Krebsforsch. 49 (1940) 217–220.

[7] Auler, H., Martius, H.: Diagnostik der bösartigen Geschwülste.
München: J. F. Lehmann 1941.

[8] Bandaline, J.: Aperçu historique des conceptions cancérologiques et de lutte contre le cancer jusqu'au congrès de Madrid.
Acta UICC 1 (1936) 113–120.

[9] Bauer, K.H.: Mutationstheorie der Geschwulst-Entstehung. Übergang von Körperzellen in Geschwulstzellen durch Gen-Änderung.
Berlin: Julius Springer 1928.

[10] Bauer, K.H.: Denkschrift "Errichtung eines Deutschen Krebsforschungszentrums in Verbindung mit der Universität Heidelberg".
Heidelberg: Verein zur Errichtung eines Krebsforschungszentrums an der Universität Heidelberg (e.V.) (März 1961).

[11] Bauer, K.H.: Das Krebsproblem. Einführung in die allgemeine Geschwulstlehre für Studierende, Ärzte und Naturwissenschaftler.
2. Auflage. Berlin-Göttingen-Heidelberg: Springer 1963.

[12] Bauer, K.H. (Hrsg.): Das Deutsche Krebsforschungszentrum Heidelberg, Betriebsstufe I. Einweihungsfeier 31. Oktober 1964.
Ruperto-Carola XVI. Jahrgang, Heft 36 (Dez. 1964).

[13] Bauer, K.H.: Neue Wege bei der Planung und Gründung des Deutschen Krebsforschungszentrums Heidelberg.
In R. Schwebler und W. Föhrenbach (Hrsg.): Jahre der Wende. Festgabe für Alex Möller zum 65. Geburtstag, S. 271-276.
Karlsruhe: Verlag Versicherungswirtschaft e.V. 1968.

[14] Bauer, K.H.: Zur Entstehungsgeschichte des Deutschen Krebsforschungszentrums. In G. Wagner, M. Skibbe, D. Werner (Hrsg.): Deutsches Krebsforschungszentrum Heidelberg. Festschrift zur Einweihung der Betriebsendstufe am 25. September 1972, S. 1-26.
Heidelberg: DKFZ 1972.

[15] Bauer, K.H.: Grundgedanken bei der Planung und Errichtung des Deutschen Krebsforschungszentrums Heidelberg. In G. Wagner, M. Skibbe, D. Werner (Hrsg.): Deutsches Krebsforschungszentrum Heidelberg. Festschrift zur Einweihung der Betriebsendstufe am 25. September 1972, S. 97-101.
Heidelberg: DKFZ 1972.

[16] Bauer, K.H., Wagner, G. (Hrsg.): Deutsches Krebsforschungszentrum. Einweihung 25. September 1972. Festansprachen und Glückwünsche.
Heidelberg: Springer 1973.

[17] Becker, J.: 50 Jahre Czerny-Krankenhaus für Strahlenbehandlung der Universität Heidelberg.
Strahlentherapie 101 (1956) 163-166.

[18] Becker, N., Frentzel-Beyme, R., Wagner, G.:
Krebsatlas der Bundesrepublik Deutschland - Atlas of Cancer Mortality in the Federal Republic of Germany, 2. Auflage.
Berlin-Heidelberg-New York-Tokyo: Springer 1984.

[19] Bekanntmachung über die Errichtung der Stiftung Deutsches Krebsforschungszentrum vom 28. Januar 1964.
Gesetzblatt Baden-Württemberg 1964, S. 64-66.

[20] Bendix, K.: Bericht der Geschwulstfürsorgestelle Berlin.
In Jahrbuch 1930/31 der Ambulatorien des Verbandes der Krankenkassen Berlin, S. 15-41. Berlin 1931.

[21] Berndt, H., Schramm, T.: 20 Jahre Krebsforschung in Berlin-Buch.
Arch. Geschwulstbild. 29 (1967) 213-217.

[22] Bierich, R.: Über biologische Probleme in der Geschwulstforschung.
Z. Krebsforsch. 18 (1922) 59-72.

[23] Bierich, R.: Zur Energetik der Bildung maligner Tumoren.
Z. Krebsforsch. 18 (1922) 226-260.

[24] Bierich, R.: Krebsbekämpfung.
Z. Krebsforsch. 31 (1930) 473-478.

[25] Bierich, R.: Über den Einfluß genetischer Faktoren auf Entstehung und Ausbildung der Krebsanlage.
Z. Krebsforsch. 48 (1939) 87-91.

[26] Blome, K.: Krebsforschung und Krebsbekämpfung.
Ziel und Weg. Die Gesundheitsführung 10 (1940) 406-412.

[27] Blumenthal, F.: Bericht über die Fürsorgestelle für Krebskranke und Krebsverdächtige des Deutschen Zentralkomitees zur Erforschung und Bekämpfung der Krebskrankheit e.V. vom 1. Januar 1906 bis 31. Dezember 1910.
Z. Krebsforsch. 11 (1912) 156-166.

[28] Blumenthal, F.: Bericht über die Tätigkeit im Universitätsinstitut für Krebsforschung an der Königl. Charité in Berlin (1. April 1915 bis 1. April 1916).
Z. Krebsforsch. 16 (1919) 1-120.

[29] Blumenthal, F.: Zum 25jährigen Bestehen des Deutschen Zentralkomitees zur Erforschung und Bekämpfung der Krebskrankheit.
Z. Krebsforsch. 22 (1925) 97-107.

[30] Blumenthal, F.: Entstehung und Entwicklung des Universitätsinstituts für Krebsforschung an der Charité zu Berlin.
Z. Krebsforsch. 27 (1928) 1-11.

[31] Blumenthal, F.: Krebskonferenz in Dresden vom 11.-13. Juni 1930.
Z. Krebsforsch. 31 (1930) 632-636.

[32] Blumenthal, F.: Referat über die Beurteilung medikamentöser Erfolge beim Krebs.
Z. Krebsforsch. 33 (1931) 174-188.

[33] Blumenthal, F.: Zum 25jährigen Bestehen des Heidelberger Krebsinstituts.
Z. Krebsforsch. 34 (1931) 541-544.

[34] Blumenthal, F.: Ueber die Entwicklung der Krebsbekämpfung in der Charité. In W. Liepmann (Hrsg.): V. Jahresbericht des Deutschen Instituts für Frauenkunde, S. 18-20. Berlin-Charlottenburg 1931.

[35] Boedefeld, E.A. (Hrsg.): Bestandsaufnahme Krebsforschung in der Bundesrepublik Deutschland 1979.
Band I: Situationsberichte und Empfehlungen; Band II und III: Dokumentation.
Boppard: Harald Boldt Verlag 1980.

[36] Bundesminister für Bildung und Wissenschaft: Leitlinien des Bundesministers für Bildung und Wissenschaft zu Grundsatz-, Struktur- und Organisationsfragen von rechtlich selbständigen Forschungseinrichtungen, an denen die Bundesrepublik Deutschland, vertreten durch den Bundesminister für Bildung und Wissenschaft, überwiegend beteiligt ist.
Bonn: BMBW 1970.

[37] Bundesminister für Bildung und Wissenschaft: Strukturelle Verbesserungen in Forschungseinrichtungen durch Leitlinien des Bundesministers für Bildung und Wissenschaft.
(Pressemitteilung vom 25. November 1970).

[38] Butenandt, A.: Grußworte zur Einweihung des Deutschen Krebsforschungszentrums. In K.H. Bauer und G. Wagner (Hrsg.): Deutsches Krebsforschungszentrum. Einweihung 25. September 1972. Festansprachen und Glückwünsche. Heidelberg: Springer 1973.

[39] Butenandt, A.: Interview mit Prof. Butenandt in Martinsried am 23. November 1987.

[40] Cartellieri, W.: Die Großforschung und der Staat. - Gutachten über die zweckmäßige rechtliche und organisatorische Ausgestaltung der Institutionen der Großforschung.
Teil I: Wesen und Inhalt der Großforschung. Das besondere Verhältnis zum Staat. München: Gersbach & Sohn 1967.
Teil II: Die gegenwärtige Sach- und Rechtslage. Zwei Vorschläge als Fern- und Nahziel. München: Gersbach & Sohn 1969.

[41] Caspari, W.: Biologische Grundlagen der Strahlentherapie der bösartigen Geschwülste.
Dresden u. Leipzig: Theodor Steinkopff 1922.

[42] Caspari, W.: Tumor und Immunität.
Strahlentherapie 15 (1923) 831–842.

[43] Caspari, W.: Hormone, Vitamine und Krebs. In W. Kolle (Hrsg.): Arbeiten aus dem Staatsinstitut für Experimentelle Therapie und dem Georg Speyer-Hause zu Frankfurt a.M., Heft 27.
Jena: Gustav Fischer 1933.

[44] Caspari, W., Dessauer, F.: Probleme der biologischen Strahlenwirkung.
Acta radiol. (Stockh.) 6 (1926) 241–270.

[45] Chiurco, G.-A.: El mayor instituto de cancerologia de Europa: "Deutsches Krebsforschungszentrum" de Heidelberg.
Fol. clin. internac. XXII (1972) No. 12.

[46] Committee on International Collaborative Activities (CICA): Guidelines for Developing a Comprehensive Cancer Centre.
Geneva: UICC 1978.

[47] Cramer, H.: Das Allgemeine Institut gegen die Geschwulstkrankheiten im Rudolf Virchow-Krankenhaus, Berlin.
Z. ges. Krankenhauswes. 1936, Heft 21, 492–494.

[48] Czerny, V.: Zur Eröffnung der 2. Internationalen Konferenz für Krebsforschung in Paris.
Münch. med. Wschr. 57 (1910) 2305–2307.

[49] Czerny, V. (Hrsg.): Das Heidelberger Institut für experimentelle Krebsforschung.
I. Teil: Geschichte, Baubeschreibung, wirtschaftliche Verhältnisse, Leistungen des Instituts, Aktensammlung.
Tübingen: Laupp 1912.

[50] Czerny, V.: Geschwulstforschung. 1. Einleitender Überblick. In Paul Ehrlich – Eine Darstellung seines wissenschaftlichen Wirkens. Festschrift zum 60. Geburtstag des Forschers (14. März 1914).
Jena: Gustav Fischer 1914.

[51] Czerny, V.: Aus meinem Leben.
Herausgegeben und mit Anmerkungen versehen von Wilfried Willer.
Ruperto-Carola Heft 41 (1967) 214–236.

[52] Delbet, P., Ledoux-Lebard, R. (Eds): Travaux de la deuxième Conférence Internationale pour l'étude du Cancer. Paris: Félix Alcan 1911.

[53] Denoix, P.: International Cancer Congresses in Perspective.
UICC Bulletin Cancer 20 (1982) 1–3.

[54] Deutscher Reichsausschuß für Krebsbekämpfung: Der Reichsausschuß für Krebsbekämpfung 1. IV. 1933 bis 31. III. 1934.
Z. Krebsforsch. 41 (1935) 521-538.

[55] Deutsches Krebsforschungszentrum: Memorandum zur Errichtung einer integrierten klinisch-onkologischen Einrichtung (IKOE) in Heidelberg. Eine Modelleinrichtung für die Bundesrepublik Deutschland nach internationalem Vorbild der Comprehensive Cancer Centers (CCC).
Heidelberg: DKFZ 1976.

[56] Deutsches Krebsforschungszentrum: Jahresbericht 1977.
Wiesbaden: Akademische Verlagsanstalt 1978.

[57] Deutsches Krebsforschungszentrum: Krebsforschung heute.
Berichte aus dem Deutschen Krebsforschungszentrum 1981.
Darmstadt: Steinkopff 1981.

[58] Deutsches Krebsforschungszentrum: Krebsforschung heute.
Berichte aus dem Deutschen Krebsforschungszentrum 1983.
Darmstadt: Steinkopff 1983.

[59] Deutsches Krebsforschungszentrum: Krebsforschung heute.
Berichte aus dem Deutschen Krebsforschungszentrum 1986.
Darmstadt: Steinkopff 1986.

[60] Deutsches Krebsforschungszentrum: Current Cancer Research, 1986.
Darmstadt: Steinkopff; New York: Springer 1986.

[61] Deutsches Krebsforschungszentrum: Krebsforschung heute.
Berichte aus dem Deutschen Krebsforschungszentrum 1989.
Ausgabe zum 25jährigen Bestehen.
Darmstadt: Steinkopff 1989.

[62] Doerr, W., Linder, F. (Hrsg.): Karl Heinrich Bauer. Worte zu seinem Gedenken. Ansprachen, gehalten am 12. Juli 1978.
Berlin-Heidelberg-New York: Springer 1978.

[63] Doerr, W., Linder, F. (Hrsg.): Karl Heinrich Bauer. Konturen einer Persönlichkeit.
Berlin-Heidelberg-New York: Springer 1979.

[64] Doerr, W., Linder, F., Wagner, G. (Hrsg.): Aktuelle Probleme aus dem Gebiet der Cancerologie. - Symposion anläßlich des 75. Geburtstages von K.H. Bauer.
Berlin-Heidelberg-New York: Springer 1966.

[65] Druckrey, H.: Ergebnisse der experimentellen Krebstherapie.
Z. Krebsforsch. 47 (1938) 112-125.

[66] Dungern, E.v.: Untersuchungen über das Wesen der Immunität gegen Karzinom.
Zbl. Bakt. Parasit. Infektkrkh., Beiheft 44 (1909) 57–61.

[67] Dungern, E.v.: Über die Tätigkeit der biologisch-chemischen Abteilung des Instituts für Krebsforschung 1907–1911.
In [49], S. 68–74.

[68] Dungern, E.v., Hirschfeld, L.: Einführung einer internationalen einheitlichen Bezeichnung für die menschlichen Blutgruppen.
Münch. med. Wschr. 75 (1928) 1484–1485.

[69] Dungern, E.v., Werner, R.: Über das Wesen der bösartigen Geschwülste.
Leipzig: Akad. Verlagsgesellschaft 1907.

[70] Ehrlich, P.: Experimentelle Carcinomstudien an Mäusen. In P. Ehrlich (Hrsg.): Arbeiten aus dem Königlichen Institut für Experimentelle Therapie zu Frankfurt a.M., Heft 1.
Jena: Gustav Fischer 1906.

[71] Ehrlich, P.: Über den jetzigen Stand der Karzinomforschung.
In P. Ehrlich (Hrsg.): Beiträge zur experimentellen Pathologie und Chemotherapie, S. 117–164.
Leipzig: Akad. Verlagsgesellschaft 1909.

[72] Ehrlich, P., Apolant, H.: Beobachtungen über maligne Mäusetumoren.
Berl. klin. Wschr. 22 (1905) 871–874.

[73] Festkomitee des Rates der Medizinischen Fakultät zur Vorbereitung der 250-Jahr-Feier der Charité: 250 Jahre Charité.
Berlin: VEB Graphische Werkstätten 1960.

[74] Fibiger, J., Trier, Sv.: Bericht über die Zählung der am 1. April 1908 in Dänemark in ärztlicher Behandlung gewesenen Krebskranken.
Z. Krebsforsch. 9 (1910) 275–337.

[75] Fischer-Defoy, (W.): Die klinische Frühdiagnose des Krebses.
Z. Krebsforsch. 11 (1912) 65–96.

[76] Gemsjäger, K.: Die Krebsbekämpfung in Hamburg.
Strahlentherapie 96 (1955) 325–338.

[77] Goerttler, K., Hecker, E., Lettré, H. et al.:
Was gibt es Neues in der Krebsforschung?
Umschau in Wissenschaft und Technik 70 (1970) 629–638.

[78] Goerttler, K., Köhler, C.O., Wagner, G., Wanzek, L.: War die "Woche der Krebsvorsorge" in Baden-Württemberg ein Erfolg?
Med. Welt 26 (1975) 961–971.

[79] Gruber, G.B.: Otto Teutschländer.
Verh. Dtsch. Ges. Path., 35. Tagung, Hannover 1951, S. 285-287.
Stuttgart: Piscator-Verlag 1952.

[80] Hamburger Vereinsregister Nr. 565:
Krebsforschungsinstitut Eppendorf 1912.

[81] Hecht, M.: Neue Wege der Krebsstatistik in Baden.
Allg. Statist. Arch. 23 (1933/34) 35-50.

[82] Heinle, Wischer und Partner: Deutsches Krebsforschungszentrum Heidelberg.
Bauwelt 1972, Heft 36.

[83] Hohlfeld, R.: Strategien gegen den Krebs - Die Planung der Krebsforschung. In W. van den Daele, W. Krohn u. P. Weingart (Hrsg.): Geplante Forschung. Vergleichende Studien über den Einfluß politischer Programme auf die Wissenschaftsentwicklung, S. 181-238.
Frankfurt/Main: Suhrkamp 1979.

[84] Jensen, C.O.: Experimentelle Untersuchungen über Krebs bei Mäusen.
Centralbl. Bakt., 1. Abt., 34 (1903) 122-143.

[85] Katz, A.: Die Nothwendigkeit einer Sammelstatistik über Krebserkrankungen.
Dtsch. med. Wschr. 25 (1899) 260-61 und 277.

[86] Kirchner, M.: Ziele und Zwecke des Deutschen Zentralkomitees für Krebsforschung.
Z. Krebsforsch. 10 (1910) 3-7.

[87] Kleihues, P., Kiessling, M., Wagner, G., Amelung, F. (Hrsg.):
Tumoren des Nervensystems - Standardisierte Nomenklatur, biologisches Verhalten und klinisch-pathologische Definitionen.
Berlin-Heidelberg-New York-London-Paris-Tokyo: Springer 1988.

[88] Kleine Anfrage der Abgeordneten Lenzer, Pfeifer, Dr. Probst, Gerstein, Dr. Bugl, Engelsberger, Eymer (Lübeck), Dr. Hubrig, Maaß, Neuhaus, Prangenberg, Weirich, Dr. Riesenhuber, Dr. Stavenhagen und der Fraktion der CDU/CSU
"Krise der Forschung im Deutschen Krebsforschungszentrum Heidelberg (DKFZ)".
Deutscher Bundestag, 9. Wahlperiode, Drucksache 9/676.

[89] Kleine Anfrage der Abgeordneten Lenzer, Pfeifer, Dr. Probst u.a. betr.
"Vorgänge beim Deutschen Krebsforschungszentrum Heidelberg (DKFZ)".
Deutscher Bundestag, 9. Wahlperiode, Drucksache 9/832.

[90] Klemperer, G.: Arbeiten aus dem Königlichen Institut für Krebsforschung in Berlin. 1. Die Organisation des Instituts.
Z. Krebsforsch. 11 (1912) 315–316.

[91] König, F.: Tätigkeitsbericht für das Jahr 1936. In: Bericht über eine außerordentliche Tagung der Reichsarbeitsgemeinschaft und des Reichsausschusses für Krebsbekämpfung in Berlin.
Z. Krebsforsch. 46 (1937) 306–312.

[92] Kraus, F.: Ferdinand Blumenthal.
Z. Krebsforsch. 32 (1930) 3–4.

[93] Krebs, H., Schipperges, H.: Heidelberger Chirurgie 1818–1968.
Berlin–Heidelberg–New York: Springer 1968.

[94] Krebsforschungskomitee der schwedischen Ärztegesellschaft: Bericht über die von der schwedischen Aerztegesellschaft veranstaltete Sammelforschung über die Krebskrankheit in Schweden während der Zeit vom 1. Dezember 1905 bis 28. Februar 1906.
Z. Krebsforsch. 7 (1909) 3–44.

[95] Lasch, C.H.: Krebskrankenstatistik. Beginn und Aussicht.
Z. Krebsforsch. 50 (1940) 245–298.

[96] Lettré, H.: Über Mitosegifte.
Ergebn. Physiol. 46 (1950) 379–452.

[97] Lettré, H., Inhoffen, H.H., Tschesche, R.: Über Sterine, Gallensäuren und verwandte Naturstoffe. 2. Auflage.
Stuttgart: Enke - 1. Band 1954, 2. Band 1959.

[98] Lettré, H., Wagner, G. (Hrsg.): Aktuelle Probleme aus dem Gebiet der Cancerologie II. - Zweites Heidelberger Symposion.
Berlin–Heidelberg–New York: Springer 1968.

[99] Lettré, H., Wagner, G. (Hrsg.): Aktuelle Probleme aus dem Gebiet der Cancerologie III. - Drittes Heidelberger Symposion.
Berlin–Heidelberg–New York: Springer 1971.

[100] Lettré, R., Siebs, W.: Beobachtungen am Nucleolus in vitro gezüchteter Zellen.
Z. Krebsforsch. 60 (1954) 19–30.

[101] Leyden, E.v.: Ansprache anläßlich der Eröffnung der Abteilung für Krebsforschung an der I. Medizinischen Klinik der Kgl. Charité zu Berlin.
Z. Krebsforsch. 1 (1904) 73–78.

[102] Leyden, E.v.: Lebenserinnerungen.
(Herausgegeben von seiner Schwester Clarissa Lohde–Boetticher).
Stuttgart - Leipzig: Deutsche Verlagsanstalt 1910.

[103] Leyden, E.v., Kirchner, M., Wutzdorff, E., Hansemann, D. v. und Meyer, G.: Bericht über die vom Komitee für Krebsforschung am 15. Oktober 1900 erhobene Sammelforschung.
Jena: Gustav Fischer 1902.

[104] Leyden, H.: Bericht über die am 1. Sept. 1902 in Spanien veranstaltete Krebssammelforschung.
Z. Krebsforsch. 1 (1904) 41-72.

[105] Leyden, H.: Einige bemerkenswerte Daten der vom Zentralkomitee für Krebsforschung in Berlin veranstalteten Ergänzungskrebssammelforschung für das Deutsche Reich.
Z. Krebsforsch. 5 (1907) 494-509.

[106] Liepmann, W.: Erstrebtes und Erreichtes in der Krebsbekämpfung im Deutschen Institut für Frauenkunde. In W. Liepmann (Hrsg.): V. Jahresbericht des Deutschen Instituts für Frauenkunde, S. 21-27. Berlin-Charlottenburg 1931.

[107] Linder, F., Amberger, M.: Chirurgie in Heidelberg. In W. Doerr et al. (Hrsg.): Semper Apertus. Sechshundert Jahre Ruprecht-Karls-Universität Heidelberg 1386-1986, Band IV, S. 182-224.
Berlin-Heidelberg-New York-Tokyo: Springer 1985.

[108] Lubarsch, O.: Ein bewegtes Gelehrtenleben. Erinnerungen und Erlebnisse, Kämpfe und Gedanken.
Berlin: Julius Springer 1931.

[109] Martius, H.: Der Deutsche Zentralausschuß für Krebsbekämpfung und Krebsforschung und seine Aufgaben.
Ärztl. Mitt. 40 (1955) 951-53.

[110] Matthes, Th.: 25 Jahre Krebsforschung am Forschungszentrum der Akademie der Wissenschaften der DDR in Berlin-Buch.
Berlin: Akademie-Verlag 1974 (nicht im Handel).

[111] Mauerberger, A.: Zur Vorgeschichte des DKFZ.
Vortrag vor dem Wissenschaftlichen Rat des DKFZ, 20.9.1988.

[112] Meyer, G.: Verhandlungen der Internationalen Konferenz für Krebsforschung vom 25.-27. September 1906 zu Heidelberg und Frankfurt a. Main.
Z. Krebsforsch. 5 (1907) VII - XXXVI.

[113] Moszkowicz, L.: Vinzenz v. Czerny.
Wiener med. Wschr. 66 (1916) 1569-1571.

[114] Muir, C., Wagner, G.: Clearing-House for On-Going Research in Cancer Epidemiology.
UICC Bull. Cancer No. 14 (1976) 5-7.

[115] Munk, F.: Das medizinische Berlin um die Jahrhundertwende. (Herausgegeben von Klaus Munk).
München-Berlin: Urban & Schwarzenberg 1956.

[116] Mussgnug, D.: Die vertriebenen Heidelberger Dozenten. Zur Geschichte der Ruprecht-Karls-Universität nach 1933. Heidelberger Abhandl. zur Mittleren und Neueren Geschichte, Neue Folge, Band 2. Heidelberg: Carl Winter Universitätsverlag 1988.

[117] Neves, A.: Untersuchung, vorgenommen im Jahre 1904 in den überseeischen portugiesischen Provinzen, um die Zahl der in ärztlicher Behandlung befindlichen Krebskranken festzustellen.
Z. Krebsforsch. 8 (1910) 239-248.

[118] Nipperdey, Th., Schmugge, L.: 50 Jahre Forschungsförderung in Deutschland 1920-1970.
Bonn-Bad Godesberg: Deutsche Forschungsgemeinschaft 1970.

[119] Pross, Chr.: Die "Machtergreifung" am Krankenhaus.
Dtsch. Ärztebl. 86 (1989) 721-725.

[120] Ramm, (R.): Mitteilung über die erste Mitgliederversammlung des Reichsausschusses für Krebsbekämpfung.
Mschr. Krebsbek. 10 (1942) 168-169.

[121] Riese, R.: Die Hochschule auf dem Weg zum wissenschaftlichen Großbetrieb. – Die Universität Heidelberg und das badische Hochschulwesen 1860-1914.
Stuttgart: Ernst Klett Verlag 1977.

[122] Rother, K.: Institut für Immunologie und Serologie. In G. Schettler (Hrsg.): Das Klinikum der Universität Heidelberg und seine Institute, S. 56-59.
Berlin-Heidelberg: Springer 1986.

[123] Sachs, H.: Immunologische Betrachtungen zum Krebsproblem.
Verh. Dtsch. Ges. Inn. Med. 40 (1928) 34-48.

[124] Sachs, H., Georgi, W.: Über das Verhalten aktiver Sera beim serologischen Luesnachweis mittels Ausflockung.
Med. Klinik 17 (1921) 987-990.

[125] Schäfer, K.H.: Dem Gedenken von Professor Dr.med. Robert Bierich.
Hamburger Ärztebl. 11 (1957) 289-290.

[126] Schlemmer, J.: Das DKFZ und die Besserwisser.
Medica 3 (1982) 479-481.

[127] Schmähl, D.: In memoriam Hans Lettré.
Arzneimitt. Forsch. 21 (1971) 1427.

[128] Schmähl, D.: Charles Brenton Huggins, Waro Nakahara, Alexander Haddow, Karl Heinrich Bauer. – Die Fortschritte der Krebsforschung.
In: Die Großen der Weltgeschichte, Band XI, 323–335.
Zürich: Kindler Verlag 1978.

[129] Schöne, G.: Vincenz Czerny (1842–1916). Sein Beitrag zum Fortschritt in Chirurgie und Gynäkologie.
Bruns' Beitr. klin. Chir. 187 (1953) 385–408.

[130] Schönfeld, W.: Aus der Geschichte der Heidelberger Medizinischen Fakultät.
In G. Hinz (Hrsg.): Ruperto–Carola–Sonderband aus Anlaß des 575jährigen Bestehens der Ruprecht–Karl–Universität Heidelberg. Heidelberg 1961.

[131] Senatskommission für das Krebsforschungszentrum an der Universität Heidelberg: Denkschrift betr. Anstalt für Geschwulstforschung an der Universität Heidelberg. (11seitiges Typo–Skript).

[132] Speiser, P., Smekal, F.G.: Karl Landsteiner. 2. Aufl.
Wien: Brüder Hollinek 1975.

[133] (Steffen, R.): Die Gebäude der Betriebsendstufe. In G. Wagner, M. Skibbe, D. Werner (Hrsg.): Deutsches Krebsforschungszentrum Heidelberg. Festschrift zur Einweihung der Betriebsendstufe am 25. September 1972, S. 27–32.
Heidelberg: DKFZ 1972.

[134] Sticker, A.: Erfolgreiche Übertragungen bösartiger Geschwülste bei Tieren.
Med. Klin. 1 (1905) 603–607.

[135] Sticker, A.: Transplantables Rundzellensarkom des Hundes.
Z. Krebsforsch. 4 (1906) 227–314.

[136] Strauss, H.A., Röder, W. (Eds): International Bibliographical Dictionary of Central European Emigrés 1933 – 1945, Vol. II/Part 1: A–K.
München, New York, London, Paris: K.G. Saur 1983.

[137] Teutschlaender, O.: Über die endgültigen Ergebnisse unserer Experimente zum Nachweis carcinogener Komponenten im Heidelberger Gaswerkteer.
Z. Krebsforsch. 20 (1923) 111–124.

[138] Teutschlaender, O.: Infektion und Krebs.
Z. Krebsforsch. 24 (1927) 223–251.

[139] Teutschlaender, O.: Die Roussarkome.
(Ihr Wesen und ihre Bedeutung).
Z. Krebsforsch. 27 (1928) 241–252.

[140] Teutschlaender, O.: Über den Pechkrebs der Brikettarbeiter auf Grund von Fabrikbesuchen in Baden und Südwales.
Z. Krebsforsch. 28 (1929) 283-300.

[141] Teutschlaender, O.: Arbeit und Geschwulstbildung.
Mschr. Krebsbek. 1 (1933) 30-33, 72-76, 105-108, 167-171, 212-214, 267-269 u. 300-304.

[142] Teutschlaender, O.: Bericht über den Internationalen Kongreß für wissenschaftliche Krebsbekämpfung in Madrid.
Z. Krebsforsch. 40 (1934) 305-308.

[143] Teutschlaender, O.: Bedarf der Teer zur Hautkrebserzeugung ultravioletter Strahlen?
Klin. Wschr. 16 (1937) 1284-1285.

[144] Teutschlaender, O.: Die Berufskrebse mit besonderer Berücksichtigung ihrer Verhütung und der Unfallgesetzgebung.
Acta UICC 2 (1937) 67-85.

[145] Teutschlaender, O., Werner, R.: Methoden der Tumorforschung. In W. Kolle, R. Kraus, P. Uhlenhuth (Hrsg.): Handbuch der pathogenen Mikroorganismen, 3. Aufl., Bd. X, S. 637-691.
Jena: Gustav Fischer 1930; Berlin-Wien: Urban & Schwarzenberg 1930.

[146] Thiele, W.: Die Geschichte der Krebskrankenstatistik in Hamburg 1926-1942.
(unveröffentlichtes Manuskript).

[147] Tumorzentrum Heidelberg/Mannheim: Jahresbericht 1984.
Selbstverlag.

[148] Tumorzentrum Heidelberg/Mannheim: Jahresbericht 1986.
Selbstverlag.

[149] Tumorzentrum Heidelberg/Mannheim: Jahresbericht 1988.
Selbstverlag.

[150] UICC-Manual of the International Union Against Cancer: The UICC Fifty Years in the Service of Mankind.
Genf: UICC 1983.

[151] Voelcker, F.: Zur Eröffnung des Instituts für experimentelle Krebsforschung in Heidelberg.
Münch. med. Wschr. 53 (1906) 1919-1921.

[152] Voelcker, F.: Vincenz Czerny.
Berliner klin. Wschr. 53 (1916) 1258-1260.

[153] Vom Brocke, B.: Die Kaiser-Wilhelm-Gesellschaft im Kaiserreich. In Vierhaus, R., vom Brocke, B. (Hrsg.): Forschung im Spannungsfeld von Politik und Gesellschaft. Zum 75 jährigen Bestehen der Kaiser-Wilhelm-/Max-Planck-Gesellschaft (1911-1986).
Stuttgart: Deutsche Verlagsanstalt 1989.

[154] Wagner, G.: Aus der Arbeit der Institute. Das Deutsche Krebsforschungszentrum Heidelberg.
Heidelberger Jahrbücher XVI (1972) 142-155.

[155] Wagner, G.: Karl Heinrich Bauer (Nachruf).
Med. Welt 29 (1978) 1503-1506.

[156] Wagner, G.: Cancer Registration: Historical Aspects. In D.M. Parkin, G. Wagner and C.S. Muir (Eds): The Role of the Registry in Cancer Control. IARC Scientific Publ. No. 66. Lyon: International Agency for Research on Cancer 1985 (distributed by Oxford University Press).

[157] Wagner, G.: Krebsforschung in Heidelberg. In W. Doerr et al. (Hrsg.): Semper Apertus. Sechshundert Jahre Ruprecht-Karls-Universität Heidelberg 1386-1986, Band IV, S. 225-257.
Berlin-Heidelberg-New York-Tokyo: Springer 1985.

[158] Wagner, G., Grundmann, E. (Hrsg.): Basisdokumentation für Tumorkranke. 3. Auflage.
Berlin-Heidelberg-New York: Springer 1983.
(Die ersten beiden Auflagen erschienen im Selbstverlag des Deutschen Krebsforschungszentrums.)

[159] Wagner, G., Skibbe, M., Werner, D. (Hrsg.): Deutsches Krebsforschungszentrum Heidelberg. Festschrift zur Einweihung der Betriebsendstufe am 25. September 1972. Heidelberg: DKFZ 1972.

[160] Wagner, G., Wieland, Th.: Deutsches Krebsforschungszentrum Heidelberg.
Naturwissenschaften 60 (1973) 539-547.

[161] Wasielewski, T.v.: Bericht über die Arbeiten der Histo-parasitologischen Abteilung des Instituts für Krebsforschung bis zum 31. Dezember 1911.
In [49], S. 75-87.

[162] Werner, R.: Bericht über die Tätigkeit im Samariterhause vom 1. Oktober 1906 bis 1. Januar 1912. In [49], S. 59-67.

[163] Werner, R., Grode, J.: Über den gegenwärtigen Stand der Strahlenbehandlung bösartiger Geschwülste.
Ergebn. Chir., Orthopäd. 14 (1921) 222-255.

[164] Westphal, O.: Wir müssen nach Ursachen suchen, nicht nach Symptomen (Interview).
Bild der Wissenschaft 20 (1983) 99-103.

[165] Wilmanns, J.C.: Die Bedeutung von Vincenz Czerny für die Entwicklung der experimentellen und klinischen Krebsforschung in Deutschland. Beiträge zur Onkologie, Band 13, S. 1-13.
Basel-München-Paris-London-New York-Tokyo: Karger 1982.

[166] Wissenschaftsrat: Empfehlungen des Wissenschaftsrates zum Ausbau der wissenschaftlichen Einrichtungen.
Teil I: Wissenschaftliche Hochschulen.
Bonn: Bundesdruckerei 1960.
Teil II: Wissenschaftliche Bibliotheken.
Tübingen: Mohr 1964.

[167] Witebsky, E.: Zur serologischen Spezifität des Carcinomgewebes.
Klin. Wschr. 9 (1930) 58-63.

[168] Wrba, H.: Zum Gedenken an Hans Lettré.
Z. Krebsforsch. 78 (1972) 1-3.

[169] Zum Winkel, K.: Radiologische Onkologie in der Universitäts-Strahlenklinik Heidelberg.
Ruperto-Carola Heft 64 (1980) 95-101.

[170] Zur Hausen, H.: Vorwort zu "Krebsforschung heute". Ausgabe 1989.
Darmstadt: Steinkopff 1989.

[171] -----: Travaux de la 3e Conférence internationale pour l'étude du cancer tenue à Bruxelles du 1er au 5 août 1913.
Bruxelles: Misch et Thron 1914.

[172] -----: Deutsches Zentralkomitee zur Erforschung und Bekämpfung der Krebskrankheit.
Z. Krebsforsch. 22 (1925) 373-378.

[173] -----: Mitteilungen.
Mschr. Krebsbek. 3 (1935) 251.

[174] -----: Mitteilungen.
Mschr. Krebsbek. 5 (1937) 62-63.

[175] -----: Mitteilungen.
Mschr. Krebsbek. 5 (1937) 206.

[176] -----: Mitteilungen.
Mschr. Krebsbek. 10 (1942) 138-139.

[177] -----: Mitteilungen.
Mschr. Krebsbek. 10 (1942) 210.

[178] -----: Mitteilungen.
Mschr. Krebsbek. 11 (1943) 164.

[179] ----- (m.h.): Ein Krebsinstitut wurde aufgelöst.
Die "Zeit" vom 26.1.1956.

[180] -----: Führung übernommen.
Der "Spiegel" vom 23. März 1981, S. 235/36.

Anhang:
Mitglieder der Gremien des DKFZ

Direktorium (bis Ende 1977)

Amtszeit	Vorsitzender	Stellvertreter
1966/67	Prof. Dr. G. Wagner	Prof. Dr. E. Hecker
1968/69	Prof. Dr. K. E. Scheer	Prof. Dr. K. Munk
1970/71	Prof. Dr. E. Hecker	Prof. Dr. K. Goerttler
1972/73	Prof. Dr. G. Wagner	P.-D. Dr. W. Lorenz (bis Oktober 72) Prof. Dr. D. Schmähl (ab November 72)
1974/75	Prof. Dr. K. Munk	Prof. Dr. G. Wagner
1976/77	Prof. Dr. K. Munk	Prof. Dr. G. Wagner

Stiftungsvorstand (ab 1978)

a. Wissenschaftlicher Stiftungsvorstand

Januar 1978 – Mai 1980	Prof. Dr. K. E. Scheer
Mai 1980 – Dezember 1981	Prof. Dr. H. Neurath
Januar 1982 – Februar 1982	Prof. Dr. G. Wagner (komm.)
März 1982 – April 1983	Prof. Dr. O. Westphal
seit Mai 1983	Prof. Dr. H. zur Hausen

b. Administrativer Stiftungsvorstand

Sept. 1977 – Sept. 1981	Dipl.-Kfm. Bodo Spiekermann
Nov. 1981 – Dez. 1983	Dr. Ernst-Lüder Solte
seit Juni 1984	Dr. Reinhard Grunwald

Verwaltungsrat (bis März 1976)

Amtsperiode	*Vorsitzender*
Mai 1964–Juni 1965	Prof. Dr. H. Schneider
Dezember 1965–Juni 1966	Prof. Dr. K.H. Bauer
Juli 1966–Juni 1967	Dr. E. Grieser
Juli 1967–Dezember 1968	Prof. Dr. K. Lackner
Januar 1969–Februar 1972	Dr. F.-W. Kurzwelly
März 1972–April 1976	Dr. E. Grieser

Kuratorium

a. Vorsitzende

Autenrieth, Heinz Dr., Min.Dirig. im Kultusministerium B.–W.
(Mai 1964–Dezember 1968)
Schlau, Karl-Otto, Min.Dirig. im Kultusministerium B.–W.
(Januar 1969–Juli 1973)
Szotowski, Hans Joachim, Min.Dirig. im Kultusministerium B.–W.
(Juli 1973–September 1977)
Brieskorn, Hans Dr., Min.Dirig. im BMFT
(September 1977–September 1979)
Finke, Wolfgang Dr., Min.Direktor im BMFT
(September 1979–Mai 1982)
Güntsch, Fritz-Rudolf Prof. Dr., Min.Direktor im BMFT
(Mai 1982–Dezember 1988)
Borst, Walter Dr., Min.Direktor im BMFT (ab Januar 1989)

b. Stellvertretende Vorsitzende

Stralau, Josef Prof. Dr., Min.Direktor im BMJFG
(Mai 1964–Dezember 1970)
Rachold, Reinhard Dr., Min.Direktor im BMJFG
(November 1971–November 1972)
Lösken, Hans-Willi Dr., Min.Direktor im BMJFG
(November 1972–März 1973)
Brieskorn, Hans Dr., Min.Dirig. im BMFT
(März 1973–September 1977)
Szotowski, Hans Joachim, Min.Dirig. im Kultusministerium B.–W.
(September 1977–Juni 1978)
Bläsi, Bernhard Dr., Min.Dirig. im Kultusministerium B.–W.
(ab Juni 1978)

c. *Mitglieder des Kuratoriums*

Altmann, Hans-Werner Prof. Dr., Universität Würzburg
  (März 1969 – September 1977)
Attenberger, Gerhart, Min.Dirig. im BMJFG
  (Mai 1964 – Januar 1973)
Bargmann, Wolfgang Prof. Dr., Wissenschaftsrat
  (Mai 1964 – März 1968)
Bauer, Karl Heinrich Prof. Dr., DKFZ
  (Mai 1974 – September 1977)
Bautz, Ekkehard K.F. Prof. Dr., Universität Heidelberg
  (August 1977 – Januar 1984)
Binder, Norbert Dr., Reg.Direktor im BMFT
  (Februar 1973 – November 1973)
Boenninghaus, Hans-Georg Prof. Dr., Universität Heidelberg
  (Oktober 1968 – Oktober 1969)
Boulanger, Günter Dr., Min.Rat im Finanzministerium B.-W.
  (Mai 1964 – September 1977)
Bredereck, Hellmut Prof. Dr., Wissenschaftsrat, Univ. Stuttgart
  (Mai 1964 – September 1977)
Breitmaier, Helmut, Ltd.Min.Rat im Finanzministerium B.-W.
  (ab Juni 1980)
Breuer, Heinz Prof. Dr., DFG
  (September 1977 – Januar 1982)
Brieskorn, Hans Dr., Min.Dirig. im BMFT
  (März 1972 – März 1973)
Büngeler, Walter Prof. Dr., Universität München
  (Mai 1964 – März 1968)
Bürgener, Dietmar, Reg.Direktor im BMF
  (ab Juli 1987)
Buschbeck, Konrad Dr., Min.Rat im BMFT
  (ab Mai 1982)
Butenandt, Adolf Prof. Dr., Max-Planck-Gesellschaft
  (Mai 1964 – September 1977)
*Cerutti, Peter Prof. Dr., Krebsforschungs-Zentrum Lausanne
  (Mai 1983 – Dezember 1988)
Doerr, Wilhelm Prof. Dr., Universität Heidelberg
  (November 1965 – Dezember 1970)
Elsässer, Hans Prof. Dr., Universität Heidelberg
  (März 1968 – Februar 1969)
Franke, Manfred Prof. Dr., Min.Dirig. im BMJFG
  (ab Juli 1977)

Franke, Werner Prof. Dr., DKFZ
(September 1977 – Februar 1981)
Göttsching, Christian Prof. Dr., Min.Dirig. im Soz.Min. B.-W.
Oktober 1975 – September 1977)
Gross, Rudolf Prof. Dr., Universität Köln
(September 1977 – Dezember 1979)
Hämmerling, Günter Prof. Dr., DKFZ
(Januar 1984 – Dezember 1986)
Henkel, Wolfram Prof. Dr., Wissenschaftsrat
(März 1971 – Februar 1972)
Hess, Gerhard Prof. Dr., DFG
(Mai 1964 – Dezember 1964)
*Hirt, Bernhard Prof. Dr., Krebsforschungs-Zentrum Lausanne
(ab Mai 1983)
Hofbauer, Wilhelm Min.Rat im BMF
(Juli 1977 – Juli 1986)
Hofmann, Ulrich Prof. Dr., Universität Heidelberg
(Mai 1964 – Juli 1965)
Immich, Herbert Prof. Dr., Universität Heidelberg
(Juli 1976 – September 1977)
Jaeger, Wolfgang Prof. Dr., Universität Heidelberg
(Dezember 1967 – Oktober 1968)
Kaiser, Hans Dr., Min.Rat im BMF
(Oktober 1968 – September 1977)
*Kalden, Joachim R. Prof. Dr., Universität Erlangen
(ab Januar 1989)
Kinzel, Volker Prof. Dr., DKFZ
(ab Juli 1987)
Klinke, Erhardt Dr., Reg.Direktor im BMBW
(April 1970 – März 1972)
Kreter, Erich Min.Rat im BMBW
(Januar 1966 – März 1970)
Krickeberg, Klaus Prof. Dr., Universität Heidelberg
(Dezember 1966 – Juni 1967)
Kuhn, Richard Prof. Dr., Max-Planck-Gesellschaft
(Mai 1964 – März 1968)
Kurzwelly, Friedr.-Wilhelm Dr., Min.Rat im BMF
Mai 1964 – März 1968)
Lamb, Fritz Dr., Verein Förderung Krebsforsch.
(Januar 1966 – September 1977)

Linder, Fritz Prof. Dr., Universität Heidelberg
(September 1977–Februar 1981)
Lösken, Hans-Willi Dr., Min.Direktor im BMJFG
(März 1973–September 1977)
Lüst, Reimar Prof. Dr., Max-Planck-Gesellschaft
(November 1972–September 1977)
Maier-Borst, Wolfgang Dr., DKFZ
(August 1977–Januar 1984 und ab Juli 1987)
Maier-Leibnitz, Heinz Prof. Dr., DFG
(Januar 1974–September 1977)
Marks, Friedrich Prof. Dr., DKFZ
(August 1977–Januar 1984)
Mayser, Hans Dr., Min.Dirig. im Finanzministerium B.-W.
(Mai 1964–Dezember 1964)
Mueller, Berthold Prof. Dr., Universität Heidelberg
(Mai 1964–September 1965)
*Muir, Calum S. Dr., IARC, Lyon
(Mai 1983–Juli 1986)
*Nagel, Gerhard Prof. Dr., Universität Göttingen
(ab Mai 1983)
Pfeiffer, Jürgen Prof. Dr., Wissenschaftsrat
(Januar 1976–September 1977)
Ponstingl, Herwig Prof. Dr., DKFZ
(Februar 1981–Januar 1984)
Preußmann, Rudolf Prof. Dr., DKFZ
(ab Juli 1987)
Putlitz, Gisbert Frh. zu Prof. Dr., Universität Heidelberg
(Februar 1984–Dezember 1986)
Quadbeck, Günter Prof. Dr., Universität Heidelberg
(April 1970–Mai 1974 und Okt. 1975–Sept. 1977)
*Quadbeck-Seeger, Jürgen Prof. Dr., Ludwigshafen–Knoll AG
(ab Dezember 1986)
*Rabes, Hartmut Prof. Dr., Universität München
(ab Mai 1983)
Rachold, Reinhard Dr., Min.Direktor im BMJFG
(Januar 1971–November 1971)
Rauh, Werner Prof. Dr., Universität Heidelberg
(November 1965–Mai 1966)
Roesinger, Heinz, Min.Rat im Kultusministerium B.-W.
(Januar 1966–September 1977)

*Sakmann, Bert Prof. Dr., Max-Planck-Gesellschaft
(ab Januar 1989)
Schäfer, Klaus Prof. Dr., Universität Heidelberg
(Oktober 1976 – September 1977)
Scheidemann, Karl-Friedrich Dr., Min.Dir. im BMwF
(Mai 1964 – Dezember 1965)
Schell, Jozef St. Prof. Dr., Max-Planck-Gesellschaft
(Juli 1987 – Dezember 1988)
Schettler, Gotthard Prof. Dr., Universität Heidelberg
(Dezember 1966 – Dezember 1967 und Februar 1981 – Juli 1987)
Schildknecht, Hermann Prof. Dr., Universität Heidelberg
(Dezember 1967 – September 1977)
Schmelzer, Christoph Prof. Dr., Darmstadt – GSI
(März 1968 – September 1977)
Schmidt, Carl Gottfried Prof. Dr., Universität Essen
(März 1968 – September 1977)
Schmidt, Georg Prof. Dr., Universität Heidelberg
(Dezember 1974 – März 1976)
Schneider, Hans Prof. Dr., Universität Heidelberg
(Mai 1964 – Juni 1965)
Schnyder, Urs Prof. Dr., Universität Heidelberg
(März 1971 – Juni 1975)
Sellin, Volker Prof. Dr., Universität Heidelberg
(ab Dezember 1987)
Sinn, Hansjörg Prof. Dr., Wissenschaftsrat
(März 1973 – Dezember 1975)
Speer, Julius Prof. Dr., DFG
(Dezember 1964 – Dezember 1973)
Stöckel, Friedrich Dr., Min.Dirig. im Sozialministerium B.-W.
(Mai 1965 – April 1975)
Thauer, Rudolf Prof. Dr., Wissenschaftsrat
(März 1969 – Dezember 1970)
Thesing, Jan Prof. Dr., Darmstadt – Merck
(September 1977 – Januar 1982)
Thews, Gerhard Prof. Dr., Wissenschaftsrat
(März 1972 – März 1973)
*Wecker, Eberhard Prof. Dr., Universität Würzburg
(Juni 1982 – Juni 1988)
Weise, Karl-Heinrich Prof. Dr., Wissenschaftsrat
(Mai 1967 – Dezember 1968)

Welten, Karl-Heinz, Ltd.Min.Rat im Finanzministerium B.-W.
(September 1977-Mai 1980)
*Westphal, Otto Prof. Dr., Max-Planck-Gesellschaft, Montreux
(Dezember 1979-März 1982 und Mai 1983-Juli 1987)
Wieland, Theodor, Prof. Dr., Max-Planck-Gesellschaft
(März 1968-September 1977)
Ziegler, Reinhard Prof. Dr., Universität Heidelberg
(ab Juli 1987)
Zurhorst, Dietrich, Min.Rat im BMFT
(November 1973-Februar 1982)

(* = Mitglied des Wissenschaftlichen Komitees des Kuratoriums)

Wissenschaftlicher Rat

(mit Genehmigung des Kuratoriums ab 30. Oktober 1973 als Modellgremium, ab 28. September 1976 als satzungsgemäßes Organ der Stiftung)

Amtszeit	Vorsitzender	Stellvertreter
Okt. 1973–Dez. 1977	E. Hecker	W. Maier-Borst und D. Werner
Dez. 1977–Jan. 1981	R. Preußmann	G. Sauer
Jan. 1981–Jan. 1984	P. Bannasch	E. Hecker
Jan. 1984–Jan. 1987	H. Kirchner	E. Hecker
Jan. 1987–März 1988	P. Bannasch	V. Schirrmacher
seit Mai 1988	W. Franke	V. Schirrmacher

Wissenschaftliche und Berufungskommission (WiBeKo) (Juni 1971–September 1976)

Vorsitzender: Prof. Dr. Th. Wieland (Heidelberg)

Mitglieder: Prof. Dr. H-W. Altmann (Würzburg)
Prof. Dr. K.H. Bauer (Heidelberg)
Prof. Dr. H. Bredereck (Stuttgart)
Prof. Dr. A. Butenandt (München)
Prof. Dr. G. Quadbeck (Heidelberg)
Prof. Dr. H. Schildknecht (Heidelberg)
Prof. Dr. Chr. Schmelzer (Darmstadt)
Prof. Dr. U. Schnyder (Heidelberg)

(Die WiBeKo wurde mit Inkrafttreten der neuen Satzung am 28. September 1976 vom Wissenschaftlichen Beirat abgelöst.)

Wissenschaftlicher Beirat (Sept. 1976-31. Dez. 1982)

Vorsitzender: Prof. Dr. E. Grundmann (Münster)

Stellvertreter: Prof. Dr. W. Wilmanns (München)

Mitglieder: Prof. Dr. A. Breit (Passau)
Prof. Dr. J. Clemmesen (Kopenhagen)
Prof. Dr. D. Neubert (Berlin)
Prof. Dr. L. Sachs (Rehovot)
Prof. Dr. J.H. Subak-Sharpe (Glasgow)
Prof. Dr. B. Timm (Ludwigshafen)
Dr. L. Tomatis (Lyon)
Prof. Dr. H. Wigzell (Uppsala)

Ab 1. Januar 1983 werden die Aufgaben des Wissenschaftlichen Beirates durch das Wissenschaftliche Komitee des Kuratoriums wahrgenommen.)

Wissenschaftliches Komitee des Kuratoriums (seit 1983)

Vorsitzender: Prof. Dr. G. Nagel (Göttingen)

Mitglieder: Prof. Dr. P. Cerutti (Lausanne) (bis Juni 1989)
Prof. Dr. B. Hirt (Lausanne)
Prof. Dr. J.R. Kalden (Erlangen)
(ab Januar 1989)
Dr. C.S. Muir (Lyon) (bis April 1986)
Prof. Dr. J. Quadbeck-Seeger (Ludwigshafen)
(ab November 1986)
Prof. Dr. H. Rabes (München)
Prof. Dr. B. Sakmann (Heidelberg)
(ab März 1989)
Prof. Dr. E. Wecker (Würzburg) (bis Juli 1988)
Prof. Dr. O. Westphal (Montreux)

Namensverzeichnis

Adenauer, Konrad 230
Adickes, Franz 18
Alten 38
Althoff, Friedrich 4, 10, 18, 20
Altmann, Hans-Werner 58, 59, 129, 134, 235, 257, 262
Amberger, Mechthild 227, 248
Amelung, Folker 135, 246
Anfinsen, Charles B. 192
Apolant, Hugo 19, 20, 239, 245
Arlt, Ferdinand v. 227
Aschoff, Ludwig 226
Attenberger, Gerhart 90, 92, 94, 167, 257
Auler, Hans 12, 14, 15, 16, 22, 24, 41, 226, 239
Autenrieth, Heinz 80, 86, 98, 108, 113, 122, 128, 130, 152, 154, 233, 256

Baeyer, W. v. 95, 233
Bajer, Andrew S. 235
Baldwin, Robert W. 192
Ballin, Albert 228
Bandaline, Jacques 239
Bannasch, Peter 169, 183, 189, 202, 262
Bargatzky, Walter 91
Bargmann, Wolfgang 63, 66, 82, 83, 95, 99, 108, 122, 129, 233, 234, 257
Bauer, Karl Heinrich 50, 51, 60, 63, 64, 65, 66, 67, 68, 69, 70, 71, 72, 73, 74, 75, 76, 78, 79, 80, 81, 82, 83, 84, 85, 86, 88, 89, 93, 94, 96, 97, 98, 99, 100, 101, 102, 103, 105, 107, 108, 112, 114, 118, 122, 123, 124, 126, 130, 133, 134, 136, 137

Bauer, Karl Heinrich 138, 139, 140, 141, 142, 145, 146, 147, 148, 169, 181, 211, 212, 216, 229, 230, 232, 233, 234, 235, 236, 238, 240, 242, 244, 250, 252, 256, 257, 262
Bautz, Ekkehard K.F. 236, 257
Becke, Margot 85, 95, 96, 127, 233
Becker, Josef 34, 71, 74, 96, 97, 232, 240
Becker, Karl 229
Becker, Nikolaus 240
Beckurts, Karl-Heinz 172
Behla, Robert 4
Beinert, Helmut 97
Beitz, Berthold 124, 142
Bendix, Kurt 24, 241
Benecke, Otto 59, 61, 62, 231
Bengeser, Gerhard 137
Berenblum, Isaac 133
Berndt, Hans 241
Bethmann-Hollweg, Theobald 35
Bierich, Robert 39, 42, 43, 228, 241, 249
Billroth, Theodor 26, 227
Binder, Norbert 167, 257
Bläsi, Bernhard 181, 187, 188, 203, 256
Blanchard, George S. 175, 178
Blokhin, Nikolai N. 181, 182, 237
Blome, Kurt 44, 45, 229, 241
Blumenthal, Ferdinand 6, 7, 11, 12, 21, 22, 23, 24, 226, 227, 228, 241, 242, 247
Boedefeld, Edith A. 242
Böhm, Kurt 178
Boenninghaus, Hans-Georg 257
Bokelmann, Dieter 218
Boll, Werner 137

Bopp, Ulrich 206
Borst, Max 14, 15, 16, 17, 41
Borst, Walter 256
Boulanger, Günter 90, 92, 128, 144, 236, 257
Brahn, Benno 22
Brandt, Willy 171, 213
Brauer, Ludolph 41, 228
Braunstein, A. 21
Bredereck, Hellmut 108, 134, 236, 257, 262
Breit, Alfred 263
Breitmaier, Helmut 183, 257
Breuer, Heinz 236, 257
Brieskorn, Hans 137, 167, 177, 180, 181, 183, 214, 217, 256, 257
Bülow, Andreas von 185, 190, 191, 197
Büngeler, Walter 58, 63, 67, 78, 80, 98, 100, 129, 234, 257
Bürgener, Dietmar 257
Bürkle de la Camp, Heinrich 123
Bumm 10
Bundschuh, Hanns 73
Burkitt, Denis 138, 139
Buschbeck, Konrad 257
Butenandt, Adolf 51, 52, 53, 55, 57, 58, 60, 61, 63, 66, 67, 74, 75, 76, 78, 82, 83, 84, 85, 86, 95, 97, 134, 137, 147, 148, 154, 211, 230, 233, 236, 242, 257, 262
Buurman, Otto 54, 66

Candau, Marcolino Gomes 133
Cartellieri, Wolfgang 242
Caspari, Wilhelm 20, 226, 242, 243
Catsch, Alexander 58
Cerutti, Peter 257, 263
Chaklin, A.V. 147
Chiurco, Georgio-Alberto 147, 149, 243
Clark, R. Lee 216, 237
Clemmesen, Johannes 263
Coca, Arthur Fernandez 36
Conti, Leonardo 16, 225
Cramer, Heinrich 25, 243
Czerny, Vinzenz 9, 17, 19, 26, 31, 32, 34, 35, 50, 74, 118, 226, 227, 243, 248, 250, 251, 253

Dahlgrün, Rolf 91, 92, 93
Dammann, Bruno 13, 14
Danneel, Rolf 53, 230
Dannenberg, Heinz 58, 59, 230
Decastello, A. 36
Decker, Karl F.A. 200
Deetjen, Hermann 36
Dehler, Thomas 93
Delauche, Marc 147
Delbet, P. 243
Deneke, Dietrich 160, 163
Denoix, Pierre 216, 237, 243
Dessauer, Friedrich 20, 226, 243
Diedrichsen, Heinrich 42
Diehl, Volker 222
Dietrich, Albrecht 41, 52, 54, 55, 231
Doerr, Wilhelm 98, 99, 114, 122, 126, 133, 181, 192, 234, 244, 248, 252, 257
Dohnanyi, Klaus v. 147
Domagk, Gerhard 53, 60, 61, 62, 78, 79, 230, 231
Dontenwill, Walter 97, 98, 234
Dormanns, Ernst 15
Dröge, Wulf 172
Druckrey, Hermann 51, 52, 53, 54, 55, 58, 59, 63, 65, 67, 68, 69, 71, 73, 74, 76, 77, 78, 228, 230, 231, 232, 244
Dumreicher, Johann v. 227
Dungern, Emil, Frh. v. 35, 36, 37, 42, 245

Ebbinghaus, Gustav 26
Eberhardt, Dietrich 160
Ebert, Friedrich 11
Ebert, Klaus 214
Ehmke, Horst 140
Ehrlich, Paul 8, 9, 12, 18, 19, 20, 27, 36, 120, 226, 239, 243, 245
Eichholtz, Fritz 73
Eichler, Oskar 230
Eichmann, Klaus 172, 208
Eigen, Manfred 192
Eisenbrand, Gerhard 208
Ellsässer, Karl-Heinz 222
Elsässer, Hans 257
Embden, Gustav 19, 225, 239

Engler, Helmut 205, 206, 219
Erdmann, Rhoda 22, 24
Ernst, Fritz 85, 86, 233
Ernst, Paul 40
Ernst, Wilhelm 73, 117, 126, 127, 128
Euler, Ulf Svante v. 230
Ewald, Otto 34

Fassbender, Martin 23
Fibiger, Johannes 9, 226, 245
Filbinger, Hans 147, 148
Finke, Wolfgang 183, 184, 187, 188, 189, 194, 256
Fischer, Emil 21
Fischer, Gustav 8
Fischer-Defoy, Werner 10, 245
Fischer-Menshausen, Herbert 234
Fischer-Wasels, Bernhard 13, 15, 41
Flaskamp, Wilhelm 123
Fleischer, Richard 26
Focke, Katharina 140
Föhrenbach, Walter 240
Forßmann, Werner 108
Fränkel, Ernst 22
Franke, Manfred 236, 257
Franke, Werner 169, 181, 183, 198, 202, 207, 208, 236, 258, 262
Frentzel-Beyme, Rainer 240
Frey, Gottfried 15, 16
Friedrich-Freksa, Hans 66, 67, 230
Friedrich, Großherzog v. Baden 27
Friedrich, Walter 49
Fusenig, Norbert 152, 184

Gallas, Wilhelm 105, 122
Gauss, Carl Friedrich 33
Geißler, Heiner 202, 203
Gemsjäger, Karl 245
Gentner, Wolfgang 103
Georgi, Peter 201
Georgi, Walter 36, 249
Georgii, Axel 236
Gesänger, Günter 220
Göring, Hermann 15, 229
Goerttler, Klaus 115, 116, 126, 132, 170, 182, 202, 203, 245, 255
Göttsching, Christian 236, 258

Götz, Lothar 102
Gottron, Heinrich 79
Grade, Horst 145
Graf, Thomas 180, 208
Granzow, Christof 184
Graw, Johannes J. 115
Greiser, Arthur Karl 45
Grieser, Ernst 126, 127, 128, 137, 182, 256
Grode, J. 33, 252
Gropp, Alfred 126, 234
Gross, Rudolf 183, 236, 258
Gruber, Georg Benno 41, 246
Grüneisen, Felix 13
Grund, Walter 93
Grundmann, Ekkehard 97, 98, 178, 181, 189, 197, 252, 263
Grunwald, Reinhard 202, 206, 255
Güntsch, Fritz-Rudolf 194, 200, 206, 256
Gummel, Hans Peter 123

Haas, Egon 137
Haberlandt, Ulrich 61
Haddow, Alexander 250
Hähnel, W. 146
Hämel, Josef 85, 99
Hämmerling, Günter 207, 258
Hagelberg, Karl Ulrich 90
Hagen, Hermann 65, 66, 232
Hagen, Wilhelm 55, 230, 231
Hahn, Otto 58, 59, 60, 61, 230, 231
Hahn, Wilhelm 78, 89, 107, 108, 128, 147, 148, 160, 166, 171, 172, 173
Halberstädter, Ludwig 22
Hamperl, Herwig 51, 53, 56, 57, 58, 59, 61, 63, 67, 68, 69, 70, 84, 230, 233
Handler, Philip 192
Hansemann, David v. 5, 8, 9, 12, 226, 248
Hartmann, Max 61
Hasché, E. 25
Haußmann, Wolfgang 105
Hauff, Volker 176, 183
Haunschild, Hans-Hilger 180
Haxel, Otto 66, 72, 79, 85, 97
Hecht, M. 33, 246

267

Hecker, Erich 97, 115, 116, 123, 132, 145, 167, 171, 172, 175, 182, 187, 189, 190, 205, 213, 218, 245, 255, 262
Heinemann, Gustav 112, 133, 145
Heinle, Erwin 82, 84, 86, 89, 101, 102, 103, 108, 143, 148, 246
Heisenberg, Werner 150, 230
Hellner, Hans 169
Henkel, Elfriede 206
Henkel, Wolfgang 184
Henkel, Wolfram 258
Herfarth, Christian 203, 221
Hess, Gerhard 58, 59, 61, 63, 66, 67, 68, 69, 70, 71, 72, 74, 75, 76, 77, 78, 82, 83, 86, 232, 233, 258
Heuß, Theodor 232
Heubner, Wolfgang 51, 61
Heuss, Edgar 176
Hietzker, Hans 133, 173
Higginson, John 147
Hildebrandt, Alfred 178
Himmler, Heinrich 228
Hintze, Arthur 25
Hinz, Gerhard 250
Hirschberg, Ernst 5
Hirschfeld, Hans 22
Hirschfeld, Ludwig 36, 38, 245
Hirschwald, August 8
Hirt, Bernhard 258, 263
Hitler, Adolf 229
Hobrecker, Brigitte 178
Hocker, Alexander 55, 59, 230
Höber, Rudolf 42
Höfer, K. 25
Hofbauer, Wilhelm 236, 258
Hoffmann-Berling, Hartmut 169
Hoflehner, Rudolf 146
Hofmann, Ulrich 258
Hohlfeld, Rainer 246
Holthusen, Hermann 15, 41
Hormuth, Karl-Heinz 178
Huggins, Charles Brenton 250
Hutten-Czapski, Bogdan, Graf v. 10

Immich, Herbert 132, 236, 258
Inhoffen, H.H. 50, 247

Jacob, Wolfgang 135
Jacoby, M. 21
Jaeger, Wolfgang 258
Jensen, Carl Olof 18, 38, 246
Josephi, Wilhelm 59

Kaemerer 38
Kaick, Gerhard van 175, 180, 221
Kaiser, Hans 129, 236, 258
Kalden, Joachim R. 222, 258, 263
Kapferer, Heinrich 73
Kaplan, Henry S. 192
Katz, Alexander 3, 246
Kaufmann, Carl 58, 66, 67, 70, 82, 84, 233
Kausche, Gustav Adolf 80
Keller, Walter 183, 208
Kendrew, John C. 136, 147
Kienle, Hans 232
Kiesinger, Kurt Georg 105, 107, 108, 122, 133
Kiessling, Marika 246
Kinzel, Volker 184, 258
Kirchner, Holger 183, 208, 262
Kirchner, Martin 3, 4, 5, 8, 9, 10, 12, 246, 248
Kirsch, R. 123
Kirsten, Werner H. 192
Kleihues, Paul 246
Klemperer, Georg 21, 22, 226, 247
Klinke, Erhardt 137, 258
Knorre, Walter 143
Koch, Robert 10, 226
Köhler, Claus O. 152, 201, 245
Köhler, Karl 10
König, Fritz 14, 16, 247
Kolle, Wilhelm 20, 243, 251
Koller, Siegfried 96
Komitowski, Dymitr 170, 178, 202
Koprowski, Hilary 192
Korz, Karl 147
Kraft, Siegfried 199
Krah, Ernst 41
Kraus, Friedrich 11, 12, 17, 247
Kraus, Kurt 177
Kraus, Rudolf 251
Krauss, Hermann 122
Krauss, Otto 117, 145, 146

Krebs, Hans Adolf 63, 65
Krebs, Heinrich 227, 247
Krehl, Ludolf 36, 42, 232
Kreter, Erich 90, 258
Krickeberg, Klaus 258
Krohn, Wolfgang 246
Kropp, Heinz 143, 145
Kuhn, Richard 61, 78, 79, 82, 84, 86, 97, 99, 108, 129, 230, 231, 233, 234, 258
Kurzwelly, Friedrich-Wilhelm 129, 130, 136, 137, 160, 256, 258
Kutscher, Waldemar 230

Lackner, Karl 128, 129, 130, 152, 256
Lamb, Fritz 124, 126, 127, 137, 236, 258
Landbeck, Günter 192
Landsteiner, Karl 36, 250
Lasch, C.H. 15, 247
Lasnitzki, A. 22
Latsch, Günter 59
Laufs, Adolf 203
Ledoux-Lebard, R. 243
Lehnartz, Emil 230
Lehr, Günter 176
Lenin 226
Lentz, Otto 12, 13
Lenzer, Christian 188, 239
Lettré, Hans 25, 50, 53, 58, 59, 63, 65, 67, 68, 69, 71, 73, 74, 76, 77, 83, 84, 86, 89, 96, 102, 107, 115, 116, 118, 120, 123, 130, 132, 134, 136, 155, 230, 232, 234, 235, 245, 247, 249, 253
Lettré, Renate 50, 83, 138, 247
Leussink, Hans 158, 159
Leuthold 10
Levi, Wolfgang 199
Lewin, Carl 21
Leyden, Ernst v. 3, 5, 7, 8, 9, 10, 12, 20, 21, 24, 27, 226, 227, 247, 248
Leyden, Hans 5, 248
Leyden, Marie v. 11
Liepmann, Wilhelm 242, 248
Linde, Horst 101
Lindemann, Kurt 66, 123

Linder, Fritz 86, 123, 181, 183, 216, 218, 219, 220, 221, 227, 236, 244, 248, 259
Lister, Joseph 10
Löblich, Hans-Joachim 126
Loeschcke, Hermann 41
Löschelder 234
Lösken, Hans-Willi 133, 236, 256, 259
Löwenthal, Waldemar 21
Lohde-Boetticher, Clarissa 247
Lorenz, Walter J. 115, 132, 137, 140, 255
Loth, Wilhelm 146
Lubarsch, Otto 11, 12, 15, 40, 226, 227, 248
Lüst, Reimar 166, 235, 236, 259
Lütgens, Henry 228
Luise, Großherzogin v. Baden 27
Lynen, Feodor 61

Maier-Borst, Wolfgang 132, 146, 152, 155, 160, 167, 171, 185, 236, 259, 262
Maier-Leibnitz, Heinz 124, 177, 259
Manger-König, Ludwig v. 125
Marchand, Felix 226
Marie, Pierre 9
Marks, Friedrich 185, 236, 259
Marquardt, Hans 58, 59, 230
Martini, Paul 58, 70
Martius, Heinrich 24, 56, 57, 58, 61, 66, 67, 69, 239, 248
Mathies, Carl 228
Matthöfer, Hans 166, 171, 172, 173, 174, 175, 177, 214
Matthes, Karl 65, 66
Matthes, Theodor 248
Mauerberger, Andrea 248
Mayser, Hans 259
Mazia, Daniel 235
Meidner, Siegfried 22
Meinhold, Helmut 66
Mentzel, Rudolf 44, 45, 228
Metchnikoff, Elias 226
Meyer, Fritz 21
Meyer, George 3, 5, 8, 9, 11, 12, 27, 248
Meyer, Hans 33

269

Meyerhof, Otto 225
Michaelis, Leonor 21
Michaelis, Peter 230
Möller, Alex 82, 93, 102, 240
Moszkowicz, L. 248
Mothes, Kurt 122
Mühlbock, Otto 63
Mueller, Berthold 107, 259
Müller, Friedrich v. 42
Müller, Hermann 82, 87, 101, 122
Muir, Calum S. 173, 248, 252, 259, 263
Munk, Fritz 226, 249
Munk, Klaus 85, 86, 89, 96, 102, 107, 115, 116, 118, 123, 128, 132, 139, 146, 171, 173, 174, 176, 177, 180, 182, 205, 216, 218, 219, 235, 249, 255
Murphy, Gerald P. 237
Mussgnug, Dorothee 249

Nagel, Gerhard 200, 259, 263
Nakahara, Waro 250
Naumann 23
Neff, Giacomo 123
Neisser, Albert 226
Neubert, Dietrich 263
Neuburger, August 234
Neumeister, Hanna 187
Neurath, Hans 184, 185, 186, 187, 189, 190, 191, 192, 255
Neves, Azevedo 249
Niederländer, Hubert 72, 140, 172
Nipperdey, Thomas 249
Nocht, Bernhard 228
Nothdurft, Hans 71, 230

Oberling, Charles 63
Ohlshausen, Robert M. 226
Orth, Johannes 7, 10, 12, 23, 226, 227

Park, Roswell 3, 9
Parkin, D. Max 252
Pauly, Helmut 97
Paweletz, Neidhard 155
Pershin, Gregorij N. 128

Pfeiffer, Jürgen 236, 259
Pfeiffer, L. 4
Piazolo, Paul Harro 233
Pickhan, Artur 24
Pinkernell, Christa 176
Pinkuss, Alfred 10, 12
Ponstingl, Herwig 183, 259
Pretsch, D. 146
Preußmann, Rudolf 175, 180, 181, 183, 259, 262
Prigge, Richard 226
Pross, Christian 249
Prowazek, Stanislaus v. 19
Pütter, Ernst 5, 6
Putlitz, Gisbert, Frh. zu 183, 199, 259

Quadbeck, Günter 134, 174, 214, 230, 236, 259, 262
Quadbeck-Seeger, Jürgen 259, 263

Rabes, Hartmut 259, 263
Rachold, Reinhard 133, 256, 259
Raiser, Ludwig 55, 230
Rajewsky, Boris 51, 53, 61, 66, 97, 226, 230
Ramm, Rudolf 16, 249
Randerath, Edmund 72, 89
Rauh, Werner 132, 259
Reicke, Siegfried 72, 108
Remagen, Wolfgang 170
Rembser, Josef 160
Rendtorff, Rudolf 147
Ribbert, Hugo 226
Riedl, Peter Anselm 146
Riese, Reinhard 249
Riesenhuber, Heinz 202, 203, 205, 206
Robb-Smith, A.H.T. 135
Rodewald, W. 25
Röder, Werner 250
Roesinger, Heinz 84, 85, 89, 90, 137, 233, 236, 259
Rössle, Robert 15, 41
Rosenthal, Otto 22
Rother, Klaus 214, 218, 249
Rothschild, Mathilde v. 26
Runge, Hans 66, 72
Rust, Bernhard 228, 229

Sachs, Hans 36, 37, 226, 249
Sachs, Leo 263
Sack, Horst 236
Sakmann, Bert 260, 263
Salzer-Kuntschik, Mechthild 170
Sambel, Hans-Jörg 117, 128, 129, 130, 181, 182
Sauer, Gerhard 180, 184, 262
Sauerbruch, Ferdinand 25
Schad, Franz 66
Schäfer, Barbara 206
Schäfer, K.H. 249
Schäfer, Klaus 236, 260
Schaller, Heinz 169
Scheel, Mildred 171
Scheer, Kurt Ernst 85, 96, 97, 107, 115, 116, 125, 128, 132, 138, 159, 180, 184, 186, 192, 193, 218, 236, 255
Scheer, Ulrich 208
Scheida, Dorothea 135
Scheidemann, Karl-Friedrich 94, 105, 147, 148, 260
Schell, Jozef St. 260
Schettler, Gotthard 183, 187, 198, 214, 217, 218, 249, 260
Schiel, Carl Heinz 67, 68
Schildknecht, Hermann 134, 167, 260, 262
Schipperges, Heinrich 99, 199, 227, 247
Schirrmacher, Volker 172, 207, 208, 262
Schjerning, Otto v. 10
Schlau, Karl-Otto 130, 137, 154, 155, 160, 161, 171, 256
Schlegel, Wolfgang 208
Schleich, Annelies 181
Schlemmer, Johannes 194, 249
Schmähl, Dietrich 78, 79, 84, 97, 98, 99, 107, 115, 116, 124, 136, 140, 198, 249, 250, 255
Schmellenkamp, Herbert 220
Schmelzer, Christoph 129, 132, 134, 167, 235, 236, 260, 262
Schmidt-Ott, Friedrich 12
Schmidt, Carl Gottfried 129, 134, 236, 260
Schmidt, Georg 260
Schmugge, Ludwig 249

Schnabel, Klaus 201
Schneider, Friedrich 79
Schneider, Hans 72, 73, 74, 79, 85, 86, 89, 91, 92, 96, 99, 101, 114, 124, 138, 142, 256, 260
Schnyder, Urs 114, 133, 134, 138, 172, 174, 214, 218, 260, 262
Schöne, Georg 250
Schönfeld, Walther 99, 250
Schöttle, Erwin 93
Schramm, Gerhard 230
Schramm, Tilo 241
Schreiber, Peter 152
Schubert, Gerhard 53
Schuckmann 38
Schütz, Günther 183, 208
Schulz, Nathanael 144
Schumann, Erich 45
Schwarzhaupt, Elisabeth 91, 93, 105, 107, 108, 124
Schwebler, Robert 240
Seeliger, Hans 59
Sekeris, Constantin 169, 178
Sellin, Volker 260
Siebeck, Richard 36
Siebs, Wilhelmine 247
Sieveking, Georg Hermann 43
Sinn, Hansjörg 260
Sköllin, Helmut 43
Skibbe, Martin 117, 176, 240, 250, 252
Smekal, Ferdinand G. 250
Solte, Ernst-Lüder 188, 193, 195, 201, 202, 255
Speer, Julius 133, 134, 208, 260
Speiser, Paul 250
Spemann, Hans 15
Spiekermann, Bodo 176, 178, 184, 185, 186, 187, 188, 255
Spieß, Gustav 19
Springer, Gerhard F. 178
Springer, Julius 8
Stamatiadis-Smidt, Hilke 174, 206, 207
Stark, Johannes 229
Steffen, Rainer 146, 250
Sticker, Anton 19, 250
Stöckel, Friedrich 260
Stoeckenius, Walter 178, 180
Stoker, Michael 192

Stoltenberg, Gerhard 158
Storz, Gerhard 79, 82, 83, 84, 89, 95, 98, 118, 233
Sträuli, Peter 234
Stralau, Josef 79, 133, 256
Strauss, Herbert A. 250
Streit, Hans 45
Strobel, Käte 125, 145, 147, 148
Strong, Leonell C. 123, 229
Studt 10
Stülcken, Julius Cäsar 42, 228
Sturli, A. 36
Sturm, Volker 203
Subak-Sharpe, J. H. 263
Szotowski, Hans Joachim 171, 176, 181, 256

Tautu, Petre 138, 180, 184, 202
Tellenbach, Klaus 105, 108, 124
Telschow, Ernst 45, 61
Teutschländer, Otto 15, 39, 40, 41, 246, 250, 251
Thauer, Rudolf 260
Thesing, Jan 236, 260
Thews, Gerhard 137, 260
Thiele, Wilhelm 251
Thielmann, Heinz-Walter 184
Thomas, Karl 61
Timm, Bernhard 124, 263
Tomatis, Lorenzo 263
Trier, Sv. 245
Troeger, Heinrich 92, 94, 150, 151, 234
Tschesche, R. 50, 247
Tugendreich, Jacob 22
Tuppy, Hans 97

Uehlinger, Erwin 169, 170
Uhlenhuth, Paul 251
Unna, Paul Gerson 226

Van den Daele, Wolfgang 246
Van der Werf-Messing, Birgit 237
Veit, Johann 3
Vierhaus, Rudolf 252
Virchow, Rudolf 10, 74
Voelcker, Fritz 32, 227, 251

Vohwinkel, Paul 142
Volm, Manfred 185
Vom Brocke, Bernhard 252

Wagner, Gustav 99, 100, 107, 114, 115, 116, 123, 126, 133, 135, 136, 139, 147, 148, 162, 169, 170, 171, 173, 176, 178, 182, 193, 201, 218, 220, 221, 236, 240, 242, 244, 245, 246, 247, 248, 250, 252, 255
Wahrendorf, Jürgen 202
Waldeyer, Wilhelm 10
Waldschmidt-Leitz, Ernst 51
Wannenmacher, Michael 34
Wanzek, Leo 245
Warburg, Otto 11, 12, 35, 60, 61, 228, 230, 231
Warncke, Arthur 228
Warwick, Gerald P. 216, 237
Wasielewski, Theodor v. 38, 39, 40, 252
Wassermann, August v. 21, 232
Weber, Ernst 172
Weber, Klaus 208
Weber, Max 61
Weber, Robert 122
Wecker, Eberhard 178, 180, 181, 200, 260, 263
Weidenreich 19
Weingart, Peter 246
Weise, Karl-Heinrich 260
Weiss, Paul A. 235
Welten, Karl-Heinz 183, 236, 261
Werkle, Ulrich 73, 82, 143, 144
Werner, Dieter 115, 132, 137, 155, 171, 181, 240, 250, 252, 262
Werner, Richard 31, 32, 33, 34, 35, 37, 40, 41, 228, 245, 251, 252
Wernicke 38
Westphal, Otto 183, 187, 192, 193, 195, 197, 198, 199, 200, 208, 221, 252, 255, 261, 263
Wiegand, Josef 185
Wieland, Theodor 129, 133, 134, 236, 252, 261, 262
Wiessler, Manfred 184
Wigzell, Hans 263
Willer, Wilfried 243
Wilmanns, Juliane C. 253

Wilmanns, Wolfgang 178, 263
Windaus, Adolf 50
Winter, Georg 10, 12
Wischer, Robert 246
Witebsky, Ernst 36, 38, 253
Wolf, Hans 21
Wrba, Heinrich 100, 107, 115, 123, 126, 136, 234, 253
Wurster, Carl 105, 108
Wutzdorff, Edgar 5, 8, 12, 248

Zerner, D. 22
Ziegler, Ernst 226
Ziegler, Reinhard 206, 261
Zierold, Kurt 59, 61, 62
Zimmer, Karl-Günter 58, 67, 69, 71, 73, 76, 78
Zoller, Bernhard 173
Zubrod, C. Gordon 237
Zum Winkel, Karl 34, 253
Zundel, Reinhold 175, 178
Zur Hausen, Harald 195, 199, 200, 201, 203, 205, 206, 208, 253, 255
Zurhorst, Dietrich 167, 177, 235, 261

Eine faszinierende Lektüre:

Berühmte Reden berühmter Naturwissenschaftler und Ärzte

H. Autrum, München (Hrsg.)

Von der Naturforschung zur Naturwissenschaft

Vorträge, gehalten auf Versammlungen der Gesellschaft deutscher Naturforscher und Ärzte (1822–1958)

1987. XII, 587 S. Geb. DM 39,–
ISBN 3-540-18227-6

Die Entwicklung der Naturwissenschaften in Deutschland ist von keiner Institution so nachhaltig beeinflußt worden wie von der „Gesellschaft deutscher Naturforscher und Ärzte". Den Aufbruch der Naturforschung im letzten Jahrhundert hat sie wesentlich stimuliert, und von ihr als Muttergesellschaft sind zahlreiche weitere wissenschaftliche Gesellschaften ausgegangen. Nahezu alle großen deutschen Forscher fanden in dieser Vereinigung das Forum für die Darstellung ihrer Ideen. Das Buch enthält eine Auswahl bedeutender Reden von Carl Gustav Carus (1822) bis hin zu Otto Hahn (1958), in denen sich die Entwicklung von der romantisch bestimmten Naturforschung zur modernen Naturwissenschaft ablesen läßt.

Springer-Verlag Berlin
Heidelberg New York
London Paris Tokyo
Hong Kong

Eine unerschöpfliche Fundgrube

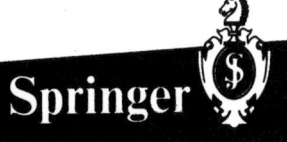

M. Amberger-Lahrmann, Essen;
D. Schmähl, Heidelberg (Hrsg.)

Gifte
Geschichte der Toxikologie

Unter Mitarbeit zahlreicher Fachwissenschaftler
1988. XI, 351 S. 65 Abb. 14 Tab. Geb.
DM 98,- ISBN 3-540-16292-5

Inhaltsübersicht: Narkotika. - Arzneimittel. - Forensische Toxikologie. - Strahlentoxikologie. - Krebserzeugende Stoffe. - Gewebetoxikologie und Toxikologie der Arbeitsstoffe. - Geschichte der Genußgifte. - Die Entwicklung gesetzlicher Bestimmungen in der industriellen Toxikologie. - Namenregister. - Sachregister.

„Der Band bietet grundsätzliche Einführungen in den Bereich der Narkotika, der Arzneimittel, der krebserzeugenden Stoffe und der Genußgifte [...]
Bekannte Wissenschaftler zeichnen für die einzelnen Kapitel verantwortlich [...]
So wird dieses Buch sicher als Lesebuch für den Interessenten, aber auch als Nachschlagewerk über alle toxikologischen Probleme für speziell den Nicht-Fachwissenschaftler hervorragende Dienste leisten."
Die Neue Ärztliche

Springer-Verlag Berlin
Heidelberg New York
London Paris Tokyo
Hong Kong

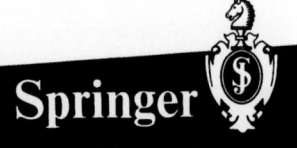

MIX
Papier aus verantwortungsvollen Quellen
Paper from responsible sources
FSC® C105338

If you have any concerns about our products,
you can contact us on
ProductSafety@springernature.com

In case Publisher is established outside the EU,
the EU authorized representative is:
**Springer Nature Customer Service Center GmbH
Europaplatz 3, 69115 Heidelberg, Germany**

Printed by Libri Plureos GmbH
in Hamburg, Germany